A. G. IWANOW-SMOLENSKI

GRUNDZÜGE DER PATHOPHYSIOLOGIE DER HÖHEREN NERVENTÄTIGKEIT

A. G. IWANOW-SMOLENSKI

GRUNDZÜGE DER PATHOPHYSIOLOGIE DER HÖHEREN NERVENTÄTIGKEIT

nach den Forschungsergebnissen I. P. Pawlows und seiner Schule

Zweite, verbesserte und vervollständigte Auflage

1954

AKADEMIE-VERLAG · BERLIN

А. Г. Иванов-Смоленский
Очерки патофизиологии высшей нервной деятельности
Erschienen im Staatsverlag für medizinische Literatur, Moskau 1949

Übersetzt aus dem Russischen und wissenschaftliche Redaktion:
Dr. med. Ulrich Bauer, Tuberkulose-Forschungsinstitut Berlin-Buch

Die Herausgabe dieses Werkes wurde gefördert vom Kulturfonds
der Deutschen Demokratischen Republik

Erschienen im Akademie-Verlag GmbH., Berlin W 8, Mohrenstraße 39
Lizenz-Nr. 202 · 100/76/53

Satz, Druck, Einband: Druckerei Fortschritt, Erfurt, Zweigbetrieb
Verlags- und Bestell-Nummer: 5128
Printed in Germany

Durch Beschluß des Ministerrates der UdSSR
wurde dem Ordentlichen Mitglied der Akademie der Medizinischen Wissenschaften
der UdSSR

PROFESSOR IWANOW-SMOLENSKI
ANATOL GEORGIJEWITSCH

für das Buch

»GRUNDZÜGE DER PATHOPHYSIOLOGIE
DER HÖHEREN NERVENTÄTIGKEIT«

der Stalinpreis für das Jahr 1949 zuerkannt

Dem Gedächtnis des großen russischen Forschers

IWAN PETROWITSCH PAWLOW

meinem teuren und unvergeßlichen Lehrer,
widme ich diese Arbeit

DER AUTOR

VORWORT ZUR ERSTEN AUFLAGE

Vor ungefähr 45 bis 50 Jahren legte PAWLOW den Grundstein zur Lehre über die höhere Nerventätigkeit, womit eine der größten Errungenschaften der russischen Medizin ihren Anfang nahm.

Die PAWLOWsche Lehre war das Ergebnis einer in der Geschichte der Wissenschaft einmaligen Planmäßigkeit, Organisation und beharrlichen Zielstrebigkeit einer kollektiven Arbeit, welche im Verlauf von fast 35 Jahren durch das große Kollektiv der wissenschaftlichen Mitarbeiter aus der Schule PAWLOWS unter seiner genialen Leitung geleistet worden ist.

Die ersten Mitarbeiter PAWLOWS bei der Begründung dieser Lehre waren TOLOTSCHINOW, SELJONY, KRASNOGORSKI, ORBELI, FOLBORT, USSIJEWITSCH, PETROWA u. a. In den letzten Jahren entfernten sich einige dieser nächsten Mitarbeiter von der Hauptrichtung der PAWLOWschen Lehre und schufen eine selbständige, originelle Richtung und Schule, andere fuhren im Laufe der Jahrzehnte unablässig fort, an der Weiterentwicklung der Großhirnrindenphysiologie und später auch der Großhirnrindenpathologie zu schaffen.

Die größte Entwicklungsarbeit wurde unter der Leitung PAWLOWS an der Lehre über die höhere Nerventätigkeit nach der großen sozialistischen Oktoberrevolution geleistet.

Nicht lange vor seinem Tode schrieb PAWLOW in seinem in weiten Kreisen bekannten Aufruf an die Jugend: „Unsere Heimat eröffnet den Wissenschaftlern große Möglichkeiten, denn man muß gestehen, daß die Wissenschaft im Leben unseres Landes zunehmend an Bedeutung gewinnt."

Eine besonders verdienstvolle Tätigkeit und lange Teilnahme an der Ausarbeitung der Lehre über die höhere Nerventätigkeit unter unmittelbarer Leitung PAWLOWS dürfen SELJONY, PETROWA, FOLBORT, PODKOPAJEW, FROLOW, FURSIKOW, ROSENTAL, BYKOW, W. I. PAWLOWA, RIKMAN, L. A. ANDREJEW, USSIJEWITSCH, STROGANOW, JAKOWLEWA, BIRMAN u. a. für sich in Anspruch nehmen.

Von den jüngeren Mitarbeitern PAWLOWS brachten ASRATJAN, SKIPIN, DOLIN, SEWALD, KLESTSCHOW, NARBUTOWITSCH, ABULADSE u. a. ebenfalls beachtliche Beiträge zu seiner Lehre.

Seine engste Mitarbeiterin und diejenige, die am aktivsten an der Weiterentwicklung der Lehre PAWLOWS auf dem Gebiete der Pathophysiologie der höheren Nerventätigkeit gearbeitet hat, war PETROWA, die eine bemerkenswerte Arbeitsleistung vollbracht hat. Als Klinikerin und Therapeutin hat sie viel dazu beigetragen, daß die experimentelle Pathophysiologie der höheren Nerventätigkeit des Tieres auch der Klinik und der praktischen Medizin näher gebracht wurde. Einige wesentliche Beiträge zur Lehre über die bedingten Reflexe brachten seinerzeit auch RASENKOW und SPERANSKI.

Die höhere Nerventätigkeit des Menschen wurde zuerst durch KRASNOGORSKI zum Gegenstand der experimentellen Forschung. KRASNOGORSKI, der gleichzeitig Physiologe und Pädiater war, hat länger als 40 Jahre zunächst allein, jedoch später mit zahlreichen Schülern die Fragen der Physiologie und Pathophysiologie der höheren Nerventätigkeit auf dem Gebiete der Pädiatrie bearbeitet.

Eine Anzahl Schüler PAWLOWs, die unter seiner Leitung arbeiteten, schufen eine selbständige originelle Richtung und Schule. Nicht selten war dann allerdings eine so weitgehende Abweichung von jener Hauptrichtung festzustellen, welche PAWLOW selbst lange Zeit bei der Erforschung der höheren Nerventätigkeit verfolgte.

In den im Jahre 1927 erschienenen „Vorlesungen über die Arbeit der Großhirnhemisphären" faßte PAWLOW alle bisher gewonnenen experimentellen Ergebnisse auf dem Gebiete der Pathophysiologie der höheren Nerventätigkeit zusammen und unternahm gleichzeitig die ersten Schritte zur weitgehenden Anwendung dieser Lehre am Menschen und in der Klinik.

Seit dieser Zeit sind mehr als 20 Jahre vergangen, doch es existiert bisher noch keine Übersicht bzw. Zusammenfassung (außer den letzten Beiträgen PAWLOWs) und kein Versuch zur Sammlung des umfangreichen wertvollen Materials, welches in den Laboratorien und Kliniken PAWLOWs sowohl zu seinen Lebzeiten wie auch nach seinem Tode gewonnen wurde.

Der Autor dieses Buches hat daher den Versuch unternommen, zur 100 jährigen Wiederkehr des Geburtstages PAWLOWs (27. September 1949) diese Lücke, besonders auf dem Gebiete der Pathophysiologie der höheren Nerventätigkeit, zu schließen, indem er in einigen Abrissen die grundlegenden Errungenschaften dieser jungen wissenschaftlichen Disziplin und ihre kurze Entwicklungsgeschichte in der Schule PAWLOWs (einschließlich ihrer Nebengebiete) bis in unsere heutige Zeit schilderte.

Im November 1935 schrieb PAWLOW im Vorwort zur dritten Auflage seiner „Vorlesungen über die Arbeit der Großhirnhemisphären": „Meine neue systematische Darlegung unseres *gesamten* Versuchsmaterials in Form eines Buches erfordert große Arbeit, die zu erfüllen ich mir als letzte wissenschaftliche Aufgabe gestellt habe. Diese Arbeit läßt sich nicht in einem Jahr bewältigen. Wenn das Schicksal mir in meinem Alter die Kräfte nur ausreichend erhalten und mir gestatten möchte, diese meine wichtige Lebensaufgabe zu erfüllen!"

Der Tod hinderte PAWLOW an der Erfüllung seines Wunsches.

In seinen „Grundzügen der Pathophysiologie der höheren Nerventätigkeit" versucht der Autor nach Kräften und Möglichkeiten, wenn auch nur zum geringen Teil, den Wunsch PAWLOWs zu erfüllen, wobei er gleichzeitig eine Pflicht gegenüber der sowjetischen Wissenschaft und gegenüber seinem verstorbenen Lehrer zu erfüllen hofft.

27. April 1949

VORWORT ZUR ZWEITEN AUFLAGE

Seit Erscheinen der ersten Auflage dieses Buches sind ungefähr zwei Jahre vergangen. Inzwischen hat sich manches ereignet. Die Diskussion über das Problem der Sprachwissenschaften hat allgemeine Aufmerksamkeit erregt. Das bedeutende, von verschiedensten Seiten der Wissenschaft mit großem Interesse erwartete Werk J. W. STALINS: „Der Marxismus und die Sprachwissenschaften" ist im Druck erschienen, eine Arbeit, die den an der Erforschung höherer Nerventätigkeit, insbesondere den an der Erforschung von Wechselbeziehungen des ersten und zweiten Signalsystems arbeitenden Wissenschaftlern eine Reihe neuer wichtiger Aufgaben stellt.

Es fand inzwischen die gemeinsame Sitzung der Akademie der Wissenschaften der UdSSR und der Akademie der medizinischen Wissenschaften der UdSSR über die Probleme der physiologischen Lehre PAWLOWS statt. Dabei ging man von dem Grundsatz aus, die Fragen der weiteren Auswertung seines wissenschaftlichen Erbes zu erwägen und die auf diesem Gebiete der Naturwissenschaften geschaffenen Verhältnisse einer kritischen Betrachtung zu unterziehen.

Die sich auf der gemeinsamen Sitzung entwickelnde umfangreiche Diskussion und die dabei gefaßten Beschlüsse schufen eine Reihe wesentlicher Voraussetzungen für die reibungslose Beseitigung aller Hindernisse auf dem Entwicklungsweg der PAWLOWschen Lehre und für ihre weitere Auswertung auf höherer Ebene.

Die größtmögliche Zusammenarbeit bei der Anwendung und Verbreitung der PAWLOWschen Erkenntnisse auf allen Gebieten der sowjetischen Medizin ist dabei eine der grundlegenden Aufgaben.

Dies erfordert aber nicht nur die Erforschung der normalen, sondern auch der pathologischen Physiologie der höheren Nerventätigkeit.

Der Autor würde sich glücklich schätzen, wenn sein Buch den sowjetischen Ärzten, den Wissenschaftlern und insbesondere der Medizin studierenden Jugend bei einer gründlichen Aneignung und schöpferischen Weiterentwicklung der bedeutenden PAWLOWschen Lehre zum Wohle des Volkes behilflich sein würde.

In der zweiten Auflage des Buches hat der Autor einige Verbesserungen und Vervollständigungen eingefügt. Jedoch war er infolge Zeitmangel bedauerlicherweise nicht in der Lage, das Buch in dem Maße zu vervollkommnen, wie er es anfangs beabsichtigte.

Die vorliegende zweite Auflage des Buches wird zum 50jährigen Bestehen der Lehre über die höhere Nerventätigkeit erscheinen.

7. November 1951

INHALTSVERZEICHNIS

Kapitel III

EINFÜHRUNG

Pawlow gilt nicht nur als Schöpfer der Großhirnrindenphysiologie oder — mit anderen Worten — als Schöpfer der Physiologie der höheren Nerventätigkeit, sondern auch als Begründer der pathologischen Physiologie der höheren Abschnitte des Zentralnervensystems.

Wie wir wissen, erfolgt in diesen Abschnitten: a) die *Sicherung* der Adaptation — Anpassung — und der Einfügung des Organismus als Ganzes in die Umwelt, der Bildung höherer und kompliziertester Formen seiner Wechselbeziehungen mit der Umwelt; b) die *Verwirklichung* höchster Regulationen und Korrelationen aller physiologischen Prozesse und aller vegetativen und metabolischen Funktionen, welche im inneren Milieu des Organismus ablaufen, und, schließlich c) die *Vereinigung* und ständig wechselnde Koordination aller äußeren und inneren (somatischen und viszeral-vegetativen) Lebensfunktionen des Organismus — die Sicherung seiner komplizierten funktionellen Einheit.

Diese drei Grundzüge der Hirnfunktionen sind auf engste Weise miteinander verknüpft. Deswegen fällt es schwer, bei pathologischen Funktionsstörungen der höchsten Abschnitte des Zentralnervensystems sich eine völlig isolierte Schädigung irgendeiner dieser Funktionen vorzustellen; deswegen breitet sich eine solche Störung gewöhnlich mehr oder weniger auf alle drei Mechanismen aus, wenn sie sich auch vorwiegend auf einen von ihnen konzentrieren mag.

In der während des Wachzustandes tätigen Hirnrinde erfolgt unter dem Einfluß der Wirkung von Außenwelt und innerem Milieu des Organismus eine unaufhörliche Bewegung und Wechselwirkung nervaler Prozesse und im Zusammenhang damit eine ständige Veränderung der dynamischen Beziehungen zwischen Hirnrinde und den tieferen Abschnitten des Zentralnervensystems.

„Zahlreiche Schwankungen sowohl in der Außenwelt als auch im inneren Milieu des Organismus", sagt Pawlow (1927), „finden in bestimmten Zustandsänderungen von Nervenzellen der Großhirnrinde ihr Abbild und können so zu gesonderten bedingten Reizen werden."[1]

In der Hirnrindenfunktion erfolgt die komplizierteste Wechselwirkung zwischen dem in hohem Maße beweglichen und veränderlichen Abbild der Umwelt auf der einen und dem Abbild vom inneren Milieu des Organismus auf der anderen Seite. Im zweiten Fall handelt es sich um die Wahrnehmung der Gesamtheit somatischer

[1] Vorlesungen über die Arbeit der Großhirnhemisphären, Sämtl. Werke, Bd. IV, Berlin, 1953, S. 42.

und vegetativer (proprio- und interorezeptiver) Reize, welche vom Skelettmuskelapparat und den inneren Organen zur Hirnrinde gelangen und welche die wesentliche Grundlage für die „Selbstwahrnehmung" schaffen.

Im Prozeß einer solchen Wechselwirkung erfolgt in der Hirnrinde eine ununterbrochene Bildung neuer Wahrnehmungen, Verbindungen, Assoziationen zwischen äußeren und inneren Einflüssen auf der einen und den verschiedenen somatischen und vegetativen Funktionen auf der anderen Seite, aber auch eine Hemmung dieser Verbindungen in denjenigen Fällen, wo diese Verbindungen zeitweilig oder ständig aufhören, den Forderungen zu entsprechen, welche von der Umwelt oder dem inneren Milieu des Organismus an das Nervensystem gestellt werden.

Während beim Tier die gesamte hier beschriebene Funktion des Gehirnes biologisch determiniert ist, hat beim Menschen ihre Determination nicht nur biologischen, sondern vor allen Dingen sozialen Charakter.

Im folgenden beschäftigen wir uns noch mit der Frage über die spezifischen Besonderheiten der höheren Nerventätigkeit des Menschen.

Die Erforschung von Veränderungen der Großhirnrindenfunktion (und ebenfalls ihrer Wechselbeziehungen mit den tieferen Hirnabschnitten), welche unter dem Einfluß schädlicher, krankheitsauslösender Ursachen entstehen, d. h. Veränderungen, die bei verschiedenen Arten pathologischer Bedingungen beobachtet werden, stellen eine der Hauptaufgaben für die Pathophysiologie der höchsten Abschnitte des Zentralnervensystems dar.

„Im Zusammenhang mit der höheren Nerventätigkeit, mit dem Verhalten der Tiere", sagt PAWLOW (1930), „sind drei grundlegende Themen zu erforschen: 1. die unbedingten, komplizierten speziellen Reflexe, die Funktion der Basalganglien als Grundlage der äußeren Funktionen des Organismus, 2. die Funktion der Hirnrinde und 3. die Art der Verbindungen und Wechselwirkungen zwischen diesen Ganglien und der Hirnrinde."[1]

Wenn man infolgedessen die Aufgaben einer Pathophysiologie der höheren Abschnitte des Zentralnervensystems gesondert betrachtet, so läßt sich sagen, daß zu diesen Aufgaben die Erforschung der pathologischen Störungen in den Gebieten der höchsten subkortikalen Funktionen (Störungen, die unter anderem stets aufs engste auch mit den krankhaften Veränderungen der Rindenfunktion verbunden sind), weiter der pathologischen Störungen der Rindenfunktionen und schließlich der pathologischen Störungen in den Wechselwirkungen zwischen Hirnrinde und den tiefergelegenen Abschnitten des Zentralnervensystems gehören (d. h. den afferenten Systemen des Hirnstammes und den efferenten Systemen der motorisch-koordinierenden und der vegetativ-metabolischen Zentren).

Da wir etwas vorausgeeilt sind, muß bemerkt werden, daß jede beliebige Verletzung der Hirnrinde oder des Sukortex niemals völlig isoliert bleibt, sondern eine mehr oder weniger deutliche und anhaltende dynamische Nachwirkung in verschiedenen Abschnitten und funktionellen Systemen des Gehirnes hervorruft.

[1] Zwanzigjährige Erfahrungen mit dem objektiven Studium der höheren Nerventätigkeit (des Verhaltens) der Tiere, Sämtl. Werke, Bd. III/2, Berlin, 1953, S. 369.

PAWLOW begann seine Arbeit auf dem Gebiete der Pathologie der höheren Abschnitte des Zentralnervensystems mit der Erforschung experimentell am Tier hervorgerufener Störungen der Hirnfunktionen, dehnte aber später seine Untersuchungen auch auf die Klinik aus und unternahm eine pathophysiologische Analyse bei einer Anzahl von Nervenerkrankungen und Nerven-Geisteskrankheiten des Menschen.

Die PAWLOWschen Gedanken des „Nervismus“ fanden in der Klinik ein neues weites Anwendungsgebiet und Möglichkeiten der weiteren fruchtbaren Entwicklung, welche sich immer mehr und mehr den praktischen Bedürfnissen der Medizin näherten. Es muß betont werden, daß PAWLOW bei seiner Arbeit auf dem Gebiete der Physiologie der höheren Nerventätigkeit des Tieres niemals von dem Gedanken abwich, daß diese Arbeit eine enge Beziehung zur Medizin hat. So sagt er bereits in einer seiner ersten Mitteilungen aus dem Jahre 1906: „Die Physiologie ist von der Medizin im weiteren Sinne untrennbar. Wenn der Arzt in Wirklichkeit und noch viel mehr im Ideal ein Mechaniker des menschlichen Organismus ist, so vergrößert jede neue physiologische Errungenschaft früher oder später unweigerlich die Macht des Arztes über diesen außergewöhnlichen Mechanismus, die Macht, diesen Mechanismus zu bewahren und zu reparieren.“[1] Die aus diesen Worten ersichtliche Tendenz, welche besagt, daß es erforderlich ist, nicht nur Erfahrungen zu sammeln, sondern auch gleichzeitig zu lernen, den Erfahrungen entsprechend zu handeln, wird wiederholt und bisweilen noch klarer aus weiteren Aussprüchen PAWLOWs deutlich.

„Schon lange untersucht der Physiologe unentwegt und systematisch nach den strengen Regeln des naturwissenschaftlichen Denkens den tierischen Organismus. Er beobachtet die vor seinen Augen in Zeit und Raum ablaufenden Lebenserscheinungen und versucht durch das Experiment die ständigen, elementaren Bedingungen ihrer Existenz und ihres Verlaufs zu bestimmen. Seine Voraussicht und seine Gewalt über die Lebenserscheinungen nehmen ebenso ständig zu, wie vor aller Augen die Macht der Naturwissenschaft über die unbelebte Natur wächst“ (1909).[2]

„Die Hirnphysiologie der Tiere sollte den sicheren Boden der Naturwissenschaft auch nicht vorübergehend verlassen, da sie uns täglich ihre absolute Zuverlässigkeit und unbegrenzte Ergiebigkeit unter Beweis stellt. Man darf überzeugt sein, daß auf dem von der exakten Hirnphysiologie der Tiere beschrittenen Wege die Wissenschaft so umwälzende Entdeckungen und damit einen so außerordentlichen Einfluß auf die höhere Nerventätigkeit erwarten darf, welche denen anderer Errungenschaften der Naturerkenntnis nicht nachstehen“ (1914).[3]

Als er im folgenden Jahre (1915)[4] über die allgemeinen Bedingungen des Aktions- und Ruhezustandes der Großhirnhemisphären sprach, bemerkte PAWLOW, daß die

[1] Zwanzigjährige Erfahrungen mit dem objektiven Studium der höheren Nerventätigkeit (des Verhaltens) der Tiere, Sämtl. Werke, Bd. III/1, Berlin, 1953, S. 54.

[2] Ebenda, S. 77.

[3] Ebenda, S. 209.

[4] Ebenda, S. 210.

vollständige Analyse dieser Bedingungen vermutlich „zu großen Einwirkungsmöglichkeiten" auf das Nervensystem und auch „zu großen praktischen Anwendungsmöglichkeiten" führen wird.

Später erklärt PAWLOW in der Arbeit „Experimentelle Pathologie der höheren Nerventätigkeit" (1935), wo über Versuche aus seinen Laboratorien berichtet wird, in denen mit verschiedenen Methoden am Tier bestimmte krankhafte Zustände der Hirnfunktionen hervorgerufen werden konnten: „Selbstverständlich wird sich unser Einfluß auf das Nervensystem mit zunehmenden Kenntnissen in noch größerem Maße erweitern, wenn wir nicht nur in der Lage sind, das Nervensystem zu schädigen, sondern es im Anschluß daran auch willkürlich heilen können. Dann darf es erst als sicher erwiesen gelten, daß wir mit diesen Prozessen umgehen können und sie tatsächlich unserem willkürlichen Einfluß unterliegen, d. h., wir sind nicht nur in der Lage, Erkrankungen hervorzurufen, sondern können sie in vielen Fällen auch vollständig, gewissermaßen wunschgemäß beseitigen."[1]

Und schließlich sagt PAWLOW in einer seiner kurz vor dem Tode publizierten Arbeiten: „Als deutlichster Beweis dessen, daß ein Studium der bedingten Reflexe die Erforschung der höheren Hirnabschnitte auf den richtigen Weg führt ....., dienen weitere Versuche mit den bedingten Reflexen am Tier, bei denen pathologische Zustände hervorgerufen werden konnten, wie man sie auch im Nervensystem des Menschen findet. Es handelt sich um Neurosen und einige besondere psychotische Symptome, bei denen in vielen Fällen wieder eine rationelle, willkürlich bewirkte Rückkehr zur Norm, also eine Ausheilung erreicht werden konnte; d. h. es handelt sich hier also um eine wahrhaft wissenschaftliche Beherrschung des Forschungsgegenstandes (1935)."[2]

Wie wir sehen, vereint PAWLOW auf diese Weise die Erforschung krankhafter Veränderungen der Hirnfunktionen mit dem Bemühen, sie zu beherrschen und mit ihnen umzugehen, d. h. sie zu begrenzen und zu beseitigen, sie „nach Wunsch zu bessern", um auf diese Weise die Heilung zu erzielen. Mit anderen Worten, die Forschungsarbeit auf dem Gebiete der Pathophysiologie der höheren Abschnitte des Zentralnervensystems war für ihn untrennbar mit der Suche nach einer Therapie verbunden, die vom Verständnis der Ursachen, vom Verständnis der nervalen Mechanismen und pathophysiologischen Besonderheiten des krankhaften Prozesses ausgeht, d. h. er suchte eine pathogenetisch begründete und mit experimentellen Methoden kontrollierte Therapie.

Natürlich muß die Pathologie der höheren Nerventätigkeit für jene medizinischen Disziplinen die größte Bedeutung haben, deren Arbeitsfeld die Erforschung, Behandlung und Vorbeugung verschiedener Hirnschäden, neuropsychischer Erkrankungen, Neurosen und Psychosen ist, d. h. für die Neuropathologie, Psychiatrie und Psychohygiene.

Doch bringen diese engen wechselseitigen Verbindungen der höheren Abschnitte des Zentralnervensystems (in afferenter und efferenter Hinsicht) mit dem inneren

[1] Zwanzigjährige Erfahrungen mit dem objektiven Studium der höheren Nerventätigkeit (des Verhaltens) der Tiere, Sämtl. Werke, Bd. III/2, Berlin, 1953, S. 520.

[2] Ebenda, Bd. III/2, S. 544.

Milieu des Organismus (dem vegetativen Nervensystem, den inneren Organen und Körperhöhlen, dem endokrinen System und infolgedessen mit den vegetativen Funktionen und dem Stoffwechsel) die Pathophysiologie des Gehirnes, besonders die seiner höchsten Abschnitte, auch den anderen medizinischen Disziplinen näher. Dies betrifft die Forschung in der inneren Medizin, der Pädiatrie, der Chirurgie, der Gynäkologie, der Oto-Laryngologie und anderen Disziplinen.

Bekanntlich hat letzthin in der ausländischen Medizin die sogenannte psychosomatische Richtung eine weite Verbreitung gefunden. Man bemüht sich mit ihrer Hilfe, eine enge Verbindung zwischen Psychischem und Somatischem herzustellen. Die psychosomatische Medizin enthält aber sowohl auf dem einen wie auf dem anderen Gebiete Widersprüche und stützt sich hauptsächlich auf die idealistischen, psychoanalytischen Konzeptionen FREUDs und anderer Anhänger der Psychoanalyse.

Schließlich sollten wir uns hier an das Wort PAWLOWs erinnern, daß wir uns „von der bei uns so fest verwurzelten Abgrenzung des Psychischen vom Somatischen lösen müssen, wenn wir zu einem wahrhaft wissenschaftlichen Verständnis der neuropathologischen Symptome und zu Methoden ihrer erfolgreichen Bekämpfung gelangen wollen. Stets muß man sowohl hinsichtlich der pathogenen Reize als auch hinsichtlich der anschließenden Reaktionen mit allen ihren Folgen auf die physiologische Grundlage zurückgehen (1935)“.[1]

Mit unkritischem Enthusiasmus begegneten auch einige sowjetische Wissenschaftler (insbesondere Psychiater) den psychosomatischen Problemen, wobei sie aber nur Verwirrung in die verschiedenen Fragen der „somatisch-psychischen Störungen“ brachten.

Wenn man aber das Psychische als eine Funktion des Gehirnes ansieht, so muß man auch eingestehen, daß die Frage der psychisch-somatischen Beziehungen ihrem Wesen nach eine Frage der Wechselbeziehungen zwischen Hirnfunktionen und der Gesamtheit der somatischen und vegetativ-viszeralen Funktionen oder, mit anderen Worten, der im inneren Milieu des Organismus vor sich gehenden physiologischen Prozesse darstellt.[2]

Es wäre infolgedessen richtiger, von einem enzephalo-somatischen Problem oder — noch allgemeiner gesagt — von dem Problem der neuro-somatischen Beziehungen zu sprechen, wobei hier unter somatisch nicht nur die Funktionen der Skelettmuskulatur, sondern u. a. auch diejenigen physiologischen Prozesse zu verstehen sind, welche vegetativ-viszeralen Charakter haben und innerhalb des Somas, d. h. im inneren Milieu des Organismus vor sich gehen. In vielen Fällen handelt es sich dabei um die Frage von Wechselbeziehungen zwischen Hirnrinde und vegetativem Nervensystem, zwischen der höheren nervalen und vegetativen Nerventätigkeit.

Für die sowjetische Wissenschaft ist das „Problem der psycho-somatischen oder neuro-somatischen Beziehungen“ nicht neu. Die Entwicklungsgeschichte dieses Problems stellt hinsichtlich der Eigenart und Gründlichkeit, mit der seine

[1] Zwanzigjährige Erfahrungen mit dem objektiven Studium der höheren Nerventätigkeit (des Verhaltens) der Tiere, Sämtl. Werke, Bd. III/2, Berlin, 1953, S. 555.

Erforschung durchgeführt wurde, eines der glänzendsten Kapitel der russischen Physiologie und Medizin dar.

Das Problem der Wechselbeziehungen des Psychischen und Physischen, welches bereits in den Arbeiten von SETSCHENOW eine bedeutende Rolle spielte und welches bekanntlich auch einen großen Einfluß auf die wissenschaftlichen Vorstellungen PAWLOWS ausübte, erhielt einen neuen, die medizinische Praxis berührenden Auftrieb in den wissenschaftlichen Erkenntnissen BOTKINS und PAWLOWS, zunächst in den Gedankengängen des sogenannten *Nervismus* und fand später seine klarste Darstellung in den Arbeiten aus der Schule PAWLOWS, im wesentlichen auf dem Gebiete der Pathophysiologie der höheren Nerventätigkeit.

„Unter ‚Nervismus'", sagt PAWLOW in den Bemerkungen zu seiner Doktordissertation (1883), „verstehe ich die physiologische Richtung, welche den Einfluß des Nervensystems auf die Funktionen des Organismus untersucht."[1]

In der gleichen Dissertation schreibt er folgendes: „Ich stand unter dem Eindruck der klinischen Ideen Professor BOTKINS. Dabei gestehe ich dankbar den fruchtbaren Einfluß des ‚Nervismus' sowohl auf diese Arbeit als auch auf meine physiologischen Ansichten im allgemeinen. Der ‚Nervismus' ist mit seinen weiten, den experimentellen Ergebnissen oft vorauseilenden Möglichkeiten nach meiner Meinung eines der Hauptverdienste Professor BOTKINS in der Physiologie."[2]

Der Gedanke des „Nervismus" wurde in den Arbeiten PAWLOWS ununterbrochen weiter entwickelt, angefangen von seinen ersten Arbeiten über den Blutkreislauf bis zur Lehre über die höhere Nerventätigkeit.

Bereits in seiner ersten Mitteilung über die sich eben entwickelnde Lehre der bedingten Reflexe aus dem Jahre 1903 erklärte PAWLOW seine Absicht, „die experimentelle Psychopathologie" am Tier auszuarbeiten. Jedoch die Grenzen dieses ursprünglichen Vorhabens wurden durch die sich ergebenden Tatsachen beträchtlich erweitert. Im Laufe der folgenden 33 Jahre bis zu den letzten Lebenstagen PAWLOWS begann in seinen Laboratorien und in den seit 1931 auf seinen Wunsch diesen angeschlossenen Spezialkliniken eine ununterbrochene Sammlung und Veröffentlichung wertvoller experimenteller Ergebnisse, darunter auch Arbeiten aus der Klinik, welche die Grundlage für die Pathologie und Pathophysiologie der höheren Nerventätigkeit bildeten.

Die Arbeit PAWLOWS und seiner Schule auf diesem Gebiet läßt sich in drei aufeinanderfolgende, sich zum Teil zeitlich überschneidende Stadien einteilen:

1. experimentelle Untersuchungen pathologischer, durch künstliche (operative) Schädigung hervorgerufener Zustände in den höchsten Hirnabschnitten;
2. experimentelle Untersuchungen künstlich hervorgerufener funktioneller Störungen der höheren Nerventätigkeit der Tiere (experimentelle Neurosen);
3. Untersuchungen auf dem Gebiete der klinischen Pathophysiologie der höheren Nerventätigkeit.

[1] Sämtl. Werke, Band I, Ausgabe der Akademie der Wissenschaften der UdSSR, 1940, S. 142.

[2] Ebenda, S. 142.

KAPITEL I

Durch experimentelle Schädigung (Exstirpation) der Großhirnhemisphäre hervorgerufene pathologische Veränderungen der höheren Nerventätigkeit bei Tieren

1. *Von der experimentellen Psychopathologie der Tiere zur Pathophysiologie der höheren Nerventätigkeit*

In seiner ersten Arbeit (1903), die der Erforschung in der Hirnrinde vor sich gehender nervaler Vorgänge gewidmet ist und welcher die Beziehungen zwischen Organismus und Umwelt zugrunde liegen, sagt PAWLOW: „Nachdem wir unsere Feststellungen analysiert und systematisiert haben, werden wir im folgenden Arbeitsabschnitt, den wir bereits begonnen haben, systematische Schädigungen und Zerstörungen des Zentralnervensystems vornehmen und beobachten, wie sich dabei die oben erwähnten Beziehungen verändern. Auf diese Weise erfolgt die anatomische Analyse des Mechanismus dieser Beziehungen. Dies sind die Grundlagen der zukünftigen und — wie ich überzeugt bin, nicht mehr fernliegenden experimentellen Psychopathologie.“[1]

Unbefriedigt durch die alte Vorstellung über die Lokalisation der Hirnfunktionen, welche Empfindungszentren oder sensorische Zentren, Zentren willkürlicher Bewegung, Assoziations- und mnestische Zentren und sogar Zentren für die Bildung allgemeiner Vorstellungen („höhere psychische Zentren“) in der Hirnrinde festzustellen versuchte, von einer Lehre, die voreingenommen von psychologischen Begriffssystemen ausging, suchte PAWLOW Wege zur Begründung einer Auffassung über die Lokalisation von Funktionen, die auf neuen, neuro-physiologischen Grundlagen nach den Prinzipien der objektiven Untersuchung der höheren Nerventätigkeit aufgebaut war.

Ihn interessierte die Frage über die Bedeutung verschiedener Abschnitte des Gehirnes und verschiedener Gebiete der Hirnrinde für das Zustandekommen verschiedener bedingter und unbedingter Verbindungen, welche verschiedene erworbene oder angeborene Zusammenhänge zwischen Organismus und Umwelt widerspiegeln. Ihn interessierte weiter die Frage über die dynamische Topographie unterschiedlicher nervaler Prozesse, die in der Hirnrinde und in subkortikalen Gebieten ablaufen, die Frage über die dynamische Lokalisation der Vorgänge der nervalen Analyse und Synthese, von den einfachsten, elementarsten bis zu den kompliziertesten und höchsten Formen.

Zu diesem Zweck arbeitete PAWLOW zusammen mit seinen Mitarbeitern eine völlig neue und originelle Methode der kombinierten Untersuchung aus, welche die alte physiologische Methode der Exstirpation, d. h. die operative Entfernung oder Zerstörung verschiedener Abschnitte des Hirnes mit der in seinen Laboratorien

[1] Zwanzigjährige Erfahrungen mit dem objektiven Studium der höheren Nerventätigkeit (des Verhaltens) der Tiere, Sämtl. Werke, Bd. III/1, Berlin, 1953, S. 19—20.

geschaffenen Methode der Erforschung der höheren Nerventätigkeit durch die Untersuchung der bedingten und unbedingten Reflexe vereinigte.

Während früher der Physiologe nach Entfernung dieser oder jener Großhirnteile die auf diese Weise erzielte Störung im Verhalten des Tieres beurteilte, dabei von der psychologischen Vorstellung ausging und annahm, daß diese Störungen das Ergebnis der Schädigung, des materiellen Verlustes des morphologischen Substrates dieser oder jener psychischen Funktion (Empfindung, Vorstellung, willkürliche Bewegung und ähnliches) darstellen, so faßte PAWLOW, der ähnliche künstlich hervorgerufene „psychopathologische Veränderungen“ im Verhalten des Tieres beobachtete, sie vor allem als Störungen der Adaptation, der Anpassung des lebenden Organismus an die Umwelt auf. Er sah hier Störungen von Verbindungen, die zwischen Hirn und Außenwelt bestehen, Störungen der Motilität und der Wechselbeziehungen nervaler Prozesse in den höchsten Abschnitten des Zentralnervensystems, wie sie durch Exstirpation dieser oder jener Teile des Großhirns hervorgerufen werden und als Ergebnis des operativen Eingriffes entstehen.

Von diesem neuen naturwissenschaftlichen Gesichtspunkt ausgehend beabsichtigte PAWLOW, die „experimentelle Psychopathologie des Tieres“ zu schaffen.

„Allerdings begannen die psychopathologischen Experimente“, sagte er, „in einer Zeit, als die Physiologen erstmalig diese oder jene Teile des Zentralnervensystems entfernten und die nach diesen Operationen am Leben gebliebenen Tiere beobachteten ... Wir kennen bereits die scharf begrenzte Anpassungsfähigkeit von Tieren nach Entfernung ihrer Großhirnhemisphären oder dieser oder jener ihrer Teile. Aber die Untersuchungen über dieses Thema sind in diesem speziellen Abschnitt noch nicht abgeschlossen, dessen Studium unermüdlich und nach bestimmtem Plan betrieben werden sollte. Es scheint mir, daß die Ursache bisheriger Mängel darin liegt, daß die Untersucher bis jetzt kein hinreichend brauchbares und detailliertes System der Normalbeziehungen des Tieres zur Umwelt hatten, um objektive und genaue Vergleiche über den Zustand des Tieres vor und nach der Operation anzustellen... Wir können die Anpassungsfähigkeit in ihren einfachsten Formen analysieren, wenn wir uns auf objektive Tatsachen stützen. Was für ein Grund liegt also vor, dieses Verfahren beim Studium von Anpassungen höherer Ordnung zu wechseln!“[1]

Während nach der alten Lehre über die Lokalisation der Hirnfunktionen die pathologischen Störungen im Verhalten der Tiere, welche durch die Methode der Exstirpation erzielt wurden, vom psychologischen und außerdem vom anthropomorphen Gesichtspunkt angesehen wurden, indem man versuchte, psychologisch-anatomische Korrelationen herzustellen, die in beträchtlichem Grade spekulativen Charakter hatten, stand PAWLOW vor einer völlig anderen und neuen Untersuchungsaufgabe.

[1] Zwanzigjährige Erfahrungen mit dem objektiven Studium der höheren Nerventätigkeit (des Verhaltens) der Tiere, Sämtl. Werke, Bd. III/1, Berlin, 1953, S. 20.

Indem er die Methode der Exstirpation und die Methode der bedingten Reflexe miteinander kombinierte, bemühte er sich, Verbindungen zwischen der Hirnmorphologie und der von ihm geschaffenen Physiologie der höheren Nerventätigkeit, d. h. in diesem Bereich physiologisch-anatomische Korrelationen herzustellen.

Indem er sich in einer seiner Arbeiten (1932) über die Geschichte der Lehre von der Lokalisation der Hirnfunktionen äußerte, schreibt PAWLOW: „Die Verhältnisse konnten deswegen lange Zeit nicht abgegrenzt werden, weil die Physiologen keine rein physiologische Charakteristik der normalen Hirntätigkeit besaßen. Die Benutzung von psychologischen Begriffen konnte selbstverständlich nicht zu einer weiteren Untersuchung der Frage über die Lokalisationen beitragen, da die Psychologie noch nicht zu einem natürlichen und allgemein gültigen System ihrer Erscheinungen gelangt war. Die Situation änderte sich aber grundlegend, als dank der Lehre über die bedingten Reflexe die Physiologen schließlich die Möglichkeit erhielten, sich die spezielle, aber rein physiologische Tätigkeit der Großhirnrinde vor Augen zu führen und auf diese Weise an Hand der bedingten und unbedingten Reflexe eine ausgezeichnete Unterscheidungsmöglichkeit der physiologischen Funktionen der Hirnrinde von den Funktionen des benachbarten Subkortex und überhaupt der tiefer gelegenen Hirnteile gewannen. So konnten die früher isolierten Begriffe klar geordnet und das Grundprinzip der Hirnrindenstruktur deutlich herausgestellt werden."[1]

PAWLOW machte sich Gedanken darüber, wie sich ein Abbild höchster nervaler Prozesse, ihrer Dynamik, ihres Zusammenwirkens, ihrer Synthese und Analyse im morphologischen Grundgerüst darstellen läßt. Er studierte die Gesetzmäßigkeit der ständig in Bewegung befindlichen Verteilung dieser Prozesse im Hirngewebe und erkannte die funktionelle Bedeutung und die Rolle verschiedener Abschnitte des Großhirnes in ihrem „komplizierten dynamischen, ständig nach Einheit (Integration) strebenden System", wie es die Großhirnrinde darstellt.

Als er nun die Grundlagen für die neue neurodynamische Lehre über die Lokalisation der Hirnfunktionen geschaffen hatte, begann PAWLOW gleichzeitig auch die experimentelle Pathologie der höheren Nerventätigkeit, die Pathophysiologie der höchsten Abschnitte des Zentralnervensystems auszuarbeiten.

Doch bevor wir über jene experimentell erhaltenen pathologischen Zustände sprechen, die PAWLOW im Untersuchungsprozeß der Großhirnfunktionen mit der kombinierten Methode der Exstirpation und den bedingten Reflexen beschrieb, müssen wir bei den Besonderheiten der Lokalisation von Hirnfunktionen verweilen, die vom Begründer der Lehre über die bedingten Reflexe als Ergebnis langjähriger experimenteller Forschungsarbeit auf dem Gebiete der höchsten Abschnitte des Nervensystems erkannt wurden.

[1] Zwanzigjährige Erfahrungen mit dem objektiven Studium der höheren Nerventätigkeit (des Verhaltens) der Tiere, Sämtl. Werke, Bd. III/2, Berlin, 1953, S. 414–415.

2. *Die Grundlagen der Großhirnrindenfunktionen*

Bereits in den Grundbegriffen der PAWLOWschen Lehre sind die wichtigsten biologischen Probleme kurz und knapp und in gründlicher Synthese wiedergegeben: Wechselwirkung zwischen Organismus und Umwelt, Erblichkeit, erworbene Erfahrungen, Anpassungsfähigkeit, Vererbung erworbener Eigenschaften, ontogenetische und phylogenetische Entwicklung.

Die Großhirnhemisphären, vor allem die Hirnrinde höherer Tiere sind ein Organ, welches das Gleichgewicht, die Anpassungsfähigkeit des Organismus an die Umwelt auf feinste und komplizierteste Weise sichert; ein Organ der Erschließung neuer und Bewahrung alter und früher erworbener, temporärer, veränderlicher, im Laufe der Ontogenese erworbener und von einer Vielzahl von Bedingungen abhängiger *bedingter Verbindungen* zwischen Organismus und Umwelt; ein Organ, in dem der ganze Lebensweg des Tieres, alle Bedingungen seiner ontogenetischen Entwicklung ihre dynamischen Abbilder und ihre Eindrücke hinterlassen und durch das Warnung und Vorbereitung des Organismus auf alle sich ihm in Raum und Zeit nähernden Veränderungen der Umwelt erfolgen; ein Organ, in dem die Signalisation dieser Reize vor sich geht, welche bald den Organismus zu dieser oder jener Tätigkeit anregen, bald aber auch seine Funktionen reduzieren und hemmen (Signaltätigkeit der Großhirnrinde nach PAWLOW).

„Zahlreiche Schwankungen sowohl in der Außenwelt als auch im inneren Milieu des Organismus finden in bestimmten Zustandsänderungen von Nervenzellen der Großhirnrinde ihr Abbild und können so zu gesonderten bedingten Reizen werden“,[1] d. h. in temperäre, erworbene, ontogenetische Verbindungen mit dieser oder jener Funktion des Organismus treten.

„Von den erwähnten Gesichtpunkten aus besteht die physiologische Rolle der Großhirnrinde einerseits in einer *Schließungsfunktion* (in bezug auf den Mechanismus), und andererseits in einer *Signalfunktion* (in bezug auf die Bedeutung). Dabei handelt es sich um eine wechselnde Signalisierung in genauer Übereinstimmung mit den äußeren Bedingungen.“[2]

Im ontogenetischen Entwicklungsprozeß der Hirnrinde spielt sich eine ununterbrochene Analyse und Synthese bedingter Verbindungen ab.

„Doch die in den Großhirnhemisphären vor sich gehende detaillierte höchste Analyse und Synthese beschränkt sich nicht auf die Außenwelt allein. Einer solchen Analyse und Synthese wird auch das innere Milieu des Organismus mit den darin erfolgenden organischen Veränderungen unterworfen. Ganz besonders handelt es sich hier um Erscheinungen, wie sie im Skelettmuskelsystem vor sich gehen: um die Kontraktion und ihre Dauer, was sowohl jeden einzelnen Muskel als auch die zahllosen Muskelgruppen anbelangt. Und diese feinsten Elemente und Momente der Skelettmuskeltätigkeit stellen gleich wirksame Reize dar, wie

[1] Vorlesungen über die Arbeit der Großhirnhemisphären, Sämtl. Werke, Bd. IV, Berlin, 1953, S. 42.

[2] Zwanzigjährige Erfahrungen mit dem objektiven Studium der höheren Nerventätigkeit (des Verhaltens) der Tiere, Sämtl. Werke, Bd. III/2, Berlin, 1953, S. 326.

sämtliche Reize, die von den äußeren Rezeptoren aus wirksam werden, d. h. sie können zeitweilig sowohl mit der Tätigkeit der Skelettmuskulatur selbst, als auch mit allen anderen Funktionen des Organismus in Verbindung treten. Auf diese Weise wird die verschiedenartigste und feinste Anpassungsfähigkeit der Skelettmuskeltätigkeit an die Bedingungen der ständig wechselnden Umwelt erreicht ... Diesem Mechanismus liegen auch unsere feinsten, durch Übung erworbenen Bewegungen zugrunde, z. B. die der Hände. Hierher gehört auch die Sprechmotorik."[1]

Eine völlig andere Funktion haben die tiefer als die Großhirnhemisphären gelegenen Abschnitte des Zentralnervensystems: die subkortikalen Ganglien, der Hirnstamm und das Rückenmark. Hier finden sich die beständigen, (im Vergleich mit den Hirnrindenverbindungen), verhältnismäßig wenig veränderlichen im Laufe der Phylogenese gebildeten, vererblichen Verbindungen zwischen Organismus und Umwelt — *die unbedingten Verbindungen.*

Dabei handelt es sich jetzt um die Lokalisationen der erblich determinierten Tätigkeit des somatischen und vegetativen Nervensystems. Die höchsten synthetischen Formen dieser unbedingt-reflektorischen Tätigkeit sind die Instinkte. Infolgedessen erhalten und bilden die tiefer als die Großhirnhemisphären gelegenen Abschnitte des Zentralnervensystems bei den höheren Lebewesen die sich diesen Abschnitten fest einprägende phylogenetische Erfahrung. Sie kommt durch die verschiedenen Arten der unbedingten Reize zustande, welche durch vererbbare Verbindungen mit diesen oder jenen somatischen und vegetativen Reaktionen wirksam werden. Diese Reize können sowohl vom äußeren wie vom inneren Milieu des Organismus ausgehen und die Reaktion auslösen.

„Man darf annehmen", sagte PAWLOW (1913)—, „daß einige von den bedingten neugebildeten Reflexen sich später vererbbar in unbedingte umwandeln."[2]

Und in der ein Jahr später (1914) publizierten Mitteilung lesen wir: „Es ist höchstwahrscheinlich (und dafür gibt es bereits einzelne sichere Hinweise), daß sich neu entstehende Reflexe in beständige Reflexe umwandeln, wenn in einer Reihe aufeinanderfolgender Generationen die gleichen Lebensbedingungen erhalten bleiben. Dies müßte man dann als eines der wirksamsten Prinzipien bei der Entwicklung des tierischen Organismus ansehen."[3]

Nachdem PAWLOW zunächst im Hinblick auf die Hemmungsprozesse im Zentralnervensystem eine mehr einseitige Stellungnahme bezog, indem er sie in äußere, innere und allgemeine Schlafhemmung einteilte, unterschied er in den letzten Jahren seines Lebens die unbedingte oder passive von der bedingten oder aktiven Hemmung (deren jede unter Umständen in Schlaf übergehen kann).

Zunächst befaßte er sich erstens mit jener Hemmung, die gewöhnlich an der Peripherie des Prozesses einer nervalen Erregung entsteht, indem sie diese gewissermaßen abgrenzt und schließlich verändert; diese Art der Hemmung erhielt die Bezeichnung „synchrone" oder „konsequent negative Induktion"; zweitens mit jener

[1] Zwanzigjährige Erfahrungen mit dem objektiven Studium der höheren Nerventätigkeit (des Verhaltens) der Tiere, Sämtl. Werke, Bd. III/2, Berlin, 1953, S. 368—369.

[2] Ebenda, Bd. III/1, S. 196.

[3] Ebenda, Bd. III/1, S. 203.

Hemmung, welche unter den Bedingungen der Konkurrenz zweier oder mehrerer Reize entsteht und die ihrem Wesen nach ein Sonderfall der negativen Induktion ist; diese Hemmung wurde früher als „äußere Hemmung" bezeichnet; und schließlich drittens mit jener Art von Hemmung, welche in den Nervenzellen bei der Wirkung äußerst starker, übermäßig langdauernder und anderer schädigender bedingter und unbedingter Reize entsteht, welche die Grenze der Leistungsfähigkeit der Nervenzellen überschreiten — „*die Überbelastungshemmung*". Analoge Erscheinungen, die hauptsächlich unter pathologischen Bedingungen auftreten, wurden von PAWLOW auch häufig als „*Schutzhemmung*" bezeichnet.

Zur bedingten oder aktiven Hemmung, die man früher als „innere Hemmung" bezeichnete, zählte er alle im Laufe des Lebens erworbenen und entwickelten Hemmungen — die Hemmverbindungen (die differenzierende, die verspätete, die auslöschende und — im engeren Sinne — die bedingte Hemmung).

Alle Arten der Hemmung können (genau wie die Erscheinungen der Erregung) bald in mehr konzentrierter, bald in mehr irradiierter Form auftreten.

Die Erscheinungen der unbedingten, passiven Hemmung kommen nach PAWLOW ohne Ausnahme in allen Abschnitten des Zentralnervensystems vor, die Erscheinungen der aktiven, bedingten Hemmung jedoch — nur in seinen höchsten Abschnitten — in der Hirnrinde. Daher sind die unbedingten, passiven Hemmungen — hinsichtlich der Evolution — die älteren und die bedingten, aktiven — die jüngeren.

Bei besonders ausgeprägter Irradiation sowohl der passiven wie auch der aktiven Hemmung gehen beide in allgemeine Schlafhemmung über, die sich über die Hirnrinde ausbreitet und sich auch auf die tieferen Hirnabschnitte erstreckt.

Wie wir sehen, haben die Ansichten PAWLOWs über den Ursprung und die Lokalisation der Funktionen im Zentralnervensystem einen klar ausgeprägten evolutionären Charakter. Dies findet bereits in den Grundbegriffen der Lehre über die höhere Nerventätigkeit seine Darstellung.

Alles hier über den Bildungsort bedingter Verbindungen Erwähnte bezieht sich hauptsächlich auf die höheren Lebewesen, denn wenn auch bei den niederen Wirbeltieren die Fähigkeit zur Bildung neuer Verbindungen anscheinend in diesem oder jenem Maße auch im Hirnstamm möglich ist, so gilt dies doch im besonderen Maße als eine Eigenschaft der höchsten Hirnabschnitte.

In den Jahren 1912 bis 1913 faßte PAWLOW die grundlegend wichtigen Funktionen der Großhirnhemisphären in folgender Weise auf: „Als Arbeitsweise zweier Grundmechanismen: des Mechanismus der Bildung zeitweiliger Verbindungen zwischen den Agenzien der Außenwelt und den Tätigkeiten des Organismus oder des Mechanismus der bedingten Reflexe, wie wir gewöhnlich sagen, und des Mechanismus der Analysatoren, d. h. solcher Apparate, die die Kompliziertheit der Außenwelt analysieren, sie in einzelne Elemente und Momente zerlegen können."[1] In der gleichen Zeit sprach sich PAWLOW bereits für das Bestehen von

[1] Zwanzigjährige Erfahrungen mit dem objektiven Studium der höheren Nerventätigkeit (des Verhaltens) der Tiere, Sämtl. Werke, Bd. III/1, Berlin, 1953, S. 148.

besonderen Analysatoren in der Hirnrinde aus, die sich auf das innere Milieu des Organismus konzentrierten. „Folglich besteht die Großhirnrinde nach unserer Meinung", sagt er, „aus einer Vereinigung von Analysatoren: Gesichts-, Gehörs-, Haut-, Geruchs- und Geschmacksanalysatoren. Die Untersuchung dieser Analysatoren veranlaßte uns zu der Schlußfolgerung, daß ihre Zahl noch größer sein muß, denn außer den zahlreichen Analysatoren, die eine Beziehung zu den äußeren Geschehnissen, zur Außenwelt besitzen, muß man in den Großhirnhemisphären noch die Existenz besonderer Analysatoren annehmen, welche die Aufgabe haben, die Vorgänge im Organismus selbst zu zergliedern. Es besteht kein Zweifel daran, daß für den Organismus nicht nur die Analyse der Außenwelt, sondern auch das Hinaufsignalisieren und Analysieren dessen von Bedeutung ist, was in ihm selbst vor sich geht. Mit anderen Worten: außer den zahllosen äußeren Analysatoren müssen auch noch innere Analysatoren bestehen. Von den inneren Analysatoren ist der motorische Analysator, der Analysator der Bewegung, der wichtigste."[1]

Indem er sich hauptsächlich auf die experimentellen Untersuchungen von KRASNOGORSKI (1911) stützte, kam PAWLOW zu dem Schluß, daß die sogenannte motorische Zone der Hirnrinde mit dem kinästhetischen Analysator der propriorezeptiven Reize gleichbedeutend ist, d. h. derjenigen Reize, die von der Skelettmuskulatur, den Sehnen und Gelenken ausgehen; mit anderen Worten, es handelt sich um den motorischen Analysator, den Analysator der Bewegung.

„Offensichtlich muß man also zu denjenigen Analysatoren, von denen beständig die Rede ist — Gesichts-, Gehörs-, Haut-, Geruchs- und Geschmacksanalysatoren —, den Analysator der Bewegung, den motorischen Analysator hinzufügen, welcher mit denjenigen zentripetalen Reizen zu tun hat, die von dem Bewegungsapparat selbst, von den Muskeln, den Knochen usw., ausgehen. Infolgedessen müssen wir zu den fünf äußeren Analysatoren den im höchsten Grade feinen Analysator — den inneren Analysator des motorischen Apparates hinzufügen, welcher im Zentralnervensystem jeden Moment der Bewegung, die Lage und Spannung aller sich mitbewegenden Teile signalisiert. Aus diesem Grunde befindet sich dieser Analysator in der Großhirnrinde und ist mit der motorischen Zone der Großhirnrinde gleichbedeutend."[2]

In einer seiner letzten Arbeiten (1935) schreibt PAWLOW: „KRASNOGORSKI hat im physiologischen Laboratorium der Militär-Medizinischen Akademie (1911) die einwandfrei afferente Natur der motorischen Rindenzone festgestellt. Er bildete aus dem kinästhetischen Reiz der Skelettmuskulatur einen bedingten Nahrungsreiz, wie dies in gleicher Weise auch mit allen anderen Reizen, z. B. den optischen, akustischen usw., die durch die äußeren Rezeptoren zur Hirnrinde gelangen, möglich ist."[3]

Es wäre allerdings falsch anzunehmen, daß die Erforschung der mit der Außenwelt und der mit dem inneren Milieu des Organismus verbundenen Großhirnrindenfunktionen für PAWLOW gleichbedeutend gewesen wäre.

[1] Zwanzigjährige Erfahrungen mit dem objektiven Studium der höheren Nerventätigkeit (des Verhaltens) der Tiere, Sämtl. Werke, Bd. III/1, Berlin, 1953, S. 150—151.

[2] Ebenda, S. 124.

[3] Ebenda, Bd. III/2, S. 528.

Indem er sich zu den Entwicklungsperspektiven der von ihm geschaffenen Lehre über die höhere Nerventätigkeit äußert, schreibt er: „Ich möchte annehmen, daß die folgenden Gedanken Sie ebenfalls überzeugen, daß sich vor uns vermutlich ein großes Gebiet fruchtbarer Forschung, ein zweiter großer Abschnitt der Physiologie des Nervensystems eröffnet —, des Nervensystems, welches im wesentlichen nicht nur die Wechselbeziehungen zwischen den einzelnen Teilen des Organismus reguliert, womit wir uns hauptsächlich bis heute beschäftigt haben, sondern auch die Wechselbeziehungen zwischen dem Organismus und den Verhältnissen der Umgebung."[1]

So kam PAWLOW bereits in der ersten „Zusammenfassung der Versuchsergebnisse mit der Methode der bedingten Reflexe nach der Exstirpation verschiedener Abschnitte der Großhirnhemisphären" (1912 bis 1913) zu der Schlußfolgerung, daß „die Hirnrinde mit der Gesamtheit derjenigen Analysatoren gleichbedeutend ist, welche die Kompliziertheit der äußeren und der inneren Welt in einzelne Elemente und Momente zerlegen und dann die auf diese Weise analysierten Erscheinungen mit dieser oder jener Tätigkeit des Organismus vereinigen."[2] Mit anderen Worten, es erweist sich, daß in der Hirnrinde nicht nur analysierende, sondern in gleicher Weise und in enger Verbindung mit ihnen ebenfalls synthetisierende Vorgänge existieren.

In den weiteren Abschnitten seiner Forschung wendet sich PAWLOW immer häufiger den Fragen über die Rindensynthese zu. So sagt er im Jahre 1927: „Im Gegensatz zur analysierenden Nerventätigkeit ist der Mechanismus und die Lokalisation der synthetisierenden Funktion bis jetzt noch wenig erforscht. Am einfachsten können wir sie uns in Form von Verbindungen zwischen den Nervenzellen vorstellen, seien es nun Zwischenmembranen oder einfach immer feiner werdende Verzweigungen mit den ihnen zukommenden Eigenschaften. Natürlich besteht unsere erste Aufgabe darin, Tatsachen zu sammeln, die sich auf die synthetisierende Funktion beziehen."[3]

Welch große Bedeutung PAWLOW diesen synthetisierenden Funktionen bei seiner Erforschung des funktionell komplizierten Großhirnrindensystems beimaß, ist aus seinen Worten aus dem Jahre 1930 ersichtlich: „Vom Gesichtspunkt des Physiologen besitzt die Hirnrinde gleichzeitig sowohl analysierende wie synthetisierende Funktionen, und jede Gegenüberstellung dieser Funktionen, jede bevorzugte Erforschung der einen von ihnen bringt keinen wahren Erfolg und keine vollständige Vorstellung über die Arbeit der Großhirnhemisphären. So wie in den Händen des Chemikers Analyse und Synthese bedeutende Werkzeuge zum Studium der Struktur unbekannter chemischer Verbindungen und zur Aufdeckung aller ihrer Eigenschaften sind, so eröffnen Analyse und Synthese nervaler Prozesse in

[1] Zwanzigjährige Erfahrungen mit dem objektiven Studium der höheren Nerventätigkeit (des Verhaltens) der Tiere, Sämtl. Werke, Bd. III/1, Berlin, 1953, S. 12.

[2] Ebenda, S. 149 u. 152.

[3] Vorlesungen über die Arbeit der Großhirnhemisphären, Sämtl. Werke, Bd. IV, Berlin, 1953, S. 113.

gleicher Weise für den Physiologen den sichersten Weg zum Verständnis der komplizierten Großhirnhemisphärenstruktur."[1]

Hieraus geht hervor, daß die von PAWLOW beschriebenen Analysatoren ihrem Wesen nach Synthese-Analysatoren sind, da durch sie nicht nur die Aufnahme und Differenzierung der in der Hirnrinde eintreffenden Reize erfolgt, sondern auch ihre Vereinigung, ihre Assoziation miteinander und mit den verschiedenen Tätigkeiten des Organismus; d. h. es handelt sich um den Vorgang der kortikalen Synthese und kortikalen Integration. Indem er ähnliche Tatsachen beschreibt, erklärt PAWLOW: „Wir haben es daher mit den Erscheinungen der nervalen Synthese, mit der Schließungsfunktion der Großhirnrinde zu tun, welche die Tätigkeit des Gesamtorganismus auf komplizierte Weise dirigiert."[2]

Indem er wiederholt zur Frage über die Lokalisation dieser Funktionen in der Hirnrinde zurückkehrte, äußerte sich PAWLOW folgendermaßen: „Wahrscheinlich sind die Orte dieser Schließungsfunktion die Verkettungspunkte der Neurone (und speziell die Großhirnrinde)."[3]

In einer anderen Arbeit schreibt er: „Die Schließungsfunktionen, die Bildung neuer Verbindungen schreiben wir der Funktion einer Trennungsmembran zu (falls eine solche existiert) oder aber sie spielt sich vermutlich in den vielverästelten Neuriten, den Verbindungsfasern zwischen den Neuronen und den einzelnen Nervenfasern ab. Die Schwankungen der Erregbarkeit und der Übergang in den Hemmungszustand sind unseres Erachtens an die Zellen selbst gebunden. Diese Verteilung der Funktionen wird auf Grund folgender Tatsache wahrscheinlich gemacht: Während neue, gut ausgearbeitete Verbindungen sehr lange bestehen bleiben, ist die Veränderung der Erregbarkeit, der Übergang in den Hemmungszustand dem Wesen nach eine sehr bewegliche Erscheinung. Erregungs- und Hemmungszustände imponieren als verschiedene Phasen der Funktion der Großhirnrindenzellen. Danach muß man diesen Zellen einen hohen Grad der Funktionsfähigkeit, damit aber auch der „Störbarkeit" zusprechen."[4]

In diesem Sinne stellt die ganze Hirnrinde nach Ansicht von PAWLOW eine dichte, rezeptive Oberfläche dar, die aus einer Reihe von Rezeptionsgebieten (Analysatoren oder genauer Synthese-Analysatoren) besteht, von denen jedes eine Projektion irgendwelcher peripherer Rezeptoren (Haut-, kinästhetische, viszerale Rezeptoren) oder irgendeines Sinnesorganes (Geschmack, Geruch, Gesicht, Gehör) ist.

[1] Physiologie und Pathologie der höheren Nerventätigkeit, Med. Staatsverlag, 1930, Seite 36. Prof. P. K. ANOCHIN versuchte seinerzeit zu beweisen, daß der charakteristische Wesenszug der PAWLOWschen Lehre im Gegensatz zu ausländischen Physiologen darin zu suchen sei, daß PAWLOW die Erscheinung der Synthese in ihrer Bedeutung gering werte. Die angeführten Zitate weisen überzeugend nach, daß die Behauptung nicht den Tatsachen entspricht.

[2] Physiologie und Pathologie der höheren Nerventätigkeit, Med. Staatsverlag, 1930, S. 8—9.

[3] Zwanzigjährige Erfahrungen mit dem objektiven Studium der höheren Nerventätigkeit (des Verhaltens) der Tiere, Sämtl. Werke, Bd. III/1, Berlin, 1953, S. 266.

[4] Ebenda, Bd. III/2, S. 332.

Jedes derartige Gebiet hat seinen zentralen Teil oder Kern, in dem die höchste Synthese und Analyse erfolgt, und seine weit über die Hirnrinde reichende Peripherie, wo Synthese und Analyse nur in elementarster Form möglich sind. Die peripheren Teile verschiedener Gebiete durchdringen sich gegenseitig und verflechten sich eng miteinander. Infolgedessen gibt es in der Hirnrinde einmal Abschnitte mit spezifischen, hochentwickelten Funktionen (Kerne der Analysatoren) und zum anderen — in den Zwischenräumen gelegene und diese ausfüllende Abschnitte, wo sich die Nervenzellen befinden, die zu den verschiedensten Analysatoren gehören, aber lediglich zur elementaren Synthese und Analyse befähigt sind.

Die Schließungsfunktion hat nach PAWLOW keine bestimmte Lokalisation: zeitweilig erworbene, bedingte Verbindungen oder, mit anderen Worten, Assoziationen können zwischen den verschiedensten Punkten der Hirnrinde entstehen und untereinander auch die verschiedensten Rindengebiete verbinden und vereinigen. Jeder beliebige Reiz, der die Hirnrinde erreicht, kann eine bedingte Verbindung anknüpfen und sich mit jeder beliebigen Funktion des Organismus vereinigen.

Hieraus wird ersichtlich, warum PAWLOW die Existenz von speziellen Assoziations-Zentren oder -Gebieten in der Großhirnrinde abstritt und annahm, daß die assoziative oder Verbindungstätigkeit eine Eigenschaft der gesamten Hirnrinde ist. Deswegen lehnte er auch die Existenz von speziellen „Erinnerungszentren“ oder „mnestischen Zentren“ ab. „Die in der Großhirnrinde entstehenden Verbindungen“, sagt er, „verdanken vermutlich ihre Entstehung der außerordentlichen Reaktionsfähigkeit und Eindrucksfähigkeit, die beständige und charakteristische Eigenschaften dieser Abschnitte des Zentralnervensystems sind.“[1] Da er die Existenz von Assoziationszentren ablehnt, erklärt sich PAWLOW auch nicht mit denjenigen einverstanden, die in der Hirnrinde (vorzugsweise im Stirngebiet) irgendwelche spezielle „höhere Zentren“ zu finden versuchten, welche die gesamte kortikale Tätigkeit steuern sollten. „Unser gesamtes Tatsachenmaterial“, meint er, „steht aber in ganz entschiedenem Gegensatz zu der Lehre von besonderen Assoziationszentren, und es spricht gegen die Vermutung, daß irgendeinem besonderen Abschnitt der Großhirnhemisphären die höchste Nervenfunktion zukommt. Schon MUNK hat sich seinerzeit dagegen ausgesprochen.“[2]

3. *Die Ansichten PAWLOWS über die Lokalisation der Funktionen in den höchsten Abschnitten des Zentralnervensystems*

Auf diese Weise beherbergt nach PAWLOW die gesamte Großhirnrinde die Signal-Schließungsfunktionen, die sensorisch-assoziativen Funktionen und die rezeptorisch-assoziativen Funktionen, deren Bedeutung die Verwirklichung von kortikaler Synthese und Analyse ist.

[1] Zwanzigjährige Erfahrungen mit dem objektiven Studium der höheren Nerventätigkeit (des Verhaltens) der Tiere, Sämtl. Werke, Bd. III/2, Berlin, 1953, S. 458.

[2] Vorlesungen über die Arbeit der Großhirnhemisphären, Sämtl. Werke, Bd. IV, Berlin, 1953, S. 310.

Dabei taucht natürlich die Frage auf, was PAWLOW unter der motorischen Funktion oder — anders gesagt — unter der Effektorenfunktion der Großhirnrinde versteht.

Er stritt nicht ab, daß in der Hirnrinde, hauptsächlich in ihren tieferen Schichten (speziell in der 5. und 6. Schicht und besonders im Gebiet der großen Pyramidenzellen), eine große Zahl efferenter Fasern ihren Ausgangspunkt haben. Doch sah er in ihnen vorwiegend Bahnen, welche die Hirnrinde mit den subkortikalen Ganglien, mit den Kernen der motorischen und sekretorischen Hirnnerven und mit den Vorderhörnern des Rückenmarks vereinigten. Er sah aber diese efferenten Neurone nicht so sehr als Vollzugsneurone oder als Arbeitseffektoren an, sondern als besondere, die Hirnrinde mit den eigentlichen effektorischen Neuronen verbindende Schaltneurone, die in den Hirnnervenkernen und den Vorderhörnern des Rückenmarkes ihren Ursprung haben.

„Die Hirnrinde ist daher nur der Rezeptorenapparat“, schreibt PAWLOW im Jahre 1923, „welcher die eintreffenden Reize auf vielseitige Weise analysiert und synthetisiert, die nur vermittels der Verbindungsfasern die eigentlichen tiefer gelegenen Effektorenapparate erreichen.“[1]

Er vermutete infolgedessen, daß die efferenten Neurone der Hirnrinde im wesentlichen regulatorisch-koordinierenden Charakter in ihrem Verhältnis zur Tätigkeit der tieferen Abschnitte des Zentralnervensystems besitzen.

Versuchen wir nun, aus den grundlegenden Charakteristika der Ansichten PAWLOWS über die Lokalisation von Funktionen in der Großhirnrinde die Schlußfolgerungen zu ziehen.

1. Die gesamte Hirnrinde stellt einen „Analysatorenkomplex“ (genauer gesagt, die Verbindung der Analysatoren) dar, d. h. sie ist die wahrnehmende Oberfläche der Großhirnhemisphären, in der auf der einen Seite Analyse und Synthese der äußeren und inneren Reize und — auf der anderen Seite die Schließung, die Verbindung und Assoziation der Reize untereinander und mit den verschiedenen Funktionen des Organismus erfolgen.

2. Außer den Analysatoren, welche ein Abbild der Außenwelt vermitteln, gibt es in der Hirnrinde auch Analysatoren, welche die inneren Verhältnisse des Organismus widerspiegeln.

3. Alle von der Skelettmuskulatur, den Gelenken und Sehnen ausgehenden Reize, d. h. die kinästhetischen, propriorezeptiven Reize gelangen schließlich zur Hirnrinde, wo es speziell Aufgabe der motorischen Rindenzone ist, diese Reize wahrzunehmen, zu analysieren und zu synthetisieren.

„Die motorische Rindenzone“, sagt PAWLOW, „ist ein ebensolcher Analysator der Tätigkeitszustände des Bewegungsapparates, wie andere Regionen Analysatoren der auf den Organismus von außen einwirkenden verschiedenartigen Energieformen sind. Wenn wir die Dinge so betrachten, stellen die Großhirnhemisphären einen großartigen Analysator aller Einwirkungen sowohl der Außen- als auch der

[1] Zwanzigjährige Erfahrungen mit dem objektiven Studium der höheren Nerventätigkeit (des Verhaltens) der Tiere, Sämtl. Werke, Bd. III/1, Berlin, 1953, S. 269.

Innenwelt des Organismus dar. Natürlich haben wir allen Grund, die Schlußfolgerungen hinsichtlich der Tätigkeit des Bewegungsapparates auch auf viele andere Tätigkeiten, wenn nicht gar auf die Gesamttätigkeit des Organismus, auszudehnen."[1]

4. In jedem Analysator gibt es einen zentralen Teil (Kern), wo die komplizierten höchsten Formen der Analyse und Synthese erfolgen, und eine Peripherie, in der beides nur in elementarster Form möglich ist. Es gibt keine scharf umschriebenen Grenzen für die Analysatoren, da sie allmählich in der Peripherie in die peripheren Zonen benachbarter Analysatoren übergehen.

Deswegen gibt es nach den Vorstellungen PAWLOWs zwischen den Kernen der verschiedenen Analysatoren in der Hirnrinde Gebiete, wo verstreute und gewissermaßen miteinander verflochtene Nervenelemente vorkommen, die zu den verschiedensten Analysatoren gehören, doch unter gewöhnlichen Umständen nur zu einfachsten Funktionen befähigt sind (es mag sein, daß es hier in funktioneller Hinsicht bedeutend weniger differenzierte und weniger reaktionsfähige Rindenelemente gibt als in den zentralen Teilen der Analysatoren).

5. Funktionen der Schließung, der Kombination und Assoziation kommen in der gesamten Hirnrinde vor. Spezielle Assoziationsgebiete oder Zentren in der Großhirnrinde lehnt PAWLOW, wie bereits erwähnt wurde, ab.

6. Die Fähigkeit, in der Hirnrinde eintreffende Reize zur Haftung zu bringen und in ihr Verbindungen zu bilden, beschränkt sich nicht auf irgendein spezielles Zentrum („mnestische Zentren einiger ausländischer Autoren"), sondern ist eine Leistung der gesamten Hirnrinde.

7. Es gibt keine besonderen Abschnitte oder „Zentren" mit höheren nervalen Funktionen in den Großhirnhemisphären.

Folgende Tatsache muß noch einmal besonders betont werden: Während man sich früher auf Grund der alten auf psychologisch-morphologischen Korrelationen basierenden Vorstellungen über die Lokalisation der Hirnfunktionen bemühte, für jeden psychologischen oder psychopathologischen Begriff ein anatomisches Substrat zu finden, war für die Lokalisationsvorstellung PAWLOWs die physiologisch-morphologische Korrelation charakteristisch. Wenn nämlich beim Hunde die Großhirnhemisphären gänzlich oder auch nur einzelne ihrer Abschnitte exstirpiert wurden, so hat es PAWLOW dabei stets vermieden, die resultierenden Störungen vom psychologischen Standpunkt aus zu deuten. Dagegen war er stets bemüht, jene Störungen der Dynamik höherer nervaler Prozesse, die als Resultat der experimentellen Schädigung des Gehirnes angesehen werden mußten und dabei verschiedene pathologische Veränderungen im Verhalten des operierten Tieres hervorriefen, als Störungen der neurophysiologischen Funktionen zu betrachten.

So sagt PAWLOW z. B., als er die experimentellen Ergebnisse erwähnt, die beim Hunde nach Entfernung des Schläfenlappens erzielt wurden: „Die beschriebene

[1] Vorlesungen über die Arbeit der Großhirnhemisphären, Sämtl. Werke, Bd. IV, Berlin, 1953, S. 295.

Beobachtung des Fehlens oder der Verminderung der analysatorischen Funktionen des akustischen Nervenapparates ist offensichtlich die gleiche, die schon früher von MUNK unter der Bezeichnung „Seelentaubheit" beschrieben worden ist. Man kann den wesentlichen Unterschied in der Begriffsbestimmung zwischen dem psychologischen und dem rein physiologischen Gesichtspunkt nicht außer acht lassen. Bei der Formulierung von MUNK, „das Tier hört, aber es versteht nicht", stützt sich die Untersuchung auf die Bezeichnung „versteht". Hilft das aber bei der Deutung der Zusammenhänge weiter? Vom physiologischen Gesichtspunkt eröffnen sich hier indessen zahlreiche Untersuchungsmöglichkeiten in den Stadien der Wiederherstellung von gestörten Funktionen der akustischen Analysatoren. Im Normalzustand differenzieren sich Laute — zuerst nach ihren allgemeinen Eigenschaften: Stärke, zusammenhängender oder unterbrochener Ton und Ortslokalisation; zweitens nach ihren Klangqualitäten: Tonfall, Tonart usw. Man sollte erwarten (und in dieser Beziehung haben wir bereits positive Ergebnisse erzielt, wie erwähnt wurde), daß bei der Wiederherstellung der geschädigten akustischen Analysatoren die verschiedenen Stadien ihrer Tätigkeit vor den Augen des Experimentators ablaufen, deren Studium eine Grundlage für ein besseres Verstehen des Mechanismus dieser akustischen Analysatoren gibt.[1]

Und tatsächlich reagierte der Hund nach Entfernung der Schläfenlappen durch Aufstellen der Ohren auf jedes Geräusch, insbesondere auf jedes Wort seines Herrn. Aber er antwortete nicht und lief auch nach Anrufen mit seinem Hundenamen nicht zu ihm. Auch reagierte er nicht wie vor der Operation auf verschiedene Befehle. Nach MUNK — „hörte er, aber er verstand nicht" (Seelentaubheit). Nach PAWLOW — „erwies es sich, daß er der Möglichkeit von Synthese und Analyse komplizierter akustischer Reize beraubt war, auf die vor der Operation durch Dressurmaßnahmen verschiedene Arten motorische bedingte Reaktionen ausgearbeitet wurden, welche später als Folge der Entfernung ‚des Kernes' der akustischen Synthese-Analysatoren verschwanden."

Während der Ausspruch MUNKS: „Er hört, aber er versteht nicht" und mehr noch seine Bezeichnung „Seelentaubheit" im Grunde genommen nahezu nichts erklären, sondern nur die Tatsachen beschreiben, besagt die von PAWLOW gegebene Erklärung, welche Bedeutung die doppelseitige Entfernung der Schläfenlappen in den Hemisphären für das Zustandekommen höherer, im Hirngewebe vor sich gehender nervaler Prozesse besitzt, d. h. in zeitlicher und räumlicher Hinsicht zeigt sie, worin gerade die Störungen dieser Prozesse bestehen und auf welche Weise sich die enge Verbindung zwischen der Lokalisation der Schädigung und dem Charakter der durch sie hervorgerufenen pathologischen Veränderungen in der Hirntätigkeit herstellt.

In analoger Weise, wie wir es bei den akustischen Analysatoren gesehen haben, wurden durch PAWLOW auch die Störungen gedeutet, welche bei Entfernung zentraler Teile der optischen Analysatoren entstehen.

[1] Vorlesungen über die Arbeit der Großhirnhemisphären, Sämtl. Werke, Bd. IV, Berlin, 1953, S. 183.

Die Erscheinung der „Seelenblindheit" (optische Agnosie) nach MUNK betrachtete er als Verlust der Möglichkeit von Synthese und Analyse komplizierter optischer Reize.

Auch bei der Beobachtung von Störungen, wie sie durch Schädigung der motorischen Analysatoren hervorgerufen werden, lehnt PAWLOW ebenfalls irgendeine psychologische oder pathopsychologische Deutung ab und sagt: „Die allgemeine Bewegungsfähigkeit, die ja von Gehirnteilen abhängt, die unter den Großhirnhemisphären liegen, ist offenbar ungeschädigt geblieben, und nur die genauere und feinere Tätigkeit der Skelettmuskulatur, derjenige Teil dieser Funktion, der auf bedingten Reflexen beruht, ist verschwunden."[1]

Der Lokalisationsvorstellung PAWLOWs liegen die drei folgenden Prinzipien zugrunde:

1. das Prinzip des Determinismus, mit dessen Hilfe PAWLOW wie schon früher SETSCHENOW in jedem der Hirnrinde ablaufenden Prozeß die Synthese dreier Komponenten sah: Wahrnehmung, Verbindung und Effekt (im positiven oder hemmenden Sinne); mit anderen Worten: jeder dieser Prozesse muß zwangsläufig im inneren oder im äußeren Milieu des Organismus eine bald näher, bald ferner liegende Grundursache besitzen;

2. das Prinzip der Analyse und Synthese, welches auf alle nervalen Prozesse ausgedehnt wird, läuft in der Hirnrinde ab;

3. das Prinzip der Strukturierung oder Systematisierung, d. h. das Prinzip der „Verknüpfung von Dynamik und Struktur" (PAWLOW), die Lokalisation nervaler Prozesse in den verschiedenen Strukturen und Systemen des Gehirns, die Herstellung von Wechselbeziehungen zwischen dem Aufbau der höchsten Abschnitte des zentralnervalen Apparates und seinen Funktionen, die Dynamik der Verteilung der Funktionen nach Strukturen und Systemen des Gehirnes.

Schon in einer seiner ersten Arbeiten, die sich mit den bedingten Reflexen beschäftigte (1904), schreibt PAWLOW: „Die neuen Reflexe sind eine Funktion der höchsten Strukturen des Nervensystems der Tiere; man muß das aus folgenden Gründen annehmen. Vor allen Dingen deswegen, weil sie die kompliziertesten Erscheinungen der Nervenfunktion darstellen, die natürlich mit den höchsten Anteilen des Nervensystems verbunden sein müssen."[2]

Sechs bis sieben Jahre später stellte PAWLOW Überlegungen über die Struktur des Nahrungszentrums an: „Man muß sagen", erklärt er, „daß die Physiologen der Frage nach der Topographie bedeutend gleichmütiger als die Pathologen gegenüberstehen. Für den Physiologen ist die Frage der Funktion und der Arbeit dieses Zentrums von größerer Bedeutung. Daß die Ortsbestimmung dieses Zentrums durchaus keine leichte Aufgabe ist, kann man am Beispiel des Atemzentrums sehen. Anfangs glaubte man, daß es ein Punkt von Stecknadelkopfgröße in der Medulla oblongata sei. Doch vermutet man heute eine beträchtlich größere Aus-

[1] Vorlesungen über die Arbeit der Großhirnhemisphäre, Sämtl. Werke, Bd. IV, Berlin, 1953, S. 298.

[2] Zwanzigjährige Erfahrungen mit dem objektiven Studium der höheren Nerventätigkeit (des Verhaltens) der Tiere, Sämtl. Werke, Bd. III/1, Berlin, 1953, S. 34.

dehnung, auf der einen Seite kranialwärts bis in das Gehirn, auf der anderen Seite kaudalwärts bis in das Rückenmark, und über seine Abgrenzung läßt sich Genaues jetzt noch nicht sagen. Das gleiche darf man auch hinsichtlich des Nahrungszentrums erwarten. Vermutlich wird es eine Ausdehnung von beträchtlichem Umfang haben und sich weit über das Zentralnervensystem ausbreiten... Man muß also annehmen, daß sich das Nahrungszentrum in verschiedenen Abschnitten des Zentralnervensystems befindet... Das Nahrungszentrum besteht aus einzelnen Zellgruppen, und eine besonders große Gruppe liegt in den Großhirnhemisphären."[1]

Auf diese Weise wurde der neue physiologische Begriff des Nahrungszentrums für PAWLOW seiner Natur nach zu einer funktionellen Einheit, einem funktionellen System.

„Auch jetzt können wir immer noch innerhalb der Grenzen der früheren Vorstellungen von den sogenannten Zentren im Zentralnervensystem bleiben", erklärte er im Jahre 1916, „dazu müssen wir nur dem früher ausschließlich anatomischen Gesichtpunkt auch noch den physiologischen Gesichtspunkt hinzufügen. Vermutlich ist das ‚Zentrum' nichts anderes als eine funktionelle Einheit, die über eine besonders eingefahrene Verbindung verschiedener Abschnitte des Zentralnervensystems zur Erzielung eines bestimmten reflektorischen Aktes zustande kommt."[2]

Kehren wir nun zur Frage über die Lokalisation der bedingten Verbindungen im Gehirn zurück, so äußert sich PAWLOW im Jahre 1923 darüber, daß ihre „Schließung" der Bildung „funktioneller Kombinationszentren" entspricht,[3] dann schreibt er aber 10 Jahre später: „Je nach der phylogenetischen Entwicklung des Zentralnervensystems wurden die nervalen Kombinationssysteme in Form von bestimmten und immer komplizierter werdenden, sogenannten reflektorischen Zentren immer näher zum Kopfende verlagert, wobei sie, entsprechend der zunehmenden Kompliziertheit des Organismus und den wachsenden Beziehungen des Organismus zu ständig weiteren Bezirken der Außenwelt, eine immer bessere Analyse und Synthese der erregenden Agenzien bildeten... Nun entsteht eine für die Untersuchung sehr verwickelte Frage über Verbindungen und Verbindungsarten dieser verschiedenen Abschnitte."[4] Noch im Jahre 1927 nannte PAWLOW die Hirnrinde „ein dynamisches System", und etwas später „eine funktionelle Struktur" (1930). Später wurde die Frage über die Erscheinungen der funktionellen Systematik in der Hirnrinde der Gegenstand einer Reihe spezieller Untersuchungen (ASRATJAN, SKIPIN, RIKMAN, SEWALD u. a.).

In seinen letzten Lebensjahren (1932 bis 1936) bereicherte PAWLOW das Problem über die Lokalisation der Funktionen speziell im Gehirn des Menschen durch die neue Konzeption des ersten und zweiten Signalsystems, worüber später noch zu berichten sein wird.

[1] Zwanzigjährige Erfahrungen mit dem objektiven Studium der höheren Nerventätigkeit (des Verhaltens) der Tiere, Sämtl. Werke, Bd. III/1, Berlin, 1953, S. 109–110.

[2] Ebenda, S. 233.

[3] Ebenda, S. 270.

[4] Ebenda, Bd. III/2, S. 393.

Wie wir sehen, zieht sich der Gedanke des funktionellen dynamischen Systems oder der funktionellen dynamischen Struktur wie ein roter Faden durch die ganze Lehre der höheren Nerventätigkeit, was in den Ansichten PAWLOWs über die Frage der Lokalisation seine besondere Darstellung findet.[1] Man muß betonen, daß dieser Gedanke bei ihm bereits entstanden und in einer Reihe seiner Arbeiten bedeutend früher entwickelt worden war, als dies etwas später in ähnlicher Weise durch die Anhänger der sogenannten Gestalts- oder Strukturpsychologie geschehen ist.

Indem sich PAWLOW mit den beiden einander entgegengesetzten Richtungen in der Psychologie auseinandersetzt — mit der einen, die von der Vorstellung über die Assoziation ausgeht (Assoziations-Psychologie), und der anderen, deren Ausgangspunkt die „psychische Struktur" ist (Gestaltpsychologie), bemerkt er (1930):

„Die Physiologie der Großhirnhemisphären erlaubt bei ihrem augenblicklichen Entwicklungsstand diese beiden Vorstellungen zu vereinigen, wobei sie sich auf exaktes Tatsachenmaterial stützen kann. Für uns ist es völlig klar, daß die Rinde der Großhirnhemisphären ein kompliziertes funktionelles Mosaik aus einzelnen Elementen darstellt, von denen jedes eine bestimmte physiologische Wirkung ausübt — sowohl im positiven wie im hemmenden Sinne. Auf der anderen Seite besteht auch kein Zweifel daran, daß alle diese Elemente ständig zu einem System vereinigt sind, wo jedes dieser Elemente sich mit jedem der übrigen in wechselseitiger Beeinflussung befindet."[2]

Bedauerlicherweise muß erwähnt werden, daß die Eigenart, Originalität und Aktualität der Ansichten PAWLOWs über die Lokalisation der Großhirnfunktionen bis heute noch nicht die schuldige Anerkennung und gebührende Bewertung auch seitens einiger Vertreter der sowjetischen Wissenschaft gefunden hat (allerdings sind es heute nur noch wenige).

4. Allgemeine und örtliche Störungen der Hirntätigkeit nach Schädigung verschiedener Abschnitte der Großhirnhemisphären

„Nachdem wir eine ausreichende, vollständig objektive Charakterisierung der Tätigkeit der Großhirnhemisphären erhalten hatten", sagte PAWLOW im Jahre 1927, „konnten wir zu ausführlichen Untersuchungen über den Aufbau der Großhirnhemisphären und zum Studium der Funktionen ihrer einzelnen Teile übergehen, wie wir es auch schon zu Beginn unserer Arbeit geplant hatten."[3]

Besonders zahlreiche experimentelle Untersuchungen, die sich mit diesen Fragen beschäftigten, wurden in den Jahren 1906 bis 1913 in den Laboratorien PAWLOWs

[1] Einige Schüler PAWLOWs versuchten ohne jede Begründung sich diese Idee selbst zuzuschreiben.

[2] Physiologie und Pathologie der höheren Nerventätigkeit, Med. Staatsverlag, 1930, S. 35—36.

[3] Vorlesungen über die Arbeit der Großhirnhemisphären, Sämtl. Werke, Bd. IV, Berlin, 1953, S. 263.

durchgeführt (TICHOMIROW, ORBELI, ELJASSON, TOROPOW, DEMIDOW, SELJONY, KRASNOGORSKI u. a.). Eine besondere Belebung der wissenschaftlichen Tätigkeit erfolgte auf diesem Gebiet zu Anfang der zwanziger Jahre (SELJONY, FURSIKOW, RASENKOW, ROSENTAL, SHURAWLJOW, ASRATJAN, JURMAN u. a.).

Ein erklärliches Interesse erregte die Frage über die Störungen der Nerventätigkeit, wie sie nach Entfernung beider Großhirnhemisphären beobachtet werden konnten (SELJONY, ASRATJAN, LEBEDINSKAJA und ROSENTAL).

Aus diesen Arbeiten geht hervor, daß nach völliger Entfernung der Großhirnrinde nicht nur die Schließungsfunktion völlig verloren ging, d. h. es bestand keine Möglichkeit mehr zur Bildung neuer, temporärer, also bedingter Verbindungen, sondern in gleicher Weise auch alle von den höheren Tieren im Laufe des Lebens erworbenen individuellen Erfahrungen, die sich der Hirnrinde in Form verschiedenartigster bedingter Verbindungen eingeprägt hatten. Es blieb lediglich die unbedingt-reflektorische Tätigkeit bis zu ihren kompliziertesten Formen — den Instinkten — erhalten (Nahrungs-, Selbsterhaltungs-, Geschlechtstrieb usw.).

In gleicher Weise wurden jene Störungen untersucht, die bei der Entfernung nur einer Großhirnhemisphäre auftraten (FURSIKOW, ASRATJAN, BYKOW, JURMAN, ROSENTAL).

Eingehend erforscht wurden auch Störungen, die in der Tätigkeit einer Reihe von Analysatoren entstanden (Motorik, Haut, optische Wahrnehmung), wenn die obere Hälfte beider Hemisphären entfernt wurde (ORBELI); ferner nach Entfernung der hinteren Großhirnhemisphärenabschnitte, wobei am häufigsten die höchste akustische Synthese und Analyse und ebenso die optischen Reize in Mitleidenschaft gezogen wurden, weswegen die Tiere während des größten Teiles der Zeit in Schlafzustand verfielen (TOROPOW, KUDRIN) und schließlich nach Entfernung der vorderen Hälfte beider Hemisphären, als deren Folge in erster Linie die höchste Synthese und Analyse der Hautreize und der motorischen Handlungen (genauer gesagt: der kinästhetischen Reize) erheblich gestört wurden, wonach aber auch in zweiter Hinsicht Störungen in der Tätigkeit einer Reihe anderer Analysatoren auftraten (DEMIDOW, SATURNOW, KURAJEW, TICHOMIROW u. a.).

Zahlreiche experimentelle Untersuchungen beschäftigten sich, der speziellen Forschungsaufgabe entsprechend, mit jenen Störungen der Großhirnhemisphärenfunktionen, die nach Entfernung oder nach teilweiser Schädigung des zentralen Teiles (des Kernes) irgendeines der Rindenanalysatoren hervorgerufen werden konnten. Hierher gehören die Arbeiten von MAKOWSKI (1908), ELJASSON (1908), KRYSHANOWSKI (1909), KUDRIN (1910), L. N. WOSKRESSENSKI (1912), die sich mit dem akustischen Analysator beschäftigten; weiter die Arbeiten von TOROPOW (1908), ORBELI (1908), KUDRIN (1910), die der Erforschung des optischen Analysators gewidmet waren; — die Arbeiten von TICHOMIROW (1906), SCHISCHLO (1910), KRASNOGORSKI (1911), L. N. WOSKRESSENSKI (1912), JEROFEJEWA (1921), RASENKOW (1924), SHURAWLJOW (1924), BYKOW (1924), FURSIKOW (1925), JURMAN (1925) und ROSENTAL (1938), die sich mit dem Hautanalysator beschäftigten; und schließlich die Arbeiten von KRASNOGORSKI (1911), FURSIKOW (1926), ASRATJAN

(1934—1935) und ROSENTAL (1938), welche den motorisch-kinästhetischen Analysator erforschten.

Fast alle diese Arbeiten weisen überzeugend nach, daß bei teilweiser Schädigung des zentralen Teiles dieses oder jenes Analysators vor allem die kompliziertesten Formen seiner synthetischen und analytischen Tätigkeit mehr oder minder (in Abhängigkeit von der Lokalisation und dem Umfang der Schädigung) beeinträchtigt werden, daß jedoch mit der Zeit der verursachte Defekt die Tendenz zum Ausgleich, zur Anpassung und zur Wiederherstellung der gestörten Funktionen erkennen läßt. Bei doppelseitiger völliger Entfernung des zentralen Teiles (des Kernes) eines Analysators können späterhin nur die elementarsten Formen der Rindensynthese und Analyse (mit Hilfe der Peripherie der Analysatoren) wiederhergestellt werden und erneut in Funktion treten; eine Wiederherstellung oder Ausarbeitung irgendwelcher neuer Modifikationen der komplizierten höchsten Form dieser oder jener Rindensynthese und Analyse gelingt indessen gewöhnlich nicht.

Die Lokalisation der Verletzung (und im gewissen Umfange auch ihre Ausdehnung) bestimmt die qualitativen Besonderheiten der hervorgerufenen Störungen. So handelt es sich in einzelnen Fällen um eine Störung der Analyse und Synthese von Lauten (verschiedene Höhe, Intensität, Klangfarbe, Dauer, Entfernung und ähnliches), in anderen Fällen um Störungen der optischen Wahrnehmung (Unterschiede der Helligkeit, Farbe, Form, Raumverteilung usw.), drittens — der Hautanalysatoren, viertens — der kinästhetischen Reize usf.[1]

Es muß betont werden, daß Störungen der Rindensynthese und -analyse immer eng miteinander verbunden sind und gewissermaßen stets Hand in Hand gehen, daher auch niemals isoliert vorkommen können.

Es ist daher völlig verfehlt, wenn einige Psychiater in den verschiedenen Arten komplizierter Störungen der höheren Nerventätigkeit beim Menschen lediglich Erscheinungen der Desintegration, d. h. nur einen Zerfall dieser oder jener synthetischen Funktion sehen, wobei sie nicht berücksichtigen, daß solche Störungen gewöhnlich eng mit den Erscheinungen der Entdifferenzierung, mit den Störungen der analytischen Tätigkeit der Hirnrinde verbunden sind.[2]

Wenn wir die experimentell gewonnenen Störungen bei allen beschriebenen Fällen der Rindenexstirpation gänzlich verschiedener Lokalisation und Ausdehnung miteinander vergleichen, so können wir doch bei allen diesen Störungen einige Züge der Ähnlichkeit feststellen.

1. Vor allem findet man in allen diesen Fällen verschiedene Störungen der *Wahrnehmung* (Rezeption) und damit der Haftfähigkeit beliebiger äußerer und innerer Reize (proprio- und interorezeptiver Reize) in der Hirnrinde. Die Erklärungen

[1] In der letzten Zeit konnte L. G. WORONIN nachweisen, daß Analyse und Synthese aller *komplizierten* Reize eine Zeit lang beeinträchtigt sind, unabhängig davon, in welchem Abschnitt die Schädigung der Hemisphäre erfolgte.

[2] Es muß ebenfalls darauf hingewiesen werden, daß die Termini „Desintegration" oder „Dedifferenzierung" für sich allein gesehen so gut wie nichts aussagen. In jedem Falle muß gezeigt werden, in welchen konkreten Veränderungen der höheren Nerventätigkeit sie sich äußern.

PAWLOWS bezüglich der Rindenanalysatoren für das „innere Milieu des Organismus", auf die wir bereits hingewiesen haben, und insbesondere die bedeutenden Forschungen BYKOWS und seiner Schüler, welche eine Reihe überzeugender experimenteller Beweise für die Richtigkeit dieser Vorstellungen PAWLOWS erbracht haben, legen den Gedanken nahe, daß bei verschiedener Lokalisation von Verletzungen in der Hirnrinde (teilweise Schädigung oder Exstirpation bedeutender Rindenabschnitte) nicht nur die Rindenrezeption und -analyse von inneren artikulo-muskulären Reizen, sondern auch von Reizen viszeralen Charakters gestört werden kann.

2. In allen Fällen der Exstirpation, wie sie von der Schule PAWLOWS beschrieben worden sind, fielen unabhängig von ihrer Lokalisation in den Großhirnhemisphären stets die *Störungen der Schließungsfunktion*, der Kombinations- und Assoziationstätigkeit auf (sowohl was die vor der Exstirpation bestehenden bedingten Verbindungen als auch was die neugebildeten Verbindungen betrifft); es traten also Störungen der Synthese und Analyse auf.

3. Die Störungen der Rezeption, der Schließung, der Synthese und Analyse gingen in allen Fällen auch mit Störungen einher, die entsprechend mit der Rezeption von Funktionen des Organismus in Zusammenhang standen (motorisch und sekretorisch). Es ist begreiflich, daß bei der Unfähigkeit zur Wahrnehmung dieser oder jener Reize auch die mit ihnen verbundenen und durch sie hervorgerufenen bedingten Reaktionen ausfielen. Infolgedessen traten nach den Störungen der Rezeption (und auch nach den mit ihnen verbundenen Störungen der Synthese und Analyse äußerer und innerer Reize) zwangsläufig auch *Störungen der Effektorentätigkeit* auf (motorische und sekretorische), was bei Schädigungen des motorisch-kinästhetischen Analysators besonders deutlich und vielseitig beobachtet werden konnte.

Die Exstirpation verschiedener Abschnitte der Großhirnhemisphären geht, wie wir weiter sehen, gewöhnlich mit Störungen der dynamischen Wechselbeziehungen zwischen Hirnrinde und subkortikalen Gebieten, zwischen dem Großhirn und dem Hirnstamm, einher. Dies äußert sich in verschiedenen Störungen der unbedingtreflektorischen Tätigkeit und den damit in Zusammenhang stehenden Störungen der vegetativen Funktionen.[1]

5. *Die verschiedenen Stadien der Hirnfunktionsstörungen nach Schädigungen der Großhirnhemisphären*

Lokale Störungen, wie sie als unmittelbares Ergebnis der Exstirpation im Verlaufe eines mehr oder weniger langen Zeitabschnittes auftreten, können verschleiert werden, da ja auch der operative Eingriff selbst eine Anzahl allgemeiner pathologischer Veränderungen der höheren Nerventätigkeit hervorruft.

[1] Es soll allerdings nicht vergessen werden, daß in einer Reihe von Fällen die Störungen der vegetativen Funktionen auch als Ergebnis der Unterbrechung von Verbindungen zwischen diesen Funktionen und ihren bedingten Reizen bzw. als Ergebnis der Rezeptionsstörung dieser Reize angesehen werden können.

Diese allgemeinen Veränderungen hängen auf der einen Seite mit den massiven, *diffusen* Störungen zusammen, die durch das grobe operative Trauma am Hirngewebe hervorgerufen werden (Erschütterung, Druck, Zerrung, Blutverlust, Störungen des Blutkreislaufes, intrazerebraler Druck, Lymphzirkulation und ähnliches) und auf der anderen Seite — mit jenen Systemstörungen, die als Folge der Exstirpation selbst entstehen.

Erinnern wir uns an die PAWLOWschen Begriffe der funktionellen Einheit, der funktionellen Struktur oder des funktionellen Systems, das durch Verbindung dieser oder jener Gruppe der Rindenneuronen mit einer Anzahl subkortikaler Neuronen zustandekommt, welche in verschiedenen Schichten und verschiedenen Zentren des Hirnstammes liegen, so fällt die Vorstellung in der Tat nicht schwer, daß eine Schädigung der Hirnrindenteile eines solchen Systems im Laufe eines größeren oder kleineren Zeitabschnittes das gesamte System in Unordnung bringt, seine Funktionsfähigkeit und die Einheit des Ganzen stört.

Wenn also das mechanische Trauma des operativen Eingriffes massive diffuse Störungen hervorruft, die sich auf weite Gebiete der Hirnrinde und damit auch auf viele kortikal-subkortikale Systeme ausdehnen — d. h. die Störung wirkt sich nicht nur in die Breite, sondern auch in die Tiefe aus (auf verschiedene Schichten des Hirnstammes) —, so werden sich diese Störungen besonders deutlich und lange in jenen Systemen auswirken, welche unmittelbar mit den exstirpierten Abschnitten der Hirnrinde in Zusammenhang stehen.

„Die Hemisphären sind ein speziell der Verbindung dienender Apparat", sagt PAWLOW, „dem noch dazu die höchste Reaktionsfähigkeit eigen ist; und folglich muß sich jede Störung an irgendeiner Stelle durch Funktionsstörungen am ganzen Apparat oder zum mindesten an vielen, auch entfernteren Teilen des Apparates auswirken."[1]

Nach völliger Entfernung der Großhirnhemisphären des Hundes kann man dennoch auf jeden Laut eine motorische Reaktion, wie Aufstellen der Ohren und Drehen des Kopfes hervorrufen, d. h. einen unbedingten Orientierungs- und Spürreflex, der an die subkortikalen Ganglien gebunden ist. Die in einigen Fällen nach teilweiser Exstirpation der Hirnrinde entstehende Hemmung dehnte sich, wie PAWLOW bemerkte, isoliert auf das System des akustischen Analysators aus, indem sie die anderen Analysatoren in keiner Weise beeinträchtigte,[2] sondern lediglich die kortikalen und subkortikalen Bestandteile des akustischen Systems befiel und das Bild völliger Taubheit hinterließ.

In welchem Abschnitt der Großhirnhemisphären die Exstirpation auch immer durchgeführt wurde und wie groß auch immer die Ausdehnung des Eingriffs gewesen sein mochte, die erste Folge jeder teilweisen Exstirpation war das mehr oder weniger lange Ausbleiben der bedingten Verbindungen (von einem Tag bis zu mehreren Wochen und sogar Monaten dauernd).

[1] Vorlesungen über die Arbeit der Großhirnhemisphären, Sämtl. Werke, Bd. IV, Berlin, 1953, S. 264.

[2] Ebenda, S. 272—273.

Die in leichteren Fällen unter dem Einfluß der Exstirpation in der Hirnrinde entstehende, ausgedehnte Hemmung ergreift lediglich die künstlich geschaffenen, d. h. die unter Laboratoriumsbedingungen ausgearbeiteten und infolgedessen verhältnismäßig neuen und jüngsten bedingten Verbindungen.

In schwereren Fällen dehnt sich diese Hemmung aber auch auf die natürlichen bedingten Verbindungen aus (z. B. die durch Anblick und Geruch von Futter stimulierten), d. h. auf diejenigen Rindenverbindungen, die unter natürlichen Bedingungen im Laufe der Ontogenese, während des individuellen Entwicklungsprozesses erworben wurden, und daher älter, beständiger und weniger kompliziert als die künstlich geschaffenen bedingten Verbindungen sind. Eine solche Hemmung beschränkt sich aber nicht auf die Grenze der Hirnrinde, vielmehr erfolgte in einigen Fällen, wie dies PAWLOW wiederholt bemerkte, auch eine Irradiation auf die Systeme der subkortikalen Zentren, welche die komplizierten unbedingten Reflexe bilden: den Nahrungs-, Geschlechts-, Orientierungsreflex usw.

Die Dauer des postoperativen Hemmungszustandes in der Hirnrinde (und mitunter auch in den subkortikalen Gebieten) hing von der Ausdehnung und Topographie der Zerstörung, dem Grad des allgemeinen Hirntraumas, den spezifischen Eigenschaften der zerstörten Analysatoren, und den anatomischen und funktionellen Besonderheiten des betreffenden Nervensystems oder, im weiteren Sinne, vom betreffenden Organismus selbst ab.

Die Wiederherstellung der gestörten Funktionen, ihre allmähliche Befreiung von der mehr oder weniger stark ausgeprägten Hemmung erfolgt gewöhnlich in bestimmter Reihenfolge, die von einer Anzahl verschiedener Faktoren abhängig ist.

Je weiter das betreffende Gebiet vom Herd des Hirntraumas entfernt liegt, um so früher befreit es sich von der Hemmung, um so schneller normalisieren sich auch seine Funktionen. Infolgedessen werden die bedingten Verbindungen, welche von Analysatoren gebildet werden, die am weitesten vom Ort der Exstirpation entfernt sind, am leichtesten und schnellsten von allen wiederhergestellt. Die zunächst weit über die Hirnrinde ausgedehnte Hemmung konzentriert sich schließlich nach und nach auf ihren Ausgangspunkt und hält sich am längsten in unmittelbarer Nähe des Verletzungsgebietes.

Die unbedingten Verbindungen (z. B. der unbedingte Orientierungsreflex) regenerieren früher als die bedingten; wie bereits erwähnt, regenerieren natürliche bedingte Verbindungen schneller als künstliche, was nicht nur auf die verschiedene Beständigkeit nervaler Verbindungen, sondern auch auf das Evolutionsprinzip hinweist; phylogenetische Verbindungen regenerieren früher als ontogenetische, und die im Laufe der Ontogenese zeitlich früher gebildeten — schneller als die später gebildeten, jüngeren und zarteren.

Ebenso wissen wir bereits, daß die elementaren bedingten Verbindungen leichter und früher regenerieren als die Produkte der höchsten Synthese und Analyse.

Über die Natur und den Ursprung der hier beschriebenen Hemmung, — welche anfangs diffus die höchsten Hirnabschnitte ergreift, sich dann aber allmählich auf den Ausgangsort konzentriert, äußert sich PAWLOW in folgender Weise: „Wenn, wie wir schon wissen, starke Reize oder der Zusammenstoß von Nervenprozessen eine dauernde Hemmwirkung verursachen, um wieviel mehr muß sich dann nach den operativen Eingriffen, nach der mechanischen Zerstörung eines Teiles der Hirnstruktur, ein solcher Einfluß geltend machen."[1]

Daher sah PAWLOW die Hemmung, von der hier die Rede ist, als Ergebnis, als Auswirkung übermäßig starker Reize an, die dem Gehirn durch den groben operativen Eingriff zugefügt wurden und die im wesentlichen vom Ort der Zerstörung ausgingen (der Exstirpation).

Eine solche Hemmung wurde etwas später von PAWLOW als *Überbelastungshemmung* oder *Schutzhemmung* bezeichnet, da sie die Nervenzellen vor allen übermäßig starken oder übermäßig lange dauernden Reizen schützt, welche die Grenze ihrer Leistungsfähigkeit überschreiten und dadurch für sie den Ruhezustand und ihre funktionelle Wiederherstellung garantiert.

„Daß ein isolierter, nicht bekräftigter bedingter Reiz, der offensichtlich an die Zellen der Großhirnrinde gerichtet ist, sicher früher oder später und oft erstaunlich schnell zu einem Hemmungszustand der Zellen und zu dessen äußerster Grenze — zum Schlaf des Tieres — führt", erklärt PAWLOW, „gilt als feststehende und allgemein gültige Tatsache in der Physiologie der bedingten Reflexe. Diese Tatsache wird am besten verständlich, wenn man von der Vorstellung ausgeht, daß diese Zellen als ausgesprochen reaktionsfähige Gebilde bei der Erregung außerordentlich schnell ihre Erregungssubstanz verlieren und dabei in ihnen ein anderer Prozeß beginnt, der gewissermaßen schützenden und ökonomischen Charakter hat, der Prozeß der Hemmung... Gleiches besagt offensichtlich jene Tatsache, daß nach Schädigung bestimmter Hirnrindengebiete an den mit ihnen verbundenen Rezeptoren lange Zeit kein positiver bedingter Reflex zu erzielen ist. Ihre Reizung ruft lediglich einen Hemmeffekt hervor. Wenn später bei der Reizung dennoch ein positiver Effekt entsteht, dann nur für kurze Zeit, da er schnell von einer Hemmung, der typischen Erscheinung sogenannter Reizschwäche, abgelöst wird."[2]

Infolgedessen beginnt das *erste Stadium* pathologischer Veränderungen der höheren Nerventätigkeit schon unmittelbar nach dem operativen Eingriff und dauert meistens von einigen Tagen bis zu einigen Wochen. Es stellt die unmittelbare Antwort des Gehirnes auf sein örtliches (Exstirpation) und allgemeines Trauma dar (über dessen Besonderheiten bereits gesprochen wurde) und äußert sich in einer diffusen, ausgedehnten Hemmung, welche gewissermaßen schützenden Charakter besitzt.[3] Die vom Trauma betroffenen Hirnzellen verfallen auf bestimmte Zeit in den Zustand der Untätigkeit und Ruhe und schaffen dadurch Bedingungen, die ihre funktionelle Wiederherstellung begünstigen. Die allmählich wieder

[1] Vorlesungen über die Arbeit der Großhirnhemisphären, Sämtl. Werke, Bd. IV, Berlin, 1953, S. 266.

[2] Zwanzigjährige Erfahrungen mit dem objektiven Studium der höheren Nerventätigkeit (des Verhaltens) der Tiere, Sämtl. Werke, Bd. III/2, Berlin, 1953, S. 337—338.

[3] Während des letzten Krieges sind die gleichen Erscheinungen bei Hirnverletzungen des Menschen von ASRATJAN und dem Autor dieses Buches unabhängig voneinander ausführlich untersucht und beschrieben worden.

zur Tätigkeit zurückkehrenden Nervenzellen zeichnen sich noch eine gewisse Zeit durch erhöhte Hemmbarkeit, durch Unverträglichkeit gegenüber starken Reizen und durch beschleunigte Erschöpfbarkeit aus.

Das *zweite Stadium* pathologischer Veränderungen der höheren Nerventätigkeit besteht darin, daß sich die Wirkung bedingter und unbedingter Reize verstärkt, die präoperative Norm des betreffenden Lebewesens überschritten wird und Hemmungen schwer auslösbar werden; es erschwert sich der Prozeß des Erlöschens und der Bildung von Differenzierungen sowie die Ausarbeitung bedingter Hemmungen usw., mit anderen Worten, es zeigen sich auf der einen Seite die Erscheinungen erhöhter Erregbarkeit, auf der anderen — die Schwächung von Prozessen der inneren (aktiven) Hemmung. Gerade von dieser Schwächung aber kann die Erscheinung der erhöhten Erregbarkeit abhängig sein.

Wenn man übrigens von den späteren experimentellen Untersuchungen der Schule PAWLOWs auf dem Gebiete der krankhaften Störungen der höheren Nerventätigkeit ausgeht, die jedoch nichts mit den Fragen der Exstirpation zu tun haben, so kann man in jenen Veränderungen des Erregungsprozesses, von denen soeben die Rede war, einen Beweis für die sogenannte pathologische Stagnation der Erregung sehen.

Zusammen mit einer Schwächung des inneren Hemmungsprozesses im Anschluß an die Exstirpation läßt sich nach PAWLOW noch eine ungewöhnliche Langsamkeit und Trägheit in der Konzentration des Hemmungsprozesses feststellen, was er auf die ungewöhnliche *Trägheit* der Hemmung zurückführt. Diese Erscheinung findet sich, wie KRASNOGORSKI zeigte, nicht nur im Bereich des geschädigten Analysators, sondern auch in anderen Analysatoren. In späteren Arbeiten der Schule PAWLOWs haben die Erscheinungen der pathologischen Trägheit des Hemmungsprozesses große Aufmerksamkeit erregt.

„Wenn wir uns also zum Ziel setzen, nach Entfernung gewisser Teile der Großhirnhemisphären das Verschwinden der Funktion des entfernten Teiles aus der allgemeinen normalen Großhirntätigkeit sichtbar zu machen", erklärt PAWLOW, „so wird diese Aufgabe in der ersten Zeit nach der Operation dadurch erschwert, daß der operative Eingriff sich im ganzen Bereich der Großhirnrinde auswirkt."[1]

Das *dritte Stadium* der pathologischen Veränderungen, die auf dem Wege der Exstirpation dieses oder jenes Gehirnteiles hervorgerufen werden, wird charakterisiert: 1. durch eine mehr oder weniger vollständige Beruhigung der operationstraumatischen Nachwirkung; 2. durch das Auftreten von Defekten, z. B. Ausfallen oder Dissoziation von Funktionen, die als unmittelbare Äußerung der örtlichen Schädigung (Exstirpation) anzusehen sind; 3. durch den Prozeß der Wiederherstellung von Funktionen (vollständig oder teilweise) mit Hilfe der „Reservemittel", — und schließlich 4. durch die Entstehung von neuen pathologischen Veränderungen, wie sie durch den Vernarbungsprozeß in den betroffenen Hirnabschnitten hervorgerufen werden.

[1] Vorlesungen über die Arbeit der Großhirnhemisphären, Sämtl. Werke, Bd. IV, Berlin, 1953, S. 267.

Wir haben uns bereits ausreichend mit den lokalen Störungen, d. h. mit den Störungen der kortikalen Funktionen bei den verschiedenen Lokalisationen des Verletzungsherdes (Exstirpation) in der Hirnrinde beschäftigt. Wir haben ebenfalls darauf hingewiesen, daß — nach PAWLOW — bei beliebiger Lokalisation der Großhirnhemisphärenschädigung immer gleichzeitig sowohl eine Störung der synthetisierenden wie auch der analysierenden Hirntätigkeit vorkommt, die sich qualitativ vor allem durch die verschiedene Lokalisation der zugefügten Verletzung und durch die spezifischen Besonderheiten des betreffenden Analysators unterscheidet. Wir wollen uns im Rahmen des Prozesses einer Wiederherstellung dieser Funktionen jetzt nicht mit Fragen aufhalten, die sich mit der Kompensation oder sogar mit der völligen Wiederherstellung nach einseitiger Schädigung auf Kosten der gegenüberliegenden Hemisphärenabschnitte beschäftigen.

Die Ansichten PAWLOWS über die der Großhirnrinde zur Verfügung stehenden „Reservemittel", welche der Ausgangspunkt für die mehr oder minder vollständige Kompensation des durch die mechanische Schädigung hervorgerufenen Funktionsdefektes sind, lassen sich folgendermaßen darstellen: Wie bereits erwähnt wurde, hat jeder Analysator seinen zentralen Teil (Kern), in dem sich die für ihn spezifischen Nervenelemente besonders dicht konzentrieren und wo seine höchste synthetisierende und analysierende Leistung erfolgt. In der Peripherie des Analysators vermindert sich zwar die Dichte dieser Elemente mehr und mehr, jedoch breiten sie sich, immer seltener werdend, auf ein beträchtliches Gebiet der Hirnrinde aus. Nach Ansicht PAWLOWS sind diese in der Hirnrinde verstreuten Zellen „ihrer Konstruktion nach zu komplizierten Verbindungen nicht fähig; in ihnen kann nur eine ganz elementare Synthese und Analyse vor sich gehen";[1] jedoch bilden gerade diese Zellen den Ausgangspunkt der funktionellen Kompensation bei verschiedenen Schädigungen der Großhirnrinde.

Diese Deutung würde nach den Worten PAWLOWS „ohne Schwierigkeiten den Mechanismus der bei entsprechender Übung allmählich eintretenden Vervollkommnung der Funktion der Reste des Analysators erklären, die ja in der ersten Zeit nach der Operation am Analysatorkern sehr beschränkt ist, sowie auch eine Vorstellung von den Grenzen dieser Vervollkommnung geben".[2]

Auf diese Weise erfolgt bei der Schädigung zentraler Teile des Analysators die Wiederherstellung der Funktionen mit Hilfe seiner mehr oder weniger ausgedehnten peripheren Anteile.

Daher hat der Wiederherstellungsprozeß von Funktionen in den ersten beiden Stadien einen völlig anderen Charakter als im dritten Stadium. Im ersten Stadium sehen wir die Rückbildung massiver neurodynamischer Verschiebungen, wie sie in der Hirnrinde durch das Operationstrauma hervorgerufen werden, und sich dabei auf weite Gebiete, mitunter auf die gesamte Hirnrinde und die subkortikalen Ganglien, ausbreiten können. Hier handelt es sich nicht um einen echten Ausfall

[1] Vorlesungen über die Arbeit der Großhirnhemisphären, Sämtl. Werke, Bd. IV, Berlin, 1953, S. 278.

[2] Ebenda, S. 278.

der unmittelbar mit dem zerstörten Hirngewebe in Verbindung stehenden Funktionen oder Dissoziationen.

Wenn diese „Nachwirkung des Operationsschlages in der gesamten Hemisphären-Masse“[1] sich beruhigt, die weit ausgedehnte, diffuse Hemmung sich allmählich zerstreut hat und schließlich verschwunden ist, wenn die Wechselbeziehungen zwischen erregenden und hemmenden Prozessen in der Hirnrinde nach und nach zur Norm zurückgekehrt sind, so erfolgt zusammen mit alldem auch die Wiederherstellung der Funktionen, die durch die neurodynamischen Verschiebungen vorübergehend vertuscht und gewissermaßen fortgeschwemmt worden waren.[2]

Gleichzeitig beginnt aber immer klarer jener Funktionsdefekt der Großhirnhemisphären in Erscheinung zu treten, welcher unmittelbar durch die vorgenommene Zerstörung hervorgerufen worden ist (Exstirpation).

Wie schon erwähnt, liegt dem Wiederherstellungsprozeß der Funktionen im zweiten Stadium ein völlig anderer nervaler Mechanismus zugrunde: es handelt sich hier nicht mehr um allgemeine neurodynamische Verschiebungen, sondern um die allmählich in Gang kommende kompensatorische Tätigkeit peripherer Teile der Rindenanalysatoren.

Gemeinsam mit der Mobilisation dieser „Reservemittel“, wie sie PAWLOW bezeichnete, beginnt sich jedoch schon das dritte Stadium pathologischer Veränderungen der höheren Nerventätigkeit abzuzeichnen, welches durch Veränderungen charakterisiert wird, die an die Vernarbung der geschädigten Gewebe gebunden sind.

Die Reizwirkung der Vernarbungsprozesse auf die Hirnrinde äußert sich vor allem in allgemeinen oder lokalen Krämpfen, welche am häufigsten bei der Bildung von Narben und Verwachsungen im motorisch-kinästhetischen Analysator oder in den angrenzenden Gebieten der Großhirnhemisphären beobachtet werden.

Kurz vor dem Krampfanfall verschwinden alle bedingten Reflexe. Das gleiche läßt sich — wenn auch wesentlich länger dauernd — nach Beendigung des Anfalles feststellen.

Der im Narbengebiet entstehende „Erregungsausbruch“ erzeugt anfangs um sich her eine breite Hemmungszone (negative Induktion). Wenn aber unter dem Einfluß der Narbenreizwirkung die Erregung einen besonders hohen Spannungsgrad erreicht, so fällt die Hemmungsschranke, und die Erregung irradiiert über den motorischen Analysator, wobei das Bild des Krampfanfalles entsteht. Bei Beendigung desselben konzentriert sich der Erregungsprozeß wieder auf den Ausgangspunkt, und rings um das Konzentrationsfeld entsteht erneut eine ausgedehnte Hemmungszone (negative Induktion), die sich meistens auf die gesamte Hirnrinde ausdehnt. Außerdem macht sich in den vermutlich durch die ungewöhnliche

[1] Vorlesungen über die Arbeit der Großhirnhemisphären, Sämtl. Werke, Bd. IV, Berlin, 1953, S. 267.

[2] Man möchte annehmen, daß der durch den bekannten Schweizer (aber der Herkunft nach russischen) Neuropathologen MONAKOW in die Klinik der Nervenerkrankungen eingeführte Begriff der *Diaschisis* unter dem bedeutenden Einfluß der experimentellen Ergebnisse aus der Schule PAWLOWS entstanden ist.

Erregung erschöpften Zellen des motorisch-kinästhetischen Analysators das Auftreten einer Überlastungshemmung bemerkbar.

In einigen Fällen bleibt die erhöhte Erschöpfbarkeit und als deren Folge die erhöhte Hemmbarkeit der Rindenzellen lange Zeit nach dem Anfall bestehen und verstärkt sich nach jedem folgenden Anfall mehr und mehr. Die bedingten Reize zeigen eine sehr kurzfristige Wirkung, welche schnell in Hemmung übergeht (Überbelastungshemmung), und als solche allmählich über die gesamte Hirnrinde irradiiert, wobei das Bild des mehr oder weniger tiefen Schlafes entsteht (allgemeine Schlafhemmung).

Auf diese Weise erwirbt der Erregungsprozeß Merkmale pathologischer Unbeständigkeit (Labilität), die funktionelle Grenze der Leistungsfähigkeit der Rindenzellen sinkt erheblich, und mit aller Deutlichkeit entsteht eine pathologische Verstärkung der Überbelastungshemmung.

In einigen Fällen wurde die Reizwirkung der Narbe nicht im motorischen, sondern in anderen Analysatoren festgestellt. So äußerte sich bei einem Hund die Wirkung darin, daß zwei Monate nach Entfernung des Stirnhirnes jede, sogar die geringste Berührung bei ihm eine stürmische Schmerz-Abwehrreaktion hervorrief: der Vernarbungsprozeß im Hautanalysator hat hier eine pathologische Steigerung der Erregbarkeit und — im Zusammenhang damit — eine scharf ausgeprägte Hyperästhesie hervorgerufen. Ein anderer Hund reagierte dann, wenn im Gesichtsfeld seines linken Auges der Experimentator, Futter und ähnliches erschien, nicht auf gewöhnliche Weise, sondern er wandte sich ab, blickte sich sonderbar um und lief fort. Gleichzeitig hatten jedoch optische Reize, die im Gesichtsfeld des rechten Auges erschienen, ein normales Verhalten des Tieres zur Folge.

„Dies wird alles leicht verständlich", sagt Pawlow, „wenn wir annehmen, daß Narbenreste, die im Bezirk des optischen Analysators, und zwar nur auf der einen Seite, einwirkten, als innere Reize derart zu den äußeren optischen Reizen hinzukamen, daß die Gegenstände hierdurch ein ganz ungewohntes Aussehen erhielten, was dann zu einer Reaktion des Hundes führte, als ob ein realer, aber ungewöhnlicher Gegenstand auf ihn einwirkte. Kurz gesagt, durch die Narbe kam eine Sinnestäuschung zustande."[1]

Infolgedessen unterscheiden sich die verschiedenartigen pathologischen Bilder, welche später abhängig von der Lokalisation und dem Verlauf des Vernarbungsprozesses in der Hirnrinde entstehen, qualitativ voneinander.

Es muß erwähnt werden, daß die Störungen, welche unter dem Einfluß der Narbenbildung entstehen, in beträchtlichem Grade das unmittelbare Ergebnis der Entfernung dieses oder jenes Hirnabschnittes komplizieren und verwischen. Dabei handelt es sich nicht nur um die neurodynamischen Effekte der Narbe, sondern in vielen Fällen auch um ihren fortschreitenden zerstörenden Einfluß auf das Hirngewebe selbst. „Einerseits", sagt Pawlow, „ruft das Narbengewebe als mechanischer Reiz in den anliegenden normalen Hirnteilen periodische

[1] Vorlesungen über die Arbeit der Großhirnhemisphären, Sämtl. Werke, Bd. IV, Berlin, 1953, S. 269.

Erregungszustände hervor, andererseits aber verursacht es durch Druck, Dehnung und Zerrung, die es auf die Hirnsubstanz ausübt, weitere Zerstörungen."[1]

Daher unterscheidet PAWLOW auf Grund seiner großen experimentellen Erfahrungen die experimentell erzeugten pathologischen Veränderungen in folgender Weise: a) allgemeine Veränderungen der Hirnfunktion und b) spezielle, lokale, unmittelbar mit dem Verletzungsort (Exstirpation) in Zusammenhang stehende Veränderungen.

Zu den allgemeinen Veränderungen gehören: 1. der anfängliche „Nachhall des Operations-Schlages in der gesamten Hemisphärenmasse" (PAWLOW), welcher sich in der allgemein hemmenden Wirkung durch das dem Gehirn zugefügte Trauma und durch das Verschwinden aller bedingten Verbindungen äußert, sich aber mitunter auch auf diese und jene unbedingten Reflexe ausweitet (das erste Stadium nach unserer Terminologie); 2. die Erscheinung der erhöhten Erschöpfbarkeit und Hemmbarkeit mit erheblicher Erniedrigung der funktionellen Leistungsgrenze der Rindenzellen, wodurch gewissermaßen ein Übergang zu einer Anzahl neuer pathologischerVorgänge gebildet wird, bei denen die Schwächung der inneren Hemmungsprozesse und ihre besondere Trägheit im Vordergrund steht, jedoch ebenfalls Störungen des Erregungsprozesses vorkommen (zweites Stadium); 3. durch die Narbenbildung hervorgerufene allgemeine neurodynamische Verschiebungen, die meistens mit Krampfanfällen einhergehen (drittes Stadium).

Zu den lokalen Störungen gehören die Funktionsausfälle und ihre Dissoziationen, die Defekte der Rindensynthese und -analyse, welche unmittelbar mit dem Verletzungsherd, mit dem Orte der Exstirpation im Zusammenhang stehen und deren Abgrenzung bereits im zweiten Stadium deutlich wird. Im dritten Stadium gesellen sich auf der einen Seite die Erscheinungen der Kompensation gestörter Funktionen hinzu, über deren nervalen Mechanismus nach den Anschauungen PAWLOWs bereits gesprochen wurde, und auf der anderen Seite—die örtlichen pathologischen Störungen, welche auf die Vernarbungsprozesse zurückzuführen sind.

Es muß betont werden, daß diese hier beschriebenen Störungen der Hirnrindenfunktion sich mehr oder weniger auch auf die Funktionen der subkortikalen Anteile ausdehnen. Die in den großen Hemisphären vor sich gehenden neurodynamischen Verschiebungen rufen demnach auch diesen und jenen Nachhall in den verschiedenen Schichten und Systemen des Hirnstammes hervor.

Es seien hier pathologische Veränderungen der unbedingten Orientierungsreflexe des Nahrungs-, Selbsterhaltungs- und Geschlechtstriebes, also der komplizierten unbedingten Reflexe (Instinkte) erwähnt, und auf dem Gebiete der zentralen Regulationen vegetativer Funktionen die Störungen des Wärmeregulationsmechanismus, des Stoffwechsels, der Trophik usw.

Daraus wird ersichtlich, daß die durch die mehr oder weniger schwere Schädigung der Großhirnhemisphären hervorgerufenen Störungen die Tendenz haben, sich auf den Gesamtorganismus auszudehnen. Sie ziehen dabei sowohl die äußeren als auch

[1] Vorlesungen über die Arbeit der Großhirnhemisphären, Sämtl. Werke, Bd. IV, Berlin, 1953, S. 264.

die inneren Lebensfunktionen, die somatischen als auch die vegetativen Funktionen in Mitleidenschaft.

Bedauerlicherweise handelt es sich bei diesem Abschnitt in der Physiologie der höheren Nerventätigkeit, in dem die Erforschung von Störungen im Vordergrund steht, die durch experimentelle Zerstörung verschiedener Abschnitte und Teile der Großhirnhemisphäre nach künstlicher organischer Verletzung des Gehirnes hervorgerufen werden, vorwiegend um eine verhältnismäßig frühe Entwicklungsperiode der PAWLOWschen Lehre.

Daher haben die Forschungsergebnisse über die Typen der höheren Nerventätigkeit, über die sogenannten Phasenerscheinungen in der Hirnrinde, über die gut ausgearbeiteten späteren Konzeptionen der Überbelastungs- oder Schutzhemmung und ähnliches, in diesem Kapitel der Großhirnhemisphärenpathologie noch nicht die gebührende Würdigung gefunden.

„Man kann nur bedauern", schreibt PAWLOW, „daß uns zu der Zeit, als wir die meisten Exstirpationsversuche ausführten (in den ersten Jahren unserer Arbeit), weder die verschiedenen Typen des Nervensystems der Versuchstiere, noch die pathologischen Zustände der Hemisphären, die durch funktionelle Einwirkungen entstehen, bekannt waren. Im Besitz dieser Kenntnisse hätten wir wahrscheinlich das Tatsachenmaterial der Exstirpationsversuche noch viel umfassender und gründlicher auswerten können."[1]

Um sicher zu wissen, was gerade in den postoperativen Störungen der höheren Nerventätigkeit auf Kosten von Veränderungen ihrer allgemeinen Eigenschaften vor sich geht und was als „Ergebnis der Zerstörung gewisser Strukturen" anzusehen ist, muß man daher, nach PAWLOW, die allgemeinen Veränderungen der Erregbarkeit, die Bedingungen des Überganges vom positiven Reiz in den Hemmreiz, die Beweglichkeit der Erregungsprozesse usw. ausführlich untersuchen.

„Die in dieser Vorlesung besprochenen Fälle führe ich an, ohne dabei den Anspruch zu erheben, daß wir damit eine Erklärung des nervalen Mechanismus aller Abweichungen von der Norm im Verhalten von Hunden nach Gehirnoperationen geben können", — betont PAWLOW mit großer Zurückhaltung zum Abschluß seiner Vorlesung über die Exstirpation und fährt fort: „Ich habe mein Ziel lediglich darin gesehen, das Problem dieses Mechanismus als Gesetzmäßigkeit der Hirnrindenphysiologie darzustellen und einige Möglichkeiten seiner Deutung zu geben."[2]

6. Die nach dem Tode PAWLOWs durchgeführte Erforschung der höheren Nerventätigkeit durch experimentell hervorgerufene Hirnschädigungen

Die Arbeit PAWLOWs und seiner Schule auf dem Gebiete der Exstirpation der Großhirnhemisphären wurde nach dem Tode des Forschers von seinem Schüler ASRATJAN (1935 bis 1951) und dessen Mitarbeitern fortgesetzt. Sie führten diese

[1] Vorlesungen über die Arbeit der Großhirnhemisphären, Sämtl. Werke, Bd. IV, Berlin, 1953, S. 270.

[2] Ebenda, S. 310.

Untersuchungen nicht nur an Hunden, sondern auch an Vögeln und anderen Tieren durch. An 40 Hunden sind die Ergebnisse nach völliger Entfernung der Großhirnrinde eingehend untersucht und damit die Ergebnisse, welche seiner Zeit SELJONY, ROSENTAL, N. F. POPOW und andere erzielten, wesentlich vervollständigt worden. Die Dekortikation des Großhirnes wurde in zwei Etappen durchgeführt: zuerst entfernte man die Rinde der einen und nach einiger Zeit auch die Rinde der anderen Hemisphäre.

Die erste Veränderung, auf die ASRATJAN aufmerksam wurde, bestand in einer charakteristischen Störung der Herzkreislaufregulation und des Respirationssystems, welche sich im Laufe der ersten 7 bis 13 Tage nach der zweiten Operation bemerkbar machte. Die geringste Muskeltätigkeit rief bei diesen Hunden eine deutlich ausgeprägte und anhaltende Dyspnoe, eine beträchtliche Beschleunigung und Verstärkung der Herzaktion und einen reichlichen Speichelfluß hervor. Diese Beobachtungen veranlaßten ASRATJAN zu der Überlegung, daß die Hirnrinde, ähnlich wie sie an den Regulationen der somatischen Funktionen beteiligt ist, gleichermaßen auch an der Regulationstätigkeit zentralnervaler Mechanismen im Herzkreislaufsystem und im respiratorischen System beteiligt ist. Diese Störungen der regulativen Funktionen werden also durch die Dekortikation hervorgerufen. Es wurden aber auch noch eine Reihe anderer pathologischer Veränderungen der vegetativen Funktionen festgestellt, z. B. beträchtliche Störungen der Wärmeregulation, der Magen-Darmtätigkeit, Minderungen der Widerstandsfähigkeit gegenüber verschiedenen pathogenen Faktoren (z. B. gegenüber Infektionen), Störungen des Stoffwechsels[1] und trophische Veränderungen der Hautbedeckung.

Wenn BYKOW in der kortikalen Regulation vegetativer Funktionen eine Äußerung der bedingt reflektorischen Tätigkeit sieht, so betont ASRATJAN hauptsächlich den allgemein trophischen Einfluß der Hirnrinde auf tiefergelegene Zentren des autonomen Nervensystems; allerdings schließt das eine das andere nicht aus.

Die Beobachtungen ASRATJANS sind deswegen von Interesse, weil bei völliger Dekortikation des Großhirnes beim Hunde dennoch einige individuelle (oder richtiger gesagt — typologische) Charakteristika erhalten bleiben. Dies betrifft Charakteristika der Nahrungserregbarkeit, der allgemeinen Motorik des Tieres und seiner Reaktivität auf taktile Reize.

Die völlige Dekortikation ruft eine Störung der normalen Rhythmik im Wechsel zwischen Wach- und Schlafzustand hervor: Dieser Rhythmus wird erheblich beschleunigt.

Die Narkose (Äther, Chloroform) bewirkt beim großhirnrindenlosen Hund ein ganz besonders ausgeprägtes Exzitationsstadium, dem dann eine tiefe Narkose folgt.

Eine Anzahl wertvoller Untersuchungen wurde von ASRATJAN und seinen Mitarbeitern (1936 bis 1948) über die Bedeutung der Hirnrinde für die Entwicklung von Anpassungsveränderungen im geschädigten Organismus durchgeführt. Die Art der

1 Stoffwechselstörungen am großhirnrindenlosen Hund wurden ebenfalls durch SCHUTOWA hervorgerufen.

Schädigungen war folgende: Amputation einer oder zweier Pfoten, Durchtrennung der hinteren oder seitlichen Hälfte des Rückenmarkes, seine teilweise Längsdurchtrennung, Durchtrennung der hinteren Wurzeln in den Zervikal- oder Sakralsegmenten, Durchtrennung und kreuzweise Vernähung verschiedener Nerven, Labyrinthstörungen usw.

Nachdem die gestörten und auf diese Weise in Verlust geratenen Funktionen mit Hilfe langer Übung, des Erlernens und Ausarbeitens verschiedener Kompensationsmöglichkeiten wiederhergestellt waren, wurde beim Hund (und ebenso bei einer Reihe anderer auf niedriger Evolutionsstufe stehender Tiere) die völlige Entfernung der Großhirnrinde durchgeführt.

Dabei zeigten sich folgende Ergebnisse: Sämtliche bis zur Dekortikation gebildeten Anpassungserscheinungen des Hundes gingen jetzt völlig verloren und waren auch nicht wieder hervorzurufen, wie lange die Tiere auch leben mochten. Einige von ihnen konnten drei Jahre lang am Leben erhalten und beobachtet werden.

Bei einer Gruppe von Versuchshunden erfolgten diese Versuche in umgekehrter Reihenfolge, d. h. zunächst wurde die Großhirnrinde entfernt und dann die vorstehend beschriebenen Operationen durchgeführt (Amputation, Halbseitendurchtrennung des Rückenmarkes, Labyrinthstörungen usw.). Wie die Ergebnisse zeigten, konnte unter diesen Bedingungen keine Entwicklung von Anpassungserscheinungen beobachtet werden, und alle Versuche, sie hervorzurufen, waren vergeblich.

Diese Versuche zeigten überzeugend, wie groß bei höheren Lebewesen die Bedeutung der Großhirnrindentätigkeit für die Bildung von Anpassungsvorgängen im geschädigten Organismus ist. Anders verhält es sich bei den niedriger stehenden Tieren: so entstanden bei Vögeln nach der Entfernung des Großhirnes wohl Anpassungserscheinungen, jedoch nur sehr langsam, und sie waren letzten Endes nur sehr schwach ausgeprägt; bei niederen Wirbeltieren erfolgte auch nach Entfernung des Großhirnes kein wesentlicher Einfluß auf die Entwicklung dieser Erscheinungen.

Ausgehend vom PAWLOWschen Begriff der Schutzhemmung, von den Erfahrungen der psychiatrischen Klinik PAWLOWS über eine auf Grund dieser Konzeptionen geschaffene Schlaftherapie (1935 bis 1941) und von den späteren Experimenten M. K. PETROWAS mit narkotischem Dauerschlaf bei Hunden, hat ASRATJAN in der Zeit von 1941 bis 1945 zusammen mit seinen Mitarbeitern zahlreiche Experimente an Tieren durchgeführt (an Hunden, Katzen, Ratten, Fröschen), die darauf abzielten, den Einfluß der Schlaftherapie auf die Wiederherstellung der Funktionen des nach verschiedenen Arten experimentell-traumatisch geschädigten Nervensystems zu erforschen (vollständige oder Halbseiten-Durchtrennung des Rückenmarkes, contusio oder commotio cerebri, operative Hirntraumen und ähnliches). ASRATJAN erzielte bei vorwiegender Verwendung von Bromiden, Hedonal und Urethan in den meisten Fällen gute therapeutische Resultate und begann später auch die Schlaftherapie bei traumatischen Schädigungen des Nervensystems am Menschen anzuwenden, worüber wir in einem der folgenden Kapitel noch ausführlich berichten werden.

Abgesehen von den Experimenten ASRATJANS muß neben weiteren experimentellen Untersuchungen, die auf dem betreffenden Gebiet (d. h. auf dem Gebiet der Exstirpation) von den Schülern PAWLOWS nach seinem Tode durchgeführt wurden, auf die Arbeiten von ABULADSE, SELIKIN und ROSENTAL (1941) hingewiesen werden, welche Störungen erforschten, die beim Hunde nach Entfernung der gesamten Großhirnrinde der einen Hemisphäre und des motorischen Analysators der anderen Hemisphäre hervorgerufen wurden.

Beachtliches auf dem Gebiete der Entfernung verschiedener Abschnitte der Großhirnhemisphären wurde nach PAWLOWS Tod von ROSENTAL (1938 bis 1948) geleistet. Die Entfernung der Hirnrinde einer Hemisphäre und der motorischen Zone der anderen versetzte den Hund in einen Zustand schwerer Invalidität; nach Entfernung der oberen Hälfte beider Hemisphären blieb die einfache bedingtreflektorische Tätigkeit gut erhalten, jedoch die Koordination komplizierter motorischer Handlungen ging vollständig verloren, obwohl später eine allmähliche Besserung festgestellt werden konnte. Die Entfernung des motorischen oder des Haut-Analysators äußerte sich besonders in einer erheblich verlangsamten Ausarbeitung der entsprechenden Differenzierungen; beim Hund mit völlig entfernter Hirnrinde einer Hemisphäre traten anfangs eine Reihe schwerer Störungen der höheren Nerventätigkeit auf, im Laufe einiger Jahre war er jedoch zur völligen Kompensation sämtlicher Defekte befähigt und auf keine Weise von gesunden Hunden zu unterscheiden.

Indem er aus seinen zahlreichen experimentellen Untersuchungen die Schlußfolgerungen zieht, machte ROSENTAL folgende Feststellungen: 1. erhebliche Vielseitigkeit und Vielgestaltigkeit in den Funktionen der einzelnen Rindenzonen; 2. die starke Entwicklung der Wahrnehmungsfähigkeit beim Hund; 3. die Möglichkeit zur Erfüllung elementarer Funktionen der geschädigten Rindenzonen durch jede beliebige erhalten gebliebene Zone; 4. relative Spezifität der Rindengebiete; 5. das Fehlen der Äquipotenz in der Norm und ihr Auftreten bei geschädigter Hirnrinde; 6. bestimmte Bedeutung randständiger Zonen beim Hunde; 7. enge funktionelle Wechselwirkung zwischen architektonischen Rindenfeldern; 8. besonders deutlich ausgeprägte Nervenfunktionsstörungen beim Hund nach Schädigung phylogenetisch späterer Formationen (Stirnlappen, motorische Zone).

Großes Interesse riefen die Forschungen DERJABINS (1946) hervor, der eine Reihe von Veränderungen der höheren Nerventätigkeit feststellte, die mit einer Schädigung des Thalamus und der hypothalamischen Gebiete einhergingen.

Schließlich muß noch an die Untersuchungen von BYKOW und seiner Mitarbeiter erinnert werden (SLONIM, KOMENDANTOWA u. a.), die sich mit Fragen über den Einfluß völliger oder teilweiser Hirnrindenentfernung auf die Funktion der inneren Organe beschäftigten.

Nach Entfernung der Großhirnhemisphären bei der Taube verschwanden die thermoregulatorischen Reflexe, und ihre Wiederherstellung gelang nicht; unter den gleichen Bedingungen war auch bei Fledermäusen ein vollständiges, wenn auch nur vorübergehendes Verschwinden der bedingten Reflexe festzustellen. Nach doppelseitiger Entfernung der prämotorischen Zone beim Hund blieben alle im

Versuch ausgearbeiteten bedingten Reflexe innerer Organe erhalten (wie Gallenabsonderung, Magenbewegung, Thermoregulation usw.); allerdings änderte sich etwas das Tempo der durch die Großhirnrinde beeinflußten Funktionen dieser inneren Organe (hauptsächlich im Sinne der Beschleunigung oder Verlangsamung in der Entstehung und im Verlauf dieser Reaktionen). Verloren ging die Fähigkeit der schnellen und adäquaten Anpassung an die wechselnden Umweltseinflüsse.

Noch zu Lebzeiten PAWLOWS und auch nach seinem Tode führte ANDREJEW Versuche mit experimenteller Hirnrindenschädigung durch künstliche Störung des Blutkreislaufes durch. Nachdem er die beiden aa. carotis int. und die a. vertebralis unterbunden hatte und so eine Anämie der Hirnrinde erzielte. Auf diese Weise erforschte er beim Hunde die Veränderungen der höheren Nerventätigkeit und den Prozeß ihrer Kompensation.

Im Verlauf der ersten beiden Wochen nach dem Eingriff verschwanden alle bedingten Reflexe völlig. Mit der Wiederherstellung der bedingten Verbindungen fiel eine zeitweilige deutliche Schwächung der inneren Hemmungsprozesse auf. Längere Zeit ausgefallene bedingte Reflexe und feine Differenzierungen waren im allgemeinen nicht wiederherzustellen. Diese Versuche beweisen ebenfalls, daß schwere Schädigungen der Hirnrinde mit Hilfe des Kollateralkreislaufes dennoch in erheblichem Grade wieder ausgeglichen werden können.

Die Forschungen L. A. ANDREJEWS sind in der letzten Zeit in den Arbeiten von ASRATJAN (1948) fortgesetzt und weiter entwickelt worden, der auch die Untersuchungsmethode und Technik verbesserte (Erhöhung des statischen Druckes im Subduralraum). Die Anämisierung wurde 6 bis 20 Minuten lang durchgeführt. Die Hunde hatten auch nach 12, 14, 16 und sogar nach 20 Minuten Anämisierung noch eine lange Überlebenszeit. Bei diesen Tieren wurde eine mehr oder weniger deutlich ausgeprägte Störung der höheren Nerventätigkeit hauptsächlich in Form einer ausgedehnten Hemmung und pathologischen Trägheit der Rindenprozesse festgestellt.

Somatische Funktionen wurden früher und nachhaltiger geschädigt als vegetative; phylogenetisch jüngere Funktionen litten schwerer und mehr als phylogenetisch ältere.

Der Grad aller Störungen und ihr allgemeiner Charakter sind in beträchtlichem Maße von den typologischen Besonderheiten der Tiere abhängig.

Von Interesse waren ebenfalls die kürzlich mitgeteilten Versuche USSIJEWITSCHS (1948), der mit Hilfe der bedingten Reflexe die motorischen und sekretorischen Reaktionen des Hundes vor und nach Lobotomie untersuchte (d. h. Durchtrennung der weißen Substanz im Gebiet des Stirnhirnes).

Bei einseitiger Lobotomie veränderte sich neben einer Anzahl motorischer Störungen das Verhalten der Tiere gegenüber bedingten Reizen erheblich. Bei einigen Tieren entstand eine früher niemals vorhanden gewesene aggressive Reaktion im Umgang mit dem Experimentator.

Bei doppelseitiger Lobotomie waren alle eben beschriebenen Erscheinungen noch deutlicher ausgeprägt. Die bedingten Reaktionen deckten eine erhebliche

Schwächung des Hemmungsprozesses und eine Labilitätsminderung der Rindenprozesse auf.

Damit können wir dieses Kapitel abschließen, welches hauptsächlich eine kurze Charakteristik des ersten Entwicklungsabschnittes der Pathophysiologie der höheren Nerventätigkeit und einige Ergänzungen bringen sollte, die noch nach dem Tode Pawlows zu diesen Untersuchungen beigetragen worden sind. Es muß allerdings noch etwas zu der Bedeutung und den Grenzen einer Nutzanwendung dieser erwähnten Versuchsergebnisse für den menschlichen Organismus gesagt werden.

7. Die Nutzanwendung der in den vorhergehenden Kapiteln beschriebenen Versuchsergebnisse für den menschlichen Organismus

Es kann kaum ein Zweifel darüber bestehen, daß die in diesem Kapitel beschriebenen, künstlich hervorgerufenen pathologischen Zustände der höheren Nerventätigkeit bei Tieren, nur als grobe Modelle und vereinfachte Schemen einiger Gehirnerkrankungen des Menschen angesehen werden dürfen. Offensichtlich handelt es sich um Erkrankungen, denen mehr oder weniger ausgedehnte destruktive Verletzungen in der Gehirnmasse zugrunde liegen, wobei durch diesen zerstörenden Einfluß bald feinere, bald gröbere strukturelle Veränderungen des Nervengewebes hervorgerufen werden. Infolgedessen interessieren in diesem Zusammenhang vor allen Dingen die sogenannten organischen Erkrankungen (die gewöhnlich in der Klinik den funktionellen gegenübergestellt werden), insbesondere die herdförmigen und diesen ähnliche Verletzungen (Hirntrauma, hämorrhagische Insulte, destruktive Herde infektiös-toxischen Ursprungs, Tumoren usw.). Besonders eindrucksvolle Analogien finden sich bei der Gegenüberstellung von tierexperimentell gewonnenen Befunden mit denjenigen pathologischen Bildern, die bei Menschen mit Hirntraumen oder nach operativer Entfernung dieser oder jener Gehirnabschnitte entstehen.

Doch auch eine solche Art der Analogie hat in höchstem Maße relativen Charakter und fordert große Zurückhaltung.

Gemeinsam mit Merkmalen der Ähnlichkeit müssen immer auch die grundlegenden Gegensätze erforscht werden, welche die höhere Nerventätigkeit des Menschen scharf von der höheren Nerventätigkeit der Tiere unterscheiden, sogar dann, wenn es sich um Tiere handelt, die dem Menschen hinsichtlich ihrer Evolution sehr nahe stehen.

Man darf niemals die soziale Determinierung des Umganges, die Arbeitstätigkeit, welche mit Hilfe von Werkzeugen und Instrumenten unter den Bedingungen des Kollektivs zustande kommt, die Sprachfunktion (und alle mit ihr verbundenen Tätigkeiten) vergessen, die allein für den Menschen charakteristisch sind.

Man darf auch nicht jene qualitativen Besonderheiten der höheren Nerventätigkeit des Menschen außer acht lassen, die mit der Entwicklung des zweiten Signalsystems verbunden sind (d. h. mit denjenigen Systemen von Rindenfunktionen, welche sich unmittelbar in der Sprache äußern oder auf diese oder jene Weise mit ihr in Zusammenhang stehen).[1]

Hierin liegt das Wesen der physiologischen Bedingungen der Gehirnfunktionen begründet. Jedoch gilt alles Erwähnte nicht minder auch für pathologische Verhältnisse. Wenn man die pathologischen Störungen in der Tätigkeit der höchsten Abschnitte des Zentralnervensystems von Tier und Mensch miteinander vergleicht und dabei verschiedene Zeichen der Ähnlichkeit feststellt, so muß man auch die qualitativen Unterschiede beachten.

Zweifellos äußert sich bei allen Hirnerkrankungen des Menschen (dabei auch bei den verschiedenen Arten der organischen, speziell der traumatischen Verletzungen) eine Störung der normalen Hirnfunktionen in besonderen Wesenszügen der sozialen Beziehungen des Kranken, seiner Arbeitstätigkeit und seiner Sprachfunktionen. Es besteht kein Zweifel daran, daß sich dabei regelmäßig auf diese oder andere Weise auch die Wechselbeziehungen jener wesentlichen funktionellen Systeme in der menschlichen Hirnrinde ändern, welche von PAWLOW als erstes und zweites Signalsystem bezeichnet worden sind.

Darum kommen auch im menschlichen Gehirn Störungen der Rindensynthese und -analyse, allgemeine und lokale Funktionsstörungen höherer Abschnitte des Zentralnervensystems, neurodynamische Verschiebungen in Form motorischer Störungen, und Störungen der Wechselbeziehungen von Prozessen nervaler Erregung und Hemmung in der Rinde und den subkortikalen Gebieten vor, die in den verschiedenen Stadien pathologischer Veränderungen der kortikalen und subkortikalen Dynamik *der Reihe nach* miteinander abwechseln. Keineswegs soll dabei die große Bedeutung der deskriptiven klinischen Arbeit eingeschränkt werden; keinesfalls ist beabsichtigt (wie dies von anderer Seite behauptet wurde), die klinische Psychiatrie oder Neuropathologie durch die Pathophysiologie der höheren Nerventätigkeit zu ersetzen; niemals soll die qualitative Vielseitigkeit der klinischen Symptomatologie abgelehnt werden, deren Erforschung schon mehrere hundert Jahre währt.

Unsere noch geringen Kenntnisse auf dem Gebiete der Pathophysiologie der höchsten Abschnitte des menschlichen Zentralnervensystems zeigen, wie besonders wertvoll die Versuchsergebnisse aus der PAWLOWschen Schule sind; sie fordern, daß man ihnen besondere Aufmerksamkeit widmet und regen zur Forschung auf dem Gebiete der Pathophysiologie der höheren Nerventätigkeit des Menschen an, wobei die am Tier gewonnenen Versuchsergebnisse keineswegs gering bewertet werden dürfen.

Im Lichte der PAWLOWschen Lehre muß man erneut die Frage der Zusammenhänge zwischen „Funktionellem“ und „Organischem“ stellen, d. h. jene Zusammenhänge überprüfen, an deren Begriff sich die Klinik inzwischen gewöhnt hat.

Funktionelle Störungen im Sinne neurodynamischer Verschiebungen, pathologische Veränderungen der Beweglichkeit und der Wechselwirkungen nervaler Prozesse im Hirngewebe können in beiden Fällen vorkommen.

[1] Die Lehre PAWLOWS über das erste und zweite Signalsystem der Hirnrinde wird in einem der folgenden Kapitel behandelt werden.

Jedoch wenn im ersten Falle diese Störungen nur mit den feinsten strukturellen Veränderungen der Nervenzellen, genauer gesagt — der Neuronen einhergehen, mit Veränderungen also, die wohl meist jenseits der Grenzen mikroskopischer Untersuchungsmöglichkeiten liegen, also intramolekularen Charakter haben und eng mit den trophischen, wechselnden Dissoziationen verbunden sind, so liegen die Dinge im zweiten Falle wesentlich anders.

Hier handelt es sich nicht nur um feinste strukturelle Störungen, sondern um gröbere Verletzungen, die in Form destruktiver Herde, diffuser oder System-Veränderungen degenerativer Art usw. auftreten. Mit anderen Worten, hier stehen die Störungen, welche bereits einer mikroskopischen oder sogar makroskopischen Untersuchung zugänglich sind, im Vordergrund.

Den neurodynamischen Verschiebungen, den Störungen der Motorik und der Wechselwirkung nervaler Prozesse, den krankhaften Veränderungen der Beziehungen zwischen verschiedenen Abschnitten, Schichten und Systemen des Gehirnes, begegnet der Kliniker gewöhnlich sowohl bei den „funktionellen" wie bei den „organischen" Erkrankungen, jedoch muß man bei Vorhandensein einer Anzahl gemeinsamer Merkmale in diesen neurodynamischen Verschiebungen und in ihrer klinischen Symptomatologie auch die deutlich ausgeprägten Unterschiede beachten, die durch die verschieden gestörten dynamisch-strukturellen Wechselbeziehungen und, in weiterem Sinne, durch das unterschiedliche pathomorphologische Substrat dieser Gehirnfunktionsstörungen bedingt sind.

So wissen wir bereits, daß die neurodynamischen Verschiebungen bei „organischen" Verletzungen eng an die Erscheinungen der zentralen Erregung und den zentralen Ausfall von Funktionen gebunden sind, sich aber ebenfalls mit denjenigen Prozessen verknüpfen, die den gebildeten Defekt kompensieren. Hiervon sind in hohem Maße auch die qualitativen Besonderheiten des klinischen Bildes abhängig.

Daher können die in diesem Kapitel beschriebenen experimentellen Ergebnisse und Erkenntnisse, welche aus den allgemeinen und örtlichen pathologischen Veränderungen der höheren Nerventätigkeit des Tieres nach Zerstörungen der Gehirnmasse verschiedenen Umfangs und verschiedener Lokalisation gewonnen worden sind, in ihren Grundzügen unter dem bereits erwähnten Vorbehalt auch auf den Menschen übertragen werden. Die dabei vorhandenen Unterschiede sind keinesfalls größer als die Merkmale ihrer Ähnlichkeit.

Die Gegenüberstellung von tierexperimentellen Ergebnissen mit den Befunden der klinischen Symptomatologie tragen zweifellos zum pathophysiologischen Verständnis und zur Klärung der Pathogenese verschiedener neuro- und psychopathologischer Symptome bei.

Die Imitation dieser und jener Hirnverletzungen im Tierversuch hat auch für die Bildung einer von pathophysiologischen Voraussetzungen ausgehenden, pathogenetisch begründeten experimentellen Therapie große Bedeutung.

Bekanntlich hat Pawlow schon in der ersten Arbeit über die Erforschung der Hirnrindentätigkeit seine Untersuchungen eng mit der gleichzeitigen Ausarbeitung einer „experimentellen Psychopathologie am Tier" verbunden. In der folgenden

Vorlesung (der 23.) über die Funktion der Großhirnhemisphären äußerte er den Gedanken einer Möglichkeit der „Anwendung der Ergebnisse unserer Tierexperimente auf den Menschen". Dort schreibt er: „Wenn die über die Funktion des Herzens, des Magens und anderer Organe an höheren Tieren gewonnenen Kenntnisse Ähnlichkeiten mit dem Verhalten menschlicher Organe zeigen, doch die Ähnlichkeit in der Funktion dieser Organe bei Mensch und Tier nur nach vielfachem Vergleich und nur mit großer Vorsicht auf den Menschen übertragen werden kann, wie große Zurückhaltung ist dann erst bei der Übertragung jener eben erst gewonnenen naturwissenschaftlichen Erkenntnisse über die höhere Nerventätigkeit des Tieres auf die höhere Nerventätigkeit des Menschen am Platze. Denn gerade diese Funktionen unterscheiden den Menschen so außerordentlich vom Tier und stellen ihn hoch über alle existierenden Lebewesen. Es wäre sehr leichtfertig, wollte man die ersten Schritte auf dem Gebiete der Physiologie der Großhirnhemisphären, welche zwar ein großes Programm, aber selbstverständlich noch keine bedeutenden Ergebnisse aufweisen können, bereits als Lösung der großen Forschungsaufgabe über den höchsten Mechanismus des menschlichen Wesens bezeichnen. Jede begrenzte Einordnung der gegenwärtigen Forschungsarbeit auf diesem Gebiete spräche nur für eine beschränkte wissenschaftliche Denkweise. Allerdings sollten die Naturwissenschaften der zur Zeit noch sehr primitiven Arbeitsweise auf diesem Forschungsgebiete nicht ablehnend begegnen, wie dies bedauerlicherweise nicht selten geschieht... Nach dem, was in allen früheren Mitteilungen erwähnt wurde, läßt sich kaum bestreiten, daß die elementarsten Grundlagen der höheren Nerventätigkeit, soweit sie sich auf die Großhirnhemisphären beziehen, sowohl bei den höheren Tieren als auch beim Menschen die gleichen sind, womit auch die elementaren Erscheinungen der Funktionen in beiden Fällen sowohl in der Norm wie auch unter pathologischen Verhältnissen die gleichen sein müssen."[1]

[1] Vorlesungen über die Arbeit der höheren Nerventätigkeit, Sämtl. Werke, Bd. IV, Berlin, 1953, S. 329—330.

KAPITEL II

Durch funktionelle Beeinflussung hervorgerufene pathologische Veränderungen der höheren Nerventätigkeit der Tiere

1. *Experimentelle Neurosen*

Während im vorhergehenden Kapitel von pathologischen Veränderungen der höheren Nerventätigkeit die Rede war, wie sie an Tieren durch mehr oder weniger ausgedehnte und verschieden lokalisierte Zerstörungen der Hirnrinde hervorgerufen werden, beschäftigen wir uns in diesem Kapitel mit denjenigen pathologischen Zuständen, welche als Ergebnis verschiedener schädlicher funktioneller Einwirkungen auf die höheren Abschnitte des Zentralnervensystems der Tiere anzusehen sind.

Wenn wir uns im vorhergehenden Kapitel gewissermaßen mit vereinfachten, groben experimentellen Nachbildungen sogenannter organischer Hirnerkrankungen auseinandersetzten, handelt es sich jetzt vorwiegend um analoge Modelle sogenannter funktioneller Erkrankungen des menschlichen Zentralnervensystems.

Vor allem soll bei den pathologischen Zuständen verweilt werden, wie sie von der Schule PAWLOWS bei den Hunden auf experimentellem Wege als Reaktion auf die für ihr Nervensystem hohen Anforderungen (schwierige Aufgaben) hervorgerufen und im Versuch demonstriert wurden. Die Erforschung dieser funktionellen pathologischen Zustände erfolgte in engster Verbindung mit der Entwicklung der Lehre über die Typen der höheren Nerventätigkeit, deren Beginn, wie später gezeigt wird, bis zu den Jahren 1909 bis 1910 zurückreicht.

Diese Zustände wurden von PAWLOW als *experimentelle Neurosen* beschrieben, doch wäre es verfehlt, sie in völliger Übereinstimmung mit den menschlichen Neurosen zu betrachten und damit ihre Bedeutung zu erschöpfen. Wenn auch einige von ihnen im Grunde genommen als vereinfachte Nachbilder der menschlichen Neurosen erscheinen mögen, so trifft dies in einer Reihe von Fällen nicht zu.

Läßt sich auch die Problematik im Augenblick noch nicht präzisieren, so ist doch jene Tatsache gewiß, daß es in den Laboratorien PAWLOWS erstmalig gelungen ist, bei Tieren experimentelle Störungen in der Tätigkeit der höchsten Abschnitte des Zentralnervensystems hervorzurufen, die als einfachste Modelle gewissermaßen schematische Charakterzüge einiger neuro-psychischer Erkrankungen sowohl psychischen wie auch somatischen Ursprungs aufweisen. Diese Modelle sind in manchen Fällen den Neurosen, in anderen Fällen den Psychosen des Menschen bis zu einem gewissen Grade ähnlich. Man soll jedoch nicht vergessen, daß bei diesen und jenen Merkmalen der Ähnlichkeit auch immer deutlich ausgeprägte Unterschiede vorkommen können.

Bei der Erforschung verschiedener Formen der experimentell hervorgerufenen funktionellen Störungen der höheren Nerventätigkeit am Tier hat sich PAWLOW stets auch um die Entwicklung einer pathogenetisch begründeten experimentellen Therapie dieser Störungen bemüht. Dieser Umstand schuf eine Verbindung der Arbeit auf dem Forschungsgebiet funktioneller pathologischer Zustände der Hirnrinde mit der Forschung auf dem Gebiet der Pharmakologie der höheren Nerventätigkeit.

Zur Entwicklung der Lehre über die experimentellen Neurosen trugen auch in beträchtlichem Maße die Untersuchungen sogenannter Phasenzustände in der Hirnrinde bei, die zunächst von WEDENSKI für die Nervenfaser angenommen wurden, und später die Aufmerksamkeit PAWLOWS im Zusammenhang mit der Erforschung pathologischer Zustände als Ergebnis funktioneller Einflüsse auf die höchsten Abschnitte des Zentralnervensystems erregten. In engem Zusammenhang mit diesen Fragen entwickelte sich auch die PAWLOWsche Konzeption der „Schutzhemmung".

Die Arbeit auf dem Forschungsgebiet der tierexperimentell hervorgerufenen funktionellen Störungen in der Tätigkeit der höchsten Hirnabschnitte hat in hohem Maße dazu beigetragen, daß sich PAWLOW den Interessen der Klinik nervaler und neuro-psychischer Erkrankungen zuwandte. Wie später gezeigt wird, haben die Untersuchungen auf diesem Gebiet auch für die anderen medizinischen Disziplinen viel Wertvolles ergeben, vorwiegend für die innere Medizin, die Dermatologie, die Onkologie, die Pädiatrie usw. Dabei wurde in dieser Hinsicht von PETROWA, USSIJEWITSCH, KRASNOGORSKI u. a. besonders viel geleistet.

Es läßt sich heute kaum noch bezweifeln, daß die Untersuchung der Wechselwirkung zwischen funktionellen pathologischen Störungen in der Tätigkeit der höheren Abschnitte des Zentralnervensystems und den somatischen Erkrankungen eines der aktuellsten Probleme der modernen sowjetischen Medizin ist, welches auch über die Grenzen der neuropathologischen und psychiatrischen Klinik hinaus Bedeutung hat.

Es ist anzunehmen, daß bei der Erforschung pathologischer Veränderungen der höheren Nerventätigkeit, die als Folge verschiedener schädigender Einwirkungen auf diese nervalen Funktionen entstehen, enge Beziehungen zwischen der Pathophysiologie der höheren Nerventätigkeit auf der einen Seite und der allgemeinen pathologischen Physiologie auf der anderen Seite geschaffen werden.

2. *Die Typenlehre der höheren Nerventätigkeit und die experimentellen Neurosen*

„Die mit unseren Versuchstieren unternommenen Experimente", erklärt PAWLOW, „mit anderen Worten, die an ihr Nervensystem gestellten Anforderungen, riefen bei ihnen mitunter chronische Störungen der normalen Hemisphärenfunktionen hervor, da wir ja zunächst noch keine Vorstellung von den möglichen Grenzen der Leistungsfähigkeit ihres Gehirnes hatten. Dabei ist jetzt nur von funktionellen Störungen die Rede, welche ebenfalls nur funktionell und nicht operativ hervorgerufen worden sind. Diese Störungen verschwanden in einzelnen Fällen durch Ausruhen infolge Unterbrechung der entsprechenden Versuche allmählich von selbst, in anderen Fällen blieben sie so hartnäckig bestehen, daß wir spezielle Heilmaßnahmen anwenden mußten. Auf diese Weise ging die Physiologie der Großhirnhemisphären fast ohne unser eigenes Zutun in deren Pathologie und Therapie über. Die pathologischen Vorgänge in den Hemisphären äußerten sich bei unseren verschiedenen Versuchstieren unter dem Einfluß gleicher schädlicher Bedingungen sehr verschieden. Manche Versuchstiere erkrankten ernst und lange, andere nur leicht und kurzfristig, und wieder andere ertrugen die gleiche Einwirkung fast ohne Folgen. Bei manchen Hunden äußerte sich die Abweichung von der Norm in dieser, bei anderen in jener Weise. Da diese Verschiedenartigkeit offensichtlich mit den unterschiedlichen Charakteren und Typen des Nervensystems der verschiedenen Tiere in Zusammenhang steht, mußten wir vor allen Dingen die Typen des Nervensystems unserer Hunde bestimmen, bevor wir uns mit den pathologischen Zuständen der Hemisphären beschäftigten."[1]

Es ist interessant, daß in der Entwicklungsgeschichte der Lehre über die höhere Nerventätigkeit zwei von PAWLOW in dem eben genannten Zitat erwähnte Fragen eng miteinander verbunden sind.

In seiner in den Jahren 1909 bis 1910 erschienenen Arbeit „Weitere Schritte zur objektiven Analyse kompliziert-nervaler Vorgänge im Vergleich mit der subjektiven Auffassung der gleichen Erscheinungen" (auf Grund der Versuche von NIKOLAJEW) machte er erstmalig auf die Typen des Nervensystems aufmerksam.[2]

Das Interesse PAWLOWS erregten hier diejenigen Hunde, bei denen es niemals gelang, eine bedingte Hemmung auszuarbeiten, während an ihrer Stelle ständig bedingte Reflexe zweiter Ordnung hervorgerufen werden konnten; ungeachtet des wiederholten Fortfalles der Bekräftigung unbedingter Reize gelang es bei diesen Tieren im Gegensatz zu allen anderen Versuchshunden niemals, bedingte Erregungen in bedingte Hemmungen umzuwandeln. In dieser Tatsache glaubte PAWLOW das Bestehen einer bestimmten Insuffizienz des Zentralnervensystems zu erkennen und bezeichnete Tiere eines solchen Typs als „Schwachnervige".

Ungefähr in diesen Jahren versuchte er auch typologische Variationen auf Grund von Besonderheiten in den Vorgängen der Irradiation und Konzentration des Hemmungsprozesses zu ermitteln,[3] jedoch erkannte er in den nächstfolgenden Jahren die Varianten auf Grund von Besonderheiten im Verhalten der Tiere unter freien, natürlichen Bedingungen und im Experimentiergestell. PAWLOW ging dabei von der Analyse ihres Verhaltens beim Wechsel von Erregungs- und Hemmungsprozessen und weiter auch beim Wechsel zwischen Wach- und Schlafzustand aus (allgemeine Schlafhemmung). So konnte festgestellt werden, daß unter natürlichen Lebensbedingungen sehr lebhafte und bewegliche Tiere häufig nach Festschnallen im Versuchsgestell rasch vom Schlaf übermannt wurden; langsame, phlegmatische, ruhige, nicht sehr bewegliche Hunde zeigten indessen im

[1] Vorlesungen über die Arbeit der Großhirnhemisphären, Sämtl. Werke, Bd. IV, Berlin, 1953, S. 231.

[2] Zwanzigjährige Erfahrungen mit dem objektiven Studium der höheren Nerventätigkeit (des Verhaltens) der Tiere, Sämtl. Werke, Bd. III/1, Berlin, 1953, S. 62.

[3] Ebenda, S. 115.

Versuchsgestell gegenüber den seitens des Experimentators an sie gestellten Anforderungen stets ein völlig normales Verhalten und ließen keine Neigung zum Einschlafen, d. h. zur Irradiation der Hemmung und ihren Übergang in allgemeine Schlafhemmung erkennen.[1]

Wenn auch PAWLOW in seinen Arbeiten damals noch keine endgültige Typenklassifikation der höheren Nerventätigkeit gegeben hat, so darf doch angenommen werden, daß in dieser Zeit begonnen wurde, die allgemeinen Konturen einer solchen Klassifikation zu definieren. So hat NIKIFOROWSKI in seiner aus dem Laboratorium PAWLOWS im Jahre 1910 veröffentlichten Dissertation[2] schon auf drei Gruppen von Hunden hingewiesen: a) mit Überwiegen der Hemmung, b) mit Überwiegen der Erregung und c) die ausgeglichenen.

Die Erforschung von Typen der höheren Nerventätigkeit beim Hund wurde im Zusammenhang mit den ersten in den PAWLOWschen Laboratorien hervorgerufenen Fällen von experimenteller Neurose (1921 bis 1923) besonders intensiviert und machte gute Fortschritte. Seitdem begann das Interesse an dieser Frage und im Zusammenhang damit auch die Zahl der damit verbundenen experimentellen Untersuchungen ständig zu wachsen.

Die erste Arbeit PAWLOWS, welche sich mit der Begründung einer Klassifikation von Typen der höheren Nerventätigkeit beschäftigt und in der bereits ein großes Tatsachenmaterial zur Veröffentlichung gelangte, wurde als Vortrag in der Festsitzung der russisch-chirurgischen Gesellschaft am 6. 12. 1927 mitgeteilt und war dem Gedächtnis PIROGOWS gewidmet. Sie hatte den Titel „Die physiologische Lehre von den Typen des Nervensystems, den Temperamenten“.[3] Die auch späterhin fortgesetzten Sammlungen und Veröffentlichungen experimenteller Ergebnisse haben in beträchtlichem Maße die Lehre über die Typen der höheren Nerventätigkeit ergänzt und vervollkommnet. In besonders eingehender und gründlicher Form geschah dies in der von PAWLOW im Jahre 1935 veröffentlichten Arbeit „Die gleichen Typen der höheren Nerventätigkeit beim Tier und beim Menschen“.[4]

Bevor wir uns jedoch mit der Klassifikation der Typen des Nervensystems beschäftigen, muß erklärt werden, was PAWLOW unter der Bezeichnung „Typ“ verstand.

„Das Verhalten von Mensch und Tier wird nicht nur durch die angeborenen Eigenschaften ihres Nervensystems bestimmt“ — schrieb er —, „sondern auch durch jene Einflüsse, die während des Lebens fortwährend auf den Organismus einwirkten und einwirken, d. h. es ist die Folge einer ständigen Erziehung oder Lehre im wahrsten Sinne des Wortes... Wenn also vom individuellen Typ des Nervensystems die Rede ist, so muß man ständig auch alle jene Einflüsse ergründen

[1] Zwanzigjährige Erfahrungen mit dem objektiven Studium der höheren Nerventätigkeit (des Verhaltens) der Tiere, Sämtl. Werke, Bd. III/1, Berlin, 1953, S. 214.

[2] NIKIFOROWSKI, P. M., Die Pharmakologie der bedingten Reflexe als Methode ihrer Erforschung. Dissertation, 1910.

[3] Zwanzigjährige Erfahrungen mit dem objektiven Studium der höheren Nerventätigkeit (des Verhaltens) der Tiere, Sämtl. Werke, Bd. III/2, Berlin, 1953, S. 345.

[4] Ebenda, S. 492.

und berücksichtigen, die auf den betreffenden Organismus vom Tage der Geburt an bis zur Gegenwart eingewirkt haben."[1]

Letzten Endes stellte sich PAWLOW den Typ (Phänotyp) der höheren Nerventätigkeit als Mischung aus angeborenen Wesenszügen und durch die Außenwelt verursachten und im Verlauf der individuellen Entwicklung erworbenen Veränderungen vor, „so wie das Tier vom Tage seiner Geburt an den verschiedenartigsten Einflüssen der umgebenden Verhältnisse unterworfen ist, auf die es zwangsläufig mit bestimmten Handlungen antworten muß, die häufig, zuweilen für die Dauer seines ganzen Lebens, fixiert bleiben".[2] Auf diese Weise wurde der Begriff des Typs der höheren Nerventätigkeit für PAWLOW schließlich gleichbedeutend mit dem Begriff des Charakters (in dem sich selbstverständlich auch die Besonderheiten des Temperamentes in gewisser Weise äußerten). Für jeden Typ war ein bestimmter Komplex von Grundeigenschaften der Nerventätigkeit charakteristisch.

Dabei handelt es sich um folgende Eigenschaften: erstens, die *Stärke* der nervalen Grundprozesse — Erregung und Hemmung, „die ständig die Ganzheit der Nerventätigkeit bilden" (PAWLOW); zweitens ihr gegenseitiges *Gleichgewicht* und endlich drittens die gegenseitige *Beweglichkeit* dieser Prozesse.

Alle diese Eigenschaften bestehen und wirken gleichzeitig in enger Verbindung miteinander, „sie bedingen die höhere Anpassungsfähigkeit des tierischen Organismus an die umgebenden Verhältnisse oder, mit anderen Worten, das vollkommene Gleichgewicht des Organismus als System mit der Außenwelt, d. h. sie garantieren die Existenz des Organismus überhaupt. Die Bedeutung der Stärke nervaler Prozesse erklärt sich daraus, daß in der Umwelt (mehr oder weniger häufig) außerordentliche, ungewöhnliche Ereignisse vorkommen, die Reize von großer Stärke darstellen können, wobei natürlich nicht selten die Notwendigkeit entsteht, die Auswirkungen dieser Reize zu unterdrücken und zu verzögern, weil andere ebensolche oder wirksamere äußere Bedingungen dies erforderlich machen. Die Nervenzellen müssen nun diese ungewöhnlichen Belastungen ihrer Funktionen ertragen. Hieraus geht auch die Bedeutung ihres Gleichgewichtes, des Ausgleichs der Kräfte beider nervaler Prozesse hervor. Und ebenso, wie das den Organismus umgebende Milieu ständig und häufig, stark und unerwartet wechselt, so müssen sich beide Prozesse gewissermaßen diesen Schwankungen anpassen, d. h. sie müssen eine hohe Beweglichkeit und die Fähigkeit besitzen, den Erfordernissen der äußeren Bedingungen entsprechend schnell den Platz zu räumen, indem sie dem einen Reiz vor dem anderen, oder dem Reiz vor der Hemmung und umgekehrt den Vorzug geben".[3]

Die Typenbestimmung der höheren Nerventätigkeit geschah gewöhnlich auf folgende Weise: a) Beobachtung des allgemeinen Verhaltens der Tiere unter natürlichen Bedingungen; b) experimentelle Untersuchung im Versuchsgestell und

[1] Zwanzigjährige Erfahrungen mit dem objektiven Studium der höheren Nerventätigkeit (des Verhaltens) der Tiere, Sämtl. Werke, Bd. III/2, Berlin, 1953, S. 493—494.

[2] Ebenda, S. 542.

[3] Ebenda, S. 492—493

Hinzufügen der Ergebnisse zu den Befunden der allgemeinen Beobachtung im Verhalten des Tieres, und schließlich, in einer Anzahl von Fällen; c) experimentelle Untersuchung der Tiere außerhalb des Versuchsgestelles, im Freien, unter den Bedingungen der ungehinderten Bewegung (PETROWA, FROLOW, KREPS, RIKMAN u.a.).

Zur Ermittlung und Charakterisierung der Besonderheiten von „Stärke", „Gleichgewicht" und „Beweglichkeit" wurden eine Anzahl spezieller experimenteller Methoden und besonderer funktioneller Proben entwickelt.[1]

In Abhängigkeit von der Stärke nervaler Prozesse (Erregung und Hemmung) ließen sich die Versuchstiere in Typen mit schwachem und starkem Nervensystem einteilen.

Als Grundmerkmal des schwachen Typs der höheren Nerventätigkeit wurde die rasche Erschöpfbarkeit der Hirnrindenzellen erkannt, besonders im Zusammenhang mit der Wirkung sehr starker oder lang anhaltender, monotoner Reize und der daraus sich ergebenden erhöhten Hemmbarkeit (niedrige funktionelle Grenze in der Leistungsfähigkeit der Hirnrindenzellen mit schneller Entwicklung der Überbelastungshemmung und ebenfalls eine starke äußere und eine leicht irradiierende innere Hemmung). Längere Zeit hindurch galt die Schwäche des Erregungsprozesses als die am meisten charakteristische Besonderheit dieses Typs. Jedoch zeigte die weitere Untersuchung, daß in vielen ähnlichen Fällen nicht nur eine Schwäche des Erregungsprozesses besteht (was sich in der mangelhaften Fähigkeit zur Bildung neuer bedingter Verbindungen äußert), sondern auch eine Unzulänglichkeit des Prozesses der inneren *aktiven* Hemmung, zugleich mit erhöhter Neigung zur *passiven* Hemmung, im wesentlichen zur Überbelastungshemmung (oder Schutzhemmung) und zur äußeren Hemmung.

Der beschriebene Hundetyp besitzt nach PAWLOW „Hirnrindenzellen, denen nur ein kleiner Vorrat von Erregungssubstanz zur Verfügung steht oder bei denen diese besonders leicht zerstörbar ist".[2] Die gründliche Erforschung des schwachen Hemmungstyps wurde zum Gegenstand zahlreicher experimenteller Untersuchungen der PAWLOWschen Schule (PETROWA, FURSIKOW, KREPS, FROLOW, RIKMAN, SPERANSKI, WINOGRADOW, WYRSHIKOWSKI, SOLOWEITSCHIK, STROGAJA, SKIPIN u. a.). Vorübergehend wurde die deutlich ausgeprägte passive Abwehrreaktion als spezifische, am meisten charakteristische und nur für den betreffenden Typ bezeichnende Besonderheit angesehen.

In den Jahren 1927/1928 wurden in einem der Laboratorien PAWLOWS erstmalig Forschungen an einem Hund vorgenommen, bei dem im Gegensatz zu allen vorhergehenden Fällen deutlich ausgeprägte passive Abwehrreaktionen mit einem starken Typ der höheren Nerventätigkeit kombiniert waren, wobei die Vermutung ausgesprochen wurde, daß dieses ungewöhnliche Zusammentreffen von ontogenetischen Besonderheiten, von den Bedingungen der individuellen Entwicklung und der Aufzucht des betreffenden Tieres abhängig war, das als Käfighund unter den

[1] Nach dem Tode PAWLOWS von RIKMAN und in der letzten Zeit von KOLESNIKOW und TROSCHICHIN vervollständigt und im einzelnen weiter entwickelt.

[2] Zwanzigjährige Erfahrungen mit dem objektiven Studium der höheren Nerventätigkeit (des Verhaltens) der Tiere, Sämtl. Werke, Bd. III/2, Berlin, 1953, S. 338.

Bedingungen der Gefangenschaft und des Käfiglebens zur Welt kam und aufwuchs (IWANOW-SMOLENSKI).

Damit begann die Erforschung von Einflüssen auf die Gestaltung des Typs der höheren Nerventätigkeit und der Eigenheiten jener Umwelt, in der die individuelle Entwicklung des Tieres erfolgte, die Untersuchung von Besonderheiten jener Vorgänge, welche das Tier im Laufe seines bisherigen Lebens umgaben, d. h. der Eigenheiten und Bedingungen seiner Ontogenese. Um die Richtigkeit dieser Vermutung zu prüfen, wurden auf Wunsch PAWLOWS in Koltuschi junge Hunde aus gleichem Wurf untersucht, wobei jeder Wurf auch nach Geschlechtern getrennt wurde: die eine Hälfte der jungen Hunde wurde von Geburt an im Käfig gehalten, der anderen völlige Freiheit gewährt; die einen Tiere wurden also unter Bedingungen großgezogen, welche die Möglichkeiten ihrer Bekanntschaft mit dem Leben und die Übung ihrer nervalen Anpassungsmechanismen erheblich einschränkte, die anderen wuchsen in Freiheit auf, wo sie offensichtlich beständig mit Schwierigkeiten und Gefahren in Berührung kamen, zu deren Überwindung den ersten Hunden niemals Gelegenheit geboten wurde. Es erwies sich, daß die im Käfig aufgewachsenen Hunde im Gegensatz zu den in Freiheit großgewordenen bei einem Wechsel der Lebensweise, bei allen nur möglichen neuen und für sie ungewöhnlichen Ereignissen, bei den kleinsten Veränderungen der Umweltsverhältnisse eine deutlich ausgeprägte passive Abwehrreaktion erkennen ließen (WYRSHIKOWSKI, MAJOROW, SEWALD). Auf diese Weise wurden auf experimentellem Wege die Bedeutung von Besonderheiten der Außenwelt in der die individuelle Entwicklung der Tiere erfolgte, und die Bedingungen ihrer Aufzucht für die Typenbildung der höheren Nerventätigkeit untersucht.

„Es war offensichtlich“, schrieb PAWLOW im Zusammenhang mit diesen Versuchen, „daß sich bei den zuerst mit der Außenwelt in Berührung geratenden jungen Hunden ein Spezialreflex (zuweilen Panikreflex genannt) bemerkbar machte, für den ich die Bezeichnung „primärer und zeitweiliger Reflex der natürlichen Vorsicht“ in Vorschlag bringen möchte. Hat die Bekanntschaft mit dem neuen Milieu begonnen, müssen zwangsläufig die Folgen eines jeden neuen Reizes eine Zeitlang abgewartet werden, welchen Rezeptor er auch betreffen mag, d. h. das Tier muß der weiteren Bewegung Einhalt gebieten, und die in Gang befindliche Bewegung muß gehemmt werden, da ja zunächst unbekannt ist, was die neue Erscheinung dem Organismus verheißt: bedeutet sie etwas Schädliches oder Nützliches oder ist sie ohne jede Bedeutung. Und erst im Laufe der allmählichen Bekanntschaft mit dem Milieu wird dieser Reflex nach und nach durch einen neuen speziellen Reflex, den Untersuchungsreflex ersetzt und je nach dem Ergebnis des letzteren auch durch andere entsprechende Reflexe. Der junge Hund, dem niemals die Möglichkeit geboten wurde, in diese Lebensschule zu gehen, bleibt sehr lange Zeit, möglicherweise sogar das ganze Leben hindurch, mit diesem nicht beseitigten zeitweiligen Reflex behaftet, welcher ständig die tatsächliche Stärke des Nervensystems maskiert. Wie wichtig ist doch diese pädagogische Tatsache!“[1]

[1] Zwanzigjährige Erfahrungen mit dem objektiven Studium der höheren Nerventätigkeit (des Verhaltens) der Tiere, Sämtl. Werke, Bd. III/2, Berlin, 1953, S. 495.

Man möchte annehmen, daß bei günstig liegenden ontogenetischen Bedingungen des Tieres vom schwachen Typ seine Neigung zur passiven Schutzreaktion verschwinden kann. Und tatsächlich konnten noch zu Lebzeiten PAWLOWS derartige Fälle beobachtet werden (W. I. PAWLOWA).

Wenn nach dem *Prinzip der Stärke* der nervalen Prozesse alle Versuchstiere in zwei Gruppen eingeteilt wurden, in schwache und starke, so mußten die Vertreter des starken Typs der höheren Nerventätigkeit noch einmal nach dem *Prinzip des Gleichgewichtes* von Erregungs- und Hemmungsprozessen in der Hirnrinde in zwei Gruppen unterteilt werden: in unausgeglichene und ausgeglichene Tiere. Es muß betont werden, daß man hier hauptsächlich jene höhere, lediglich an die Rinde der Großhirnhemisphären gebundene innere oder aktive Hemmung im Auge hatte, die gemeinsam mit dem Erregungsprozeß das ununterbrochene Gleichgewicht des Organismus mit der Außenwelt gewährleistet, indem sie die Einteilung und Unterscheidung der mit den gegebenen Bedingungen übereinstimmenden Nerventätigkeit von derjenigen Nerventätigkeit ermöglicht, welche mit diesen Bedingungen nicht übereinstimmt, und die deswegen gehemmt werden muß.

Vor allen wurden hier Forschungen an Tieren vorgenommen, bei denen positive, bedingte Verbindungen leicht und schnell gebildet werden konnten. Dabei bestand eine große Verträglichkeit gegenüber ungewöhnlich starken und sehr langdauernden Reizen, d. h. die Tiere hatten eine hohe funktionelle Grenze der Leistungsfähigkeit ihrer Hirnrindenzellen. Doch gelang bei diesen Tieren die Ausarbeitung verschiedener Formen der inneren aktiven Hemmung nur außerordentlich langsam und schwer. Nicht selten riefen die beharrlichen Versuche des Experimentators, derartige Hemmungen auszulösen, bei den Tieren stürmischen Widerstand, Zerstörungsreaktionen, aggressive Handlungen, allgemeine motorische Erregung usw. hervor. Auf derartige Weise konnte bei diesen Tieren bei gleichzeitigem Bestehen starker Erregungsprozesse die Unzulänglichkeit der Prozesse der inneren oder aktiven Hemmung bemerkt oder, mit anderen Worten, ein mehr oder weniger ausgeprägtes Überwiegen des Erregungsprozesses über den Hemmungsprozeß deutlich festgestellt werden. Man muß erwähnen, daß es sich hier nicht so sehr um die Schwäche des inneren Hemmungsprozesses, sondern eher um das Überwiegen des stärkeren Erregungsprozesses über die Hemmung, folglich um das mangelnde Gleichgewicht zwischen beiden Prozessen handelt.

Es muß weiter erwähnt werden, daß es sich bei den eben beschriebenen Tieren um Vertreter des starken, aber unausgeglichenen Typs der höheren Nerventätigkeit handelt, um Vertreter des erregten Typs oder, entsprechend der Deutung PAWLOWS, um den zügellosen Typ des Nervensystems.[1] Mit der vielseitigen Erforschung von Tieren dieses Typs beschäftigten sich eine beträchtliche Anzahl experimenteller Untersuchungen aus der PAWLOWschen Schule (SCHENGER-KRESTOWNIKOWA, PETROWA, FJODOROW, MAJOROW, PROROKOW, JAKOWLEWA,

[1] Unter anderem wurde von GOLOWINA (1938) ein Hund beschrieben, den sie zum schwachen unausgeglichenen, erregbaren Typ zählte, bei dem beide Rindenprozesse schwach entwickelt waren, jedoch die Erregung trotzdem über den Hemmungsprozeß überwog.

USSIJEWITSCH, GALPERIN, u. a.). PAWLOW richtete seine Aufmerksamkeit auf jenen Umstand, daß eine stufenweise und beharrliche Ausbildung von Prozessen der aktiven Hemmung in beträchtlichem Umfange die Erscheinung erhöhter Erregbarkeit beseitigen und das Gleichgewicht zwischen beiden Rindenprozessen herstellen kann. Hierin sieht er einen weiteren Beweis für die Veränderlichkeit des Typs unter dem Einfluß der Außenwelt, „unter dem Einfluß der Lebenserziehung".[1]

Dem starken, jedoch unausgeglichenen erregbaren Typ der höheren Nerventätigkeit steht die Gruppe starker und ausgeglichener Tiere gegenüber, die sich nach PAWLOW schon auf Grund ihres allgemeinen Verhaltens in *lebhafte* und *ruhige* Tiere einteilen ließen. Wie die experimentelle Untersuchung der bedingt-reflektorischen Tätigkeit solcher Tiere zeigte, ist für die ersteren eine gute Beweglichkeit der kortikalen Prozesse charakteristisch. Bei den letzteren kann man indessen eine gewisse Trägheit und Langsamheit feststellen. Auf diese Weise läßt sich bei der Einteilung starker und ausgeglichener Tiere in zwei Gruppen das Prinzip der *Beweglichkeit* der nervalen Prozesse zugrunde legen.

„Es gibt also eine geschlossene Gruppe starker und ausgeglichener Hunde", meint PAWLOW, „jedoch unterscheiden sich die Vertreter dieses Nerventyps schon äußerlich erheblich voneinander. Einige von ihnen sind in höchstem Grade reaktionsfähig, beweglich und gesellig, d. h. sie sind gewissermaßen außerordentlich erregbar und flink. Bei den anderen findet man das genaue Gegenteil: geringe Reaktionsfähigkeit, geringe Beweglichkeit, geringe Geselligkeit, d. h. sie sind im allgemeinen wenig erregbar und langsam. Diesem Unterschied im Allgemeinverhalten muß selbstverständlich auch eine besondere Eigenschaft des Nervensystems entsprechen. Am naheliegendsten ist es wohl, diesen erwähnten Unterschied auf die Beweglichkeit der Nervenprozesse zurückzuführen."[2] Für diese Gruppe von Tieren ist die Stärke beider nervaler Prozesse charakteristisch, die verhältnismäßig gut ausgeglichen sind oder bei denen nur ein unbedeutendes Überwiegen des einen Prozesses über den anderen zu erkennen ist. Diese starken und ausgeglichenen Tiere wurden in zahlreichen experimentellen Arbeiten aus der PAWLOWschen Schule sorgfältig erforscht und ausführlich beschrieben (PETROWA, JAKOWLEWA, STROGANOW, SOLOWEITSCHIK, USSIJEWITSCH, JAROSLAWZEWA, NARBUTOWITSCH, GOLOWINA, IWANOW-SMOLENSKI u. a.).

Wir haben infolgedessen bei den hier beschriebenen Typen der höheren Nerventätigkeit mit zwei extrem unausgeglichenen Typen — dem schwachen, hemmbaren und dem starken, erregbaren — und mit zwei mittleren, ausgeglichenen starken Typen — dem lebhaften und dem ruhigen (dem beweglicheren und dem trägeren) Typ zu tun. Es wäre allerdings völlig falsch, anzunehmen, daß sich die gesamte Mannigfaltigkeit typologischer Variationen mit diesen vier am meisten und am besten erforschten Typen erschöpft. PAWLOW hat in seinen Arbeiten wiederholt

[1] Zwanzigjährige Erfahrungen mit dem objektiven Studium der höheren Nerventätigkeit (des Verhaltens) der Tiere, Sämtl. Werke, Bd. III/2, Berlin, 1953, S. 496.

[2] Ebenda, S. 496—497.

betont, daß die tatsächliche Zahl typologischer Variationen beträchtlich größer ist, und daß diese Frage eine weitere und vielseitige Erforschung erforderlich macht.

Heutzutage findet man in der Literatur über die höhere Nerventätigkeit bereits einige, hauptsächlich noch zu Lebzeiten PAWLOWS festgestellte Fälle von Übergangs- und Intermediärzuständen typologischer Variationen, die sich auch nicht in einen der früher erforschten Typen des Nervensystems einordnen lassen (W. I. PAWLOWA, GOLOWINA, LINDBERG u. a.).

Bekanntlich neigte PAWLOW dazu, Parallelen zwischen den von ihm festgestellten Typen des Nervensystems und der seiner Zeit von HIPPOKRATES beschriebenen Klassifikation der Temperamente zu ziehen.

„Die starken, aber unausgeglichenen Tiere, bei denen beide Prozesse stark entwickelt sind, jedoch ein Überwiegen des Erregungsprozesses über den Hemmungsprozeß besteht, entsprechen dem erregten unbeherrschten Typ, den HIPPOKRATES als Choleriker bezeichnete. Weiter entsprechen die starken, völlig ausgeglichenen, dabei aber trägen Tiere — dem ruhigen schwerfälligen Typ, also dem Phlegmatiker des HIPPOKRATES. Der starke, völlig ausgeglichene, dabei labile Typ entspricht dann dem sehr lebhaften, beweglichen Typ, von HIPPOKRATES Sanguiniker genannt. Und endlich ähnelt der schwache Typ der Tiere am meisten dem Melancholiker des HIPPOKRATES; dabei dominiert auch dessen allgemeiner Charakterzug — die leichte Hemmbarkeit ... Im übrigen ist dieser letzte Typ weniger einförmig als alle übrigen: Hier handelt es sich bald um Tiere, bei denen sich beide Prozesse in gleicher Weise schwach äußern, bald um Tiere, bei denen die Schwäche in der Hemmbarkeit dominiert, bald um hastige, ununterbrochen um sich blickende Tiere, bald um das Gegenteil, nämlich beständig wie erstarrt verharrende Tiere. Die Ursache dieser Manigfaltigkeit ist selbstverständlich darin zu sehen, daß sich Tiere des schwachen Typs ebenso wie die Tiere des starken Typs nicht nur durch die Stärke ihrer nervalen Prozesse, sondern auch durch andere Charakteristika voneinander unterscheiden ... Die beständige und starke Hemmbarkeit macht jedoch alle diese Tiere in gleicher Wiese lebensuntüchtig."[1]

PAWLOW war der Ansicht, daß man unter den Hunden am häufigsten den schwachen Typ mit allen seinen Variationen und den lebhaften sanguinischen Typ antrifft, es folgt der unbeherrschte, erregbare, cholerische und am seltensten — der ruhige, phlegmatische Typ.[2]

Zum Abschluß dieser kurzen Erläuterungen der PAWLOWschen Typenlehre der höheren Nerventätigkeit der Tiere muß festgestellt werden, daß zu dieser Lehre nach PAWLOWS Tod irgendwelche bedeutende Veränderungen und Vervollständigungen nicht beigetragen worden sind.

[1] Zwanzigjährige Erfahrungen mit dem objektiven Studium der höheren Nerventätigkeit (des Verhaltens) der Tiere, Sämtl. Werke, Bd. III/2, Berlin, 1953, S. 542.

[2] Ebenda, S. 510.

3. Die erste Etappe in der Entwicklung der Lehre über die experimentellen Neurosen

Mit den Jahren sammelte sich in den Laboratorien PAWLOWS ein Tatsachenmaterial an, mit dessen Hilfe nachgewiesen werden konnte, daß sich unter dem Einfluß schwieriger experimenteller Aufgaben, die dem Nervensystem der Tiere gestellt wurden und die eine besondere funktionelle Anstrengung forderten, im nervalen Mechanismus ein eigenartiger pathologischer Zustand entwickelt, der bis zu einem gewissen Ausmaß mit den neurotypologischen Besonderheiten des Hundes in Zusammenhang steht.

In einem Versuch von JEROFEJEWA (1912) wurde beim Hund ein bedingter Nahrungsreflex auf einen Hautreiz mit elektrischem Strom ausgearbeitet. Bis diese bedingte Reaktion ausgearbeitet werden konnte, kam es bei ihm zu einem unbedingten Abwehrreflex.

Die Bildung einer solchen bedingten Verbindung begann mit der Anwendung eines sehr schwachen Stromes als bedingter Reiz, der ganz allmählich schließlich bis zu außergewöhnlicher Intensität verstärkt wurde; dennoch rief dieser stärkste Schmerzreiz statt des unbedingten Abwehrreflexes dann eine positive Nahrungsreaktion hervor: Hinwenden zu jener Seite, von der das Futter gereicht wurde, Lecken, Schwanzwedeln und einen starken bedingten Speichelreflex. Auf diese Weise wurde der unbedingte Abwehrreiz zu einem bedingten Nahrungssignal umgewandelt. Der unbedingte Abwehrreflex wurde also gehemmt und an seiner Stelle ein bedingter Nahrungsreflex ausgearbeitet, der im Verlauf einer Reihe von Monaten bestehen blieb. Wenn aber die Elektroden im Laufe einiger aufeinanderfolgender Tage oder im Verlauf des gleichen Versuchstages mehrfach auf verschiedene Punkte der Hautoberfläche verschoben wurden, so veränderte sich das Verhalten des Tieres wesentlich. Die bedingten Nahrungsreflexe blieben gänzlich aus, und auf die Anwendung des elektrischen Stromes trat wiederum die stärkste unbedingte Abwehrreaktion auf. Doch machten sich abgesehen davon bei den Tieren derartig stürmische, allgemein motorische Erregungserscheinungen bemerkbar (die früher bei ihnen niemals festgestellt werden konnten), daß die weiteren Versuche mit ihnen für lange Zeit unterbrochen werden mußten. Nur bei einem Hund gelang es nach einer dreimonatigen Unterbrechung, den ursprünglichen Zustand wiederherzustellen. Die experimentelle Untersuchung der höheren Nerventätigkeit unter erschwerten Bedingungen (hohe Anforderungen an das Nervensystem) führte in den Versuchen JEROFEJEWAS zur Entwicklung eines anfänglich nicht erwarteten chronisch-pathologischen Zustandes, dem allerdings in der ersten Zeit nicht die genügende Beachtung geschenkt wurde.

Ähnliche Tatsachen wurden auch später in der Arbeit SCHENGER-KRESTOWNIKOWAS (1921)[1] beschrieben: Bei Hunden wurde eine Anzahl von Differenzierungen ausgearbeitet, die allmählich immer feiner wurden und deren Gegenstand die Unterscheidung zwischen dem Bild des Kreises und der Ellipse war. In einer Reihe allmählich ausgearbeiteter Differenzierungsversuche wurden den Tieren Ellipsen

[1] Die beschriebene Arbeit wurde im Jahre 1914 begonnen.

gezeigt, die sich nach und nach der Kreisform näherten und auf diese Weise ein immer schärferes Unterscheidungsvermögen des positiven, bekräftigten Reizes (Kreis), von dem zur Differenzierung benutzten unbekräftigten Hemmreiz (Ellipse) erforderlich machten.

Sobald es sich um eine Ellipse mit einem Verhältnis der Halbmesser wie 9:8 oder weniger handelte (d. h. sobald sie sich sehr wenig von einem Kreis unterschied), mißlangen nicht nur alle Differenzierungsversuche, sondern es wurden ebenfalls alle früher ausgearbeiteten Differenzierungen bis zu den gröbsten zerstört und durch Hemmung aufgehoben. Stattdessen machte sich eine erhebliche Veränderung im Benehmen des Tieres in Form einer scharf ausgeprägten, anhaltenden allgemeinen motorischen Erregung mit Zerstörungstendenzen bemerkbar (Sichlosreißen vom Versuchsgestell, Zerbeißen der Gummischläuche usw.).

„Nach dieser experimentellen Arbeit konzentrierte sich unsere Aufmerksamkeit auf die erwähnte Tatsache", erklärt PAWLOW, „und die zufällige Beobachtung wurde einer planmäßigen experimentellen Bearbeitung zugeführt. Es war erklärlich, daß unter bestimmten Umständen das Zusammentreffen des Erregungsprozesses und Hemmungsprozesses zu einer Störung des allgemeinen Gleichgewichtes beider Prozesse führen und für längere oder kürzere Zeit einen unnormalen Zustand des Nervensystems größeren oder kleineren Ausmaßes bewirken mußte... Für die weiteren Versuche wählten wir daher bewußt nur Hunde mit verschiedenen Typen des Nervensystems aus, um zu verfolgen, wie sich bei jedem von ihnen der pathologische Zustand ihrer Nerventätigkeit unter dem Einfluß unserer Einwirkungen funktioneller (nicht operativer) Art äußerte."[1]

Diese Untersuchung wurde im Laufe der Jahre 1922 bis 1923 von PETROWA[2] an zwei Hunden durchgeführt, die sich in ihren neurotypologischen Verhältnissen erheblich voneinander unterschieden: der eine war ruhig, unauffällig, wenig beweglich, mit einigem Überwiegen des Hemmungsprozesses; der andere sehr beweglich, mit erheblichem Überwiegen des Erregungsprozesses. Bei beiden Tieren wurden gleichzeitig sechs bedingte Reflexe auf verschiedene Reize ausgearbeitet (akustische, optische und Hautreize), wobei die Bekräftigung (Futter) nicht wie gewöhnlich nach 15 bis 30 Sekunden auf den Reiz folgte, sondern 1, 2 und schließlich 3 Minuten verspätet zur Anwendung gelangte, in der Absicht, alle sechs bedingten Reflexe um 3 Minuten abgerückt (verspätet) auszuarbeiten.

Während sich der erste Hund mit dieser „schwierigen Aufgabe" zur vollen Zufriedenheit auseinandersetzte, zeigte sich bei dem zweiten Hund schon bei einer Verspätung des Reflexes auf zwei Minuten stärkste allgemeine Erregung, die bei dem Versuch, auf eine Verspätung von drei Minuten überzugehen, ihre äußerste Grenze erreichte und mit völligem Scheitern sowie Enthemmung aller, früher mit soviel Mühe eingeschliffener Hemmungsreflexe (die bei einer Verspätung von zwei Minuten ausgearbeitet waren) einherging. Man mußte dem Tier eine ausreichend

[1] Vorlesungen über die Arbeit der Großhirnhemisphären, Sämtl. Werke, Bd. IV, Berlin, 1953, S. 239.

[2] Die betreffende Arbeit wurde in Form zweier Mitteilungen in den Jahren 1925 und 1926 publiziert.

lange Ruhepause gönnen, nach der durch allmähliche Übung der (verspäteten) Hemmungsreaktionen die gestellte Aufgabe dennoch gelöst wurde und alle sechs mit drei Minuten Verspätung ausgearbeiteten Reflexe eingeschliffen werden konnten. Jetzt war bei beiden Hunden die Hemmungsbelastung erheblich vergrößert: Auf die bei ihnen bereits vorhandenen (abgerückten, verspäteten) Hemmungsreflexe erfolgte die Ausarbeitung von Differenzierungen, bedingte Hemmungen und ihr Erlöschen. Doch konnten alle diese Aufgaben befriedigend gelöst werden, und sogar der erregte Hund stellte seine gute Übung bei der Lösung von Hemmungsaufgaben unter Beweis. Dann ging man zu einer bereits erwähnten Aufgabe über — zur Ausarbeitung eines bedingten Nahrungsreflexes auf den Reiz des elektrischen Starkstromes, welcher eine unbedingte Abwehrreaktion hervorrief. Zuerst ließ sich dieser Reflex bei beiden Hunden einschleifen, jedoch je häufiger er wiederholt wurde und je mehr damit auch der Strom verstärkt wurde, um so deutlicher veränderte sich auch das gesamte Bild des Versuches. Bei dem ersten Hund verschwanden alle eingeschliffenen bedingten Reflexe und im Zusammenhang damit selbstverständlich auch alle mit ihnen verbundenen Hemmungen, wobei das Tier außerordentlich träge und schläfrig wurde. Ein solcher Zustand zwang dazu, sämtliche Arbeiten mit diesem Tier für eine Reihe von Monaten zu unterbrechen. Während im ersten Falle alle positiven bedingten Reflexe verschwanden, wurden bei dem zweiten Hund dagegen auf Grund der allgemeinen motorischen Erregung für lange Zeit alle früher eingeschliffenen und scheinbar gefestigten Hemmungsreaktionen erneut enthemmt.

Wichtig und neu war bei den soeben beschriebenen Versuchen PETROWAS, daß das heftige Aufeinandertreffen und der Kampf — nach PAWLOW „der Zusammenstoß" — zwischen Erregungs- und Hemmungsprozeß in der Hirnrinde unter völlig gleichen äußeren Bedingungen erfolgte, jedoch bei beiden Hunden zu genau entgegengesetzten Ergebnissen führte: bei einem Hund erfolgte die nervale Entgleisung nach der Seite der Erregung, beim anderen jedoch — nach der Seite der Hemmung.

„So entstand bei zwei Hunden von verschiedenem Typ des Nervensystems", erklärte PAWLOW im Zusammenhang mit diesen Versuchen, „unter dem Einfluß völlig einheitlicher ungünstiger Bedingungen eine chronische Abweichung vom Normalzustand der Nerventätigkeit, jedoch in verschiedenen Richtungen. Bei dem einen erregten Hund wurde der Prozeß der Hemmung in den Großhirnrindenzellen außerordentlich abgeschwächt und verschwand fast ganz, bei dem anderen ruhigen und gewöhnlich gut hemmbaren Tier wurde der Erregungsprozeß in den gleichen Zellen wesentlich geschwächt, und auch er verschwand nahezu völlig. Mit anderen Worten, wir hatten zwei verschiedene Neurosen vor uns."[1]

Seit diesen Versuchen herrschte in den Laboratorien PAWLOWS vorübergehend die Ansicht, daß die Art der nervalen Entgleisungen, und im Zusammenhang damit die dadurch hervorgerufenen experimentellen Neurosen im wesentlichen

[1] Vorlesungen über die Arbeit der Großhirnhemisphären, Sämtl. Werke, Bd. IV, Berlin, 1953, S. 244.

vom Typ des Nervensystems der Tiere abhängt. Wie wir sehen werden, zwangen jedoch die weiteren experimentellen Ergebnisse dazu, in beträchtlichem Maße von dieser Vorstellung abzurücken und sie wesentlich zu vervollkommnen.

Eine lange Ruhepause von mehreren Monaten Dauer mit völliger Befreiung von der experimentellen Arbeit führte bei dem ruhigen, etwas gehemmten Hund, der in den Versuchen PETROWAS beschrieben worden ist, zur völligen Wiederherstellung der bedingten Reflexe; jedoch erwies sich bei dem erregten Hund die Ruhepause allein als unzureichend, und die Wiederherstellung seiner in Verlust geratenen inneren Hemmungen gelang erst, als das Tier zehn Tage lang mit Bromiden behandelt worden war (etwa 100 cm^3 einer 2%igen Bromkalium-Lösung täglich rektal), und dann war die erzielte Wirkung auch von Dauer.

In den gleichen Jahren wie PETROWA (1922 bis 1923) setzte sich auch ROSENTAL mit den Erscheinungen der nervalen Entgleisung auseinander. An seinem ruhigen, wenig beweglichen Hund, bei dem ein gewisses Überwiegen des Hemmungsprozesses vorlag, wurde mit Hilfe besonders konstruierter mechanischer Apparaturen (sogenannter: „Kololka“ und „Kassalka“), durch die eine rhythmische Berührung verschiedener Hautabschnitte erfolgte, eine früher niemals zur Anwendung gelangte Differenzierung zweier Hautreize ausgearbeitet.

Als positiver (bekräftigter) Reiz diente eine Berührung durch Stich in die Seite, die in einer Frequenz von zwölfmal im Verlauf von 30 Sekunden zur Anwendung gelangte, während als (unbekräftigter) Hemmreiz der gleiche Reiz diente, nur dreißigmal im Verlauf von 30 Sekunden angewandt. Die Differenzierung war für das Tier schwierig, sie wurde aber dennoch ausgearbeitet. Als ROSENTAL allerdings einige Male versuchte, den positiven Reiz im Laufe einiger 10 Sekunden zur Anwendung zu bringen, und dann unmittelbar danach den Hemmungsreiz einwirken ließ, verschwanden bei dem Hunde alle bedingten Reflexe, und es entwickelte sich ein unüberwindlicher Zustand von Schläfrigkeit, der einige Monate hindurch anhielt. Auf diese Weise führte die „schwierige Aufgabe“ des Aufeinanderabstimmens von Erregungs- und Hemmungsprozessen, der Ausarbeitung einer ungewöhnlichen Form der Differenzierung, und besonders bei Anforderungen mit sehr raschem Wechsel zwischen beiden Prozessen, zur nervalen Entgleisung nach der Seite der Hemmung und zur Entwicklung einer experimentellen Neurose.

KREPS erzeugte (1923) bei seinen Hunden, die zum schwachen, hemmbaren Typ des Nervensystems gehörten, eine ausgesprochene und anhaltende Entgleisung nach der Seite der Hemmung; allein während des Ausarbeitungsprozesses einer Differenzierung auf zwei verschiedene Rhythmen an der Haut (der positive Reiz wurde durch zwölf Berührungen je Minute, der Hemmreiz dagegen durch 24 je Minute erzeugt). RASENKOW beobachtete im gleichen Jahre eine anhaltende Hemmungsneurose, die er lediglich durch einmaligen unmittelbaren Wechsel vom Hemmungsreiz auf den positiven Reiz hervorrufen konnte, wobei der erste einem Hautrhythmus von 12 Nadelstichen in 30 Sekunden, der zweite von 24 Nadelstichen je Minute entsprach (der Versuch wurde später mehrmals wiederholt).[1] Gleichzeitig

[1] Auf die Arbeit RASENKOWS, welche die Entwicklung der Lehre über die experimentellen Neurosen beträchtlich förderte, kommen wir noch zu sprechen.

gelang es Sirjatski und Kreps, eine Entgleisung nach der Seite der Hemmung hervorzurufen, als sie sich mit der Ausarbeitung verhältnismäßig einfacher Differenzierungen beschäftigten: im ersten Falle handelte es sich um zwei Töne, im zweiten Fall um zwei Metronomschläge (die Hemmungsneurose wurde auch hier durch eine Bromidbehandlung beseitigt).

Wesentlich Neues brachten die zu Anfang des Jahres 1924 durchgeführten Versuche Rikmans, die besonderes Interesse erregten. Er hatte sich die Aufgabe gestellt, den Einfluß derjenigen funktionellen Einwirkungen auf die höhere Nerventätigkeit des Hundes zu erforschen, die infolge ihrer Ungewöhnlichkeit oder Intensität von nachhaltiger Wirkung waren. Die Arbeit wurde an einem Tier durchgeführt, das erwiesenermaßen dem gehemmten Typ des Nervensystems angehörte. Als eine derart ungewöhnliche und intensive funktionelle Einwirkung diente die gleichzeitige Anwendung folgender Reize: 1. starkes, dem Gewehrfeuer ähnliches rhythmisches Knattern (Knarre); 2. maskierte Gestalten im mit dem Fell nach außen gekehrten Pelzmantel, die unaufhörlich vor dem Hund erschienen; 3. Aufflammen von Schießpulver, das in der Nähe des Versuchsgestelles angebracht worden war; 4. Schwanken einer besonderen Plattform, die man am Versuchsgestell befestigte und auf der dieser Hund stehen mußte. Alle diese Reize wurden, wie bereits erwähnt, gleichzeitig zur Anwendung gebracht und dauerten 45 Sekunden. Bei ihrem Beginn fuhr das Tier vor Schreck zusammen, stürzte nach vorn, stellte sich jäh auf die Hinterpfoten und verharrte, da der vor seinem Maul befindliche Futtertrog ihn an dem Vorwärtsbewegen hinderte, unbeweglich mit gestreckten Gliedmaßen, zurückgebogenem Kopf, weit aufgerissenen Augen, allgemeiner Anspannung der gesamten Muskulatur und angestrengter Atmung.

Eine derartige Erstarrung, welche Rikman mit dem Zustand der Rigidität bei der Dezerebration vergleicht und dadurch erklärt, daß die unmittelbar in der Hirnrinde entstehende allgemeine Hemmung sich rasch auf das Zwischenhirn ausbreitet, währte ungefähr eine Minute und wurde durch einen starken akustischen bedingten Reiz durchbrochen (einen Ton), welcher eine chaotische motorische Unruhe des Tieres hervorrief.

Dieser Zustand ließ in den Pausen zwischen den bedingten Reizen nach, um sich bei jedem dieser bedingten Reize erneut zu verstärken. Doch ebenso bei unbekannten Reizen hielt dieser Zustand während der Dauer des ganzen Versuches an. Dabei gingen nicht nur alle künstlichen, sondern ebenfalls alle natürlichen Nahrungsreflexe verloren. Am meisten wurden aber die unbedingten Reflexe gehemmt. Das erhebliche Überwiegen der Hemmung in den höchsten Abschnitten des Nervensystems dauerte mit einigen Schwankungen mehr als 2 Wochen an. Erst nach 16 Tagen gelang es, die höhere Nerventätigkeit des Hundes wieder zu normalisieren.

Sobald man aber nur versuchte, am Gestell die schwankende Plattform anzubringen, d. h. sobald man eine der Komponenten in den Versuch brachte, die seinerzeit die Situation der Hemmungsentgleisung herbeiführten, verschwanden auf der Basis allgemeiner motorischer Unruhe alle bedingten Reflexe aufs neue, und das ursprüngliche pathologische Bild wiederholte sich. Eine Besserung erfolgte erst dann, wenn die Plattform nach einer Woche wieder entfernt wurde.

Es ist interessant, wie das gesamte Bild einer Neurose, in dem geschilderten Fall gewissermaßen als Mechanismus einer bedingten Reaktion, auf eine der Komponenten der primären pathogenen Situation zur Darstellung gebracht werden konnte.

Wenn diese Neurose und ebenfalls ihre Reproduktion als experimentelles Erzeugnis eines Laboratoriumsversuches auch künstlich hervorgerufen wurde, so ließ sich bei dem gleichen Tier später (nach 4 bis 5 Monaten) auch die Entstehung und Entwicklung eines analogen pathologischen Bildes beobachten, das in diesem Falle, wenn auch durch ungewöhnliche, außerordentliche Ursachen, so doch unter natürlichen Bedingungen zustande kam.

Ein solcher Fall war durch ein ungewöhnliches Naturereignis, die Erinnerung an die Überschwemmungskatastrophe gegeben, welche sich in Leningrad am 23. November 1914 ereignete. Zur Zeit der stärksten Stürme, die zeitweilig orkanartigen Charakter annahmen und die Bäume umknickten, begann abends das Wasser in den Hunderaum einzudringen, so daß die Tiere aus dem Wasser getragen und in die obere Etage des Laboratoriums gebracht werden mußten. Unter den Hunden befand sich auch das oben beschriebene Tier. Während die meisten anderen Tiere in den auf die Überschwemmungskatastrophe folgenden Tagen sowohl in ihrem Verhalten wie auch bei der experimentellen Arbeit mit ihnen nicht die geringste Abweichung von der Norm erkennen ließen, bot der Hund RIKMANS erneut das Bild einer nervalen Entgleisung nach der Seite der Hemmung. Diesmal handelte es sich um eine hartnäckige Hemmungsneurose, wobei die stark erhöhte Hemmbarkeit der Rindenzellen ganz besonders auffiel. Die Wiederherstellung der positiven bedingten Verbindungen wurde zum Teil durch die Unterbrechung der experimentellen Arbeit auf einige Tage, zuweilen durch Verkürzung der Wirkung der bedingten Reize, zuweilen auch allein durch die allgemeine Erleichterung der experimentellen Bedingungen, erreicht.

Sobald aber irgendein Hemmreiz (z.B. ein Differenzierungsreiz) auch nur einmalig angewandt wurde, verschwanden alle positiven Reflexe, und der Hund begann hartnäckig das Futter zu verweigern. Von einer Rückkehr zum Normalzustand konnte erst 8 Monate nach der Überschwemmungskatastrophe gesprochen werden.

Ein nicht minder deutliches und typisches Beispiel der nervalen Entgleisung nach der Seite der Hemmung mit nachfolgender Entwicklung eines anhaltenden pathologischen Zustandes wurde zur gleichen Zeit von SPERANSKY an einem Hunde beobachtet, welcher ebenfalls zum ausgesprochen gehemmten Typ der höheren Nerventätigkeit gehörte.

Als dieser Hund ungefähr eine Woche nach der Überschwemmungskatastrophe in das Versuchsgestell gebracht wurde, zeigte sich bei ihm eine für ihn ungewöhnliche motorische Unruhe, fast völliges Fehlen aller früher eingeschliffenen bedingten Verbindungen, und eine hartnäckige Verweigerung des Futters, was sich sogar durch Abwenden des Tieres vom Futternapf äußerte. Dieser Zustand hielt einige Tage an. Ein daraufhin durchgeführtes dreitägiges Fasten erhöhte die Nahrungserregbarkeit des Tieres nicht und besserte die Situation keineswegs. Wenn auch im weiteren Verlauf die bedingten Reflexe zeitweise wieder auftraten, so zeichneten sie sich doch durch außerordentliche Unbeständigkeit aus. Sie waren in

Anwesenheit des Experimentators vorhanden, verschwanden jedoch augenblicklich, sobald er sich nur zur Tür wandte. Die Anwendung des stärksten bedingten Reizes (Klingeln) rief unmittelbar die Erscheinung der Überbelastungshemmung hervor (infolge der beträchtlich erhöhten Hemmbarkeit der Hirnrindenzellen des Tieres), und die vorhanden gewesenen bedingten Verbindungen wurden für lange Zeit ausgelöscht.

Normale Verhältnisse in der Hirnrinde konnten erst fast zwei Monate nach der Überschwemmungskatastrophe wiederhergestellt werden. Daraufhin wurde mit diesem Hund der folgende Versuch durchgeführt: unter der Tür des Raumes, in dem sich das Tier im üblichen Versuchsgestell befand, wurde ein dicker Gummischlauch hindurchgeschoben und im Augenblick des Versuchsbeginnes der Wasserstrom angestellt, so daß eine Pfütze auf dem Steinfußboden des Raumes entstand. Der im Versuchsgestell sitzende Hund sprang eilig auf, blickte unruhig auf das allmählich ansteigende Wasser, begann sich im Versuchsgestell zu wälzen und ließ Symptome von Dyspnoe erkennen. Sogleich verschwanden auch sowohl alle künstlichen wie auch die natürlichen bedingten Nahrungsreflexe, und es machte sich eine hartnäckige Nahrungsverweigerung bei der Fütterung bemerkbar.

Wenn also eine künstlich geschaffene Situation, die dem Bilde der Überschwemmungskatastrophe gewissermaßen ähnlich war, unmittelbar die Wiederholung der nervalen Entgleisung und den mit ihr verbundenen pathologischen Zustand herbeiführen konnte, so läßt sich dadurch überzeugend nachweisen, daß die Ursache der ersten nervalen Entgleisung bei dem betreffenden Hund tatsächlich die Überschwemmungskatastrophe war.

Wie wir im ersten Abschnitt der Erforschung pathologischer, durch schädliche funktionelle Einflüsse hervorgerufener Zustände der höheren Nerventätigkeit erklärt haben, wurden zwei Grundformen der experimentellen Neurose und ebenfalls ein ihnen ähnliches pathologisches Zustandsbild erforscht, wie es durch ungewöhnliche und schädliche Einflüsse der Umwelt unter natürlichen (nicht experimentellen) Bedingungen zustandekommen kann.

Es wurde eine Anzahl von Fällen untersucht, bei denen die Form pathologischer Reaktionen auf schwierige experimentelle Aufgaben oder auf eine lebensgefährliche Situation gewissermaßen mit den Besonderheiten im Typ des Nervensystems in Zusammenhang gebracht werden mußte. In dem betreffenden Forschungsabschnitt wurde auch die Erkenntnis gewonnen, daß die Unausgeglichenheit des Typs der höheren Nerventätigkeit (erregbarer oder hemmbarer Typ) eine notwendige Voraussetzung für die Entwicklung derartiger pathologischer Zustandsbilder darstellt.

Nach Pawlow gelten dabei als gesicherte Tatsachen: „Der chronische pathologische Zustand der Großhirnhemisphären kann auf Grund unserer Erfahrungen und Beobachtungen durch zwei Faktoren hervorgerufen werden: durch das heftige Aufeinandertreffen, den Zusammenstoß von Erregungs- und Hemmungsprozessen und durch starke ungewöhnliche Reize.“[1]

[1] Vorlesungen über die Arbeit der Großhirnhemisphären, Sämtl. Werke, Bd. IV, Berlin, 1953, S. 261.

4. *Die Phasenänderungen der Hirnrindentätigkeit oder die Intermediärzustände zwischen Wachen und Schlafen*

Entwickelt sich beim im Versuchsgestell befindlichen Hund unter dem Einfluß langfristiger schwacher und monotoner Reize oder mehrfacher Anwendung innerer Hemmreize im Verlauf eines Versuches oder letzten Endes einfach als Ergebnis der anhaltenden Ruhigstellung im Versuchsgestell unter Vermeidung von Unruhe ein Schlafzustand, so lassen sich bei einigen Tieren eine Anzahl von Übergangs- oder Intermediärzuständen (Phasen) zwischen Wachen und Schlafen beobachten (wenn man für geräuschlose Umgebung, Ruhe und für die Entfernung aller bedingten Reize sorgt). Es läßt sich bei der Ausbreitung der allgemeinen Schlafhemmung von der Hirnrinde auf die Zentren des Hirnstammes in einigen Fällen das Symptom der flexibilitas cerea, der Katalepsie, beobachten. Dies spricht für das Freiwerden zeitweilig enthemmter statotonischer unbedingter Reflexe, welche das Gleichgewicht des Organismus im Raum sichern. Bei Vertiefung der Hemmung geht dieser Zustand in allgemeine Erschlaffung der Muskulatur und tiefen Schlaf über (Roshanski, Petrowa u. a.). In jenen Fällen, wo die allgemeine Schlafhemmung, welche das motorisch-kinästhetische Gebiet der Hirnrinde betroffen hatte, noch andere Hirnrindengebiete freiließ, gelang es, bedingte Speichelreflexe auf akustische, optische und andere Reize auszulösen. Jedoch erwiesen sich die bedingten motorischen Reaktionen als gehemmt, und der Hund reagierte weder auf künstliche noch auf natürliche bedingte Reize durch Bewegung und nahm das Futter nicht an. Es erfolgte gewissermaßen eine Spaltung der sekretorischen und motorischen bedingten Reaktionen (L. N. Woskressenski, Rikman, Speranski u. a.).

Es handelt sich hier also um Übergangs- und Intermediärphasen zwischen Schlaf- und Wachzustand im Sinne einer Schlafhemmung verschiedener Extensität, die nach und nach immer größere Bezirke der Hirnrinde ergreift, um dann ständig tiefer in die Systeme der somatomotorischen Zentren des Hirnstammes einzudringen.

Bei nervalen Entgleisungen nach der Seite der Hemmung gelang es an Tieren in einer Reihe von Fällen im Zusammenhang mit der sich nach diesen Ereignissen entwickelnden Hemmungsneurose, gewissermaßen eine lange Fixation oder eine häufige Wiederholung eines solchen Übergangs- oder Intermediärzustandes zu beobachten (Petrowa, Rikman, Golowina, Majorow, Jaroslawzewa u. a.).

Von der Schule Pawlows wurde aber auch (außer den beschriebenen Zuständen der Schlafhemmung, die sich, wie bereits erwähnt, durch den Grad ihrer Extensität voneinander unterscheiden) der Intermediärzustand zwischen Wachen und Schlaf als besondere Phasenerscheinung erforscht, welcher durch typische Veränderung in den Wechselbeziehungen zwischen Erregungs- und Hemmungsprozeß charakterisiert wird. Diese Veränderungen äußern sich in Störungen des „Stärkeverhältnisses“ zwischen bedingten Reizen verschiedener Intensität und den sie beantwortenden bedingten Reaktionen.

Diese Vorgänge in der Hirnrinde wurden erstmalig in der bereits erwähnten Arbeit RASENKOWS (1923—1924) ausgezeichnet beobachtet, erforscht und beschrieben. Er sah bei seinen Hunden in einem seiner Versuche mit raschem unmittelbarem Wechsel zwischen Hemmreiz (Hautreiz — 12 Berührungen in 30 Sekunden) und positivem Reiz (der gleiche Reiz, jedoch durch 24 Berührungen in 30 Sekunden) am nächstfolgenden Tage das Bild der nervalen Entgleisung nach der Seite der Hemmung. Zehn Tage lang wurde dann das völlige oder fast völlige Fehlen aller bedingten Reflexe beobachtet. Im Anschluß daran begegnete er jedoch einer völlig neuen und unerwarteten Erscheinung. Zwei Wochen lang machte er nämlich folgende Beobachtung: starke Reize riefen keinen oder fast keinen sekretorischen Effekt hervor, während schwache Reize hingegen paradoxerweise den stärksten Effekt ergaben.

Das beschriebene Bild wurde nach einer weiteren Woche durch einen neuen Zustand abgelöst. Jetzt glichen sich alle bedingten Reize, sowohl die starken, wie auch die schwachen in ihrer Wirkung völlig, indem sie bedingte Reaktionen gleicher Größe hervorriefen.

Nach Ablauf dieser Periode begann eine neue, die ebenfalls sieben Tage dauerte, und während der die bedingten Reize mittlerer Stärke die größte Wirkung zeigten; schwache und starke Reize riefen nur eine unbedeutende oder überhaupt keine bedingte Reaktion hervor. Nach diesem Stadium kehrte die höhere Nerventätigkeit des Hundes zur Norm zurück, und die gewöhnliche Abhängigkeit der Stärke bedingter Reflexe von der Stärke der angewandten Reize wurde wieder hergestellt.

Als WEDENSKI, einer der größten russischen Physiologen, seinerzeit an der peripheren Nervenfaser das von ihm zuerst festgestellte Symptom der parabiotischen Hemmung studierte, die unter der Wirkung verschiedenartiger Faktoren, u. a. durch verschiedene pharmakologische, insbesondere narkotische Substanzen bewirkt werden kann, beschrieb er drei aufeinanderfolgende Entwicklungsstadien dieser Erscheinung: a) ein provisorisches Stadium, in dem die Wirkung starker und schwacher Reize gleich war; b) ein paradoxes Stadium, in dem die schwachen Reize eine größere Wirkung als die starken erkennen ließen; c) ein Hemmungsstadium, in dem weder die einen noch die anderen irgendeinen Effekt ergaben.

Im weiteren Verlauf verlor die Nervenfaser auf der Höhe der Parabiose die Fähigkeit ihrer Erregbarkeit und Leitfähigkeit.

Wenn sich am Ende der Narkose die Funktionen der Nervenfaser wiederherstellen, so laufen diese beschriebenen Stadien in umgekehrter Reihenfolge ab.

An der Ähnlichkeit zwischen diesen von WEDENSKI an der peripheren Nervenfaser erhobenen Befunden auf der einen Seite und den von RASENKOW festgestellten Tatsachen über die Tätigkeit der Großhirnrinde auf der anderen Seite besteht wohl kein Zweifel. Der letztere war der Ansicht, daß den beiden Erscheinungen der gleiche Mechanismus zugrunde liegt, obwohl er gleichzeitig auch einige Unterschiede feststellen konnte, insbesondere das Fehlen des letzten Stadiums in den Versuchen WEDENSKIS (wo Reize mittlerer Stärke die größte Wirkung hervorrufen).

PAWLOW erklärte im Zusammenhang mit den hier beschriebenen funktionellen Abweichungen in der Tätigkeit der Großhirnrinde folgendes: „Bei der Erforschung dieser Abweichungen im Sinne eines Überwiegens der Hemmung, der Schwächung des Erregungsprozesses, gelangten wir zu der Überzeugung, daß die uns überlieferten Entdeckungen des verstorbenen Physiologen WEDENSKI durchaus begründet sind.“[1]

Auf diese Weise hatte RASENKOW die Möglichkeit, in den Störungen der Hirnrindentätigkeit, die unter dem Einfluß hoher Anforderungen an das Nervensystem („schwierige Aufgaben“) zustande kamen und die nervale Entgleisung in Richtung der Hemmung bewirkten, folgende Stadien oder Phasen zu beobachten: 1. ein *Hemmungsstadium*, welches durch das völlige oder fast völlige Verschwinden der bedingten Verbindungen charakterisiert wird; 2. ein *paradoxes Stadium*, in dem die schwachen Reize den größten, die starken jedoch den geringsten Effekt ergeben; 3. das *Ausgleichsstadium*, in dem alle bedingten Reize unabhängig von ihrer Stärke die gleiche Wirkung hervorrufen; 4. die sogenannte Phase der *mittleren Reize*, in der die Reize mittlerer Stärke die größte Wirkung erkennen lassen.

Während die drei ersten Phasen später häufig beschrieben und von anderen Untersuchern bestätigt worden sind, so war die letzte Phase — die Phase der mittleren Reize — infolge ihrer Unbeständigkeit und Flüchtigkeit bis jetzt nur sehr selten zu beobachten (RIKMAN, ROSENTAL, MAKAROW).

Während nach der ersten Anwendung der „schwierigen Aufgabe“ alle von RASENKOW beobachteten Phasenänderungen insgesamt fünf Wochen anhielten, so war dies bereits nach der zweiten Anwendung der gleichen Aufgabe nur 1½ Wochen lang der Fall, nach der dritten Anwendung — nur vier Tage lang, und nach der vierten waren diese Vorgänge überhaupt nicht mehr zu beobachten. Daraus wird die hohe Übungs- und Adaptationsfähigkeit des Nervensystems bei der Lösung „schwieriger experimenteller Aufgaben“ ersichtlich.

Abgesehen von der Hemmungsphase wurden die Ausgleichsphase und die paradoxe Phase im Verlauf experimenteller Neurosen später von vielen Mitarbeitern der PAWLOWschen Laboratorien beschrieben (PETROWA, RIKMAN, USSIJEWITSCH, N. W. SIMKIN, ROSENTAL, KUIMOW, JAROSLAWZEWA, MAJOROW, NARBUTOWITSCH, SKOWORODA-SATSCHINJAJEW u. a.). Auch konnte die rasch vorübergehende, in wenigen Minuten ablaufende Erscheinung dieser Phasenzustände ebenfalls beim Einschlafen und Erwachen an einigen Hunden festgestellt werden, die sich im natürlichen, normalen Schlafzustand befanden. Dadurch wurde überzeugend nachgewiesen, daß diese Phasen im Grunde genommen lediglich Übergangs- und Intermediärzustände zwischen Wach- und Schlafzustand darstellen (BIRMAN, ROSENTAL, N. W. SIMKIN u. a.). Folglich sind es die gleichen Vorgänge, die hier in wenigen Minuten ablaufen und sich bei den experimentellen Neurosen auf Tage, Wochen, ja sogar Monate ausdehnen.[2]

[1] Zwanzigjährige Erfahrungen mit dem objektiven Studium der höheren Nerventätigkeit (des Verhaltens) der Tiere, Sämtl. Werke, Bd. III/2, Berlin, 1953, S. 304.

[2] Die Entartung der „Stärkeverhältnisse“ zwischen den bedingten Reizen wurde in der letzten Zeit von A. I. MAKARYTSCHEW ausführlich erforscht.

Schon im Jahre 1910 beobachtete SCHISCHLO folgende interessante Tatsache: Während sich beim Hunde durch Anwendung bedingter Temperaturreize (Wärmereize) eine Schläfrigkeit entwickelte, konnte er einen Zustand beobachten, in dem die positiven bedingten Reize völlig oder fast völlig ihre Wirkung verlieren. Der Hemmreiz ließ dagegen eine deutlich ausgesprochene Wirkung erkennen, d. h. während die positiven bedingten Verbindungen verlorengingen, wurden die Hemmverbindungen auf der anderen Seite enthemmt.

Dieser von PAWLOW später als *ultraparadoxe Phase* bezeichnete Zustand wurde ebenfalls häufig im Zusammenhang mit den nervalen Entgleisungen auf die Seite der Hemmung und bei der Entwicklung der Hemmungsform einer experimentellen Neurose beschrieben (PETROWA, IWANOW-SMOLENSKI, RASENKOW, RIKMAN, SHURAWLJOW, ASRATJAN, JAROSLAWZEWA, L. W. WASSILJEWA, ROSENTAL u. a.). Besonders eingehend wurde diese Phase von SEWALD und PETROWA erforscht.

Bei der Wirkung narkotischer Substanzen (Chloralhydrat, Urethan) beobachtete man ein allmähliches Erlöschen der bedingten Reflexe, zuerst auf schwache, dann auf mittlere und schließlich auf starke bedingte Reize (LEBEDINSKAJA). Dieser Zustand wurde als narkotische Phase bezeichnet und bei einigen chronischen pathologischen Zuständen mit Abweichungstendenz zur Hemmung beobachtet, die durch anhaltende Erschöpfung der Hirnrindenzellen (SPERANSKI), aber ebenfalls bei experimentellen Neurosen hervorgerufen wurden (JAKOWLEWA, ROSENTAL, JAROSLAWZEWA u. a.).

ROSENTAL (1936) rief mit Hilfe häufiger Anwendung beträchtlich abgerückter (verspäteter) bedingter Reflexe in der Großhirnrinde des Hundes eine allgemeine Hemmung hervor, erforschte dabei den allmählichen Übergang von einem Intermediärzustand in den anderen und war gewissermaßen bemüht, die „Aufeinanderfolge der Phasen“, ihre genaue Abstufung und ihre Entwicklungsordnung zu ergründen. ROSENTAL wurde durch seine Versuche zu folgender Klassifikation veranlaßt: 1. Normalzustand der Großhirnrinde; 2. Übergangszustand zur Ausgleichsphase; 3. Ausgleichsphase; 4. Übergang zur narkotischen Phase; 5. narkotische Phase; 6. paradoxe Phase; 7. Hemmungsphase. Jedoch muß betont werden, daß die Aufeinanderfolge in der Entwicklung der Phasenbilder in beträchtlichen Grenzen variiert.[1]

Die Übergangsphasen zwischen Wachzustand und Schlaf sind nach PAWLOW verschiedene Stufen der Extensität und Intensität des Hemmungsprozesses in den Großhirnhemisphären, doch gibt es zwischen ihnen selbstverständlich noch qualitative Unterschiede.

[1] Die Ausgleichsphase und paradoxe Phase lassen sich nicht nur bei bedingten Reflexen geringer Stärke beobachten (Phasenzustände im niedrigen Bereich), sondern umgekehrt auch bei hohem Niveau (in höherem Bereich), was zuerst von RIKMAN beobachtet wurde. Das gleiche gilt für die ultraparadoxe Phase (die in höherem Bereich in unseren Versuchen erstmalig beobachtet wurde). Das Verhältnis dieser Phase zu anderen Phasen und ihr Zusammenwirken konnte bisher noch nicht geklärt werden. PAWLOW sah in ihr eine pathologische Verzerrung der Induktionsverhältnisse.

Mit Rücksicht darauf, daß die Intermediärzustände zwischen Schlafen und Wachen bei der Entwicklung des hypnotischen Schlafes besonders klar zum Ausdruck kommen, hat PAWLOW sie ebenfalls als hypnotische Phasen bezeichnet.

„Es kann keinem Zweifel unterliegen", erklärt er, „daß die sich ausbreitende und vertiefende Hemmung verschiedene Grade des Hypnosezustandes bildet und bei ihrer maximalen Ausbreitung von den Großhirnhemisphären in die tieferen Gehirnabschnitte den normalen Schlaf bewirkt. Besondere Aufmerksamkeit wurde auch der bei unseren Hunden beobachteten Vielgestaltigkeit und Mannigfaltigkeit der Hypnosestadien gewidmet, die in ihrem Beginn vom Wachzustand fast gar nicht zu unterscheiden waren. Von diesen Stadien, die sich durch die Intensität der Hemmung voneinander unterscheiden, verdienen die sogenannte Ausgleichsphase, die paradoxe und die ultraparadoxe Phase besondere Beachtung. ... Was die Extensität der Hemmung anbelangt, so lassen sich funktionelle Dissoziationen sowohl in der Hirnrinde selbst wie auch zwischen ihr und den tieferen Hirnabschnitten feststellen. In der Hirnrinde kommt es besonders leicht und oft zu einer funktionellen Isolation der motorischen Sphäre von den übrigen Rindenanteilen und gerade in diesem Gebiet war auch in unseren Versuchen die funktionelle Dissoziation besonders deutlich."[1]

5. *Die weitere Entwicklung der Erforschung der durch funktionelle Einwirkung hervorgerufenen pathologischen Veränderungen der höheren Nerventätigkeit*

Die weitere Entwicklung der Auffassung über die Zerrüttung des Erregungs- und Hemmungsprozesses sowie über die nervale Entgleisung auf die Seite der Hemmung oder Erregung und über die experimentellen Neurosen erfolgte vor allen Dingen durch Untersuchungen aller möglichen Situationen, welche diese Zustände hervorrufen können. Dies hat für die Erforschung der wesentlichen pathogenetischen Mechanismen, welche den pathologischen, die nervale Entgleisung bedingenden Abweichungen der höheren Nerventätigkeit zugrunde liegen, besondere Bedeutung.

Folgende Maßnahmen können zu einer solchen Situation führen: die Anwendung übermäßig starker Reize (PETROWA, NARBUTOWITSCH u. a.); die Ausarbeitung außerordentlich feiner und zahlreicher Differenzierungen (ROSENTAL, MAJOROW, GOLOWINA, SKIPIN, JAROSLAWZEWA u. a.); langfristige Verlängerung des Differenzierungsreizes (JAKOWLEWA, NARBUTOWITSCH); die Ausarbeitung schwieriger Differenzierungen komplizierter Reizsynthesen (IWANOW-SMOLENSKI, JURMAN, A. M. SIMKINA); die Ausarbeitung eines bedingten Reizes nur auf jeden vierten Reiz (USSIJEWITSCH); der bereits erwähnte rasche unmittelbare Wechsel vom Hemmreiz auf den positiven Reiz (STROGANOW, PETROWA, SOLOWEITSCHIK, NARBUTOWITSCH u. a.). Schließlich hat die Änderung des dynamischen

[1] Zwanzigjährige Erfahrungen mit dem objektiven Studium der höheren Nerventätigkeit (des Verhaltens) der Tiere, Sämtl. Werke, Bd. III/2, Berlin, 1953, S. 460–461.

Stereotyps mehr und mehr Aufmerksamkeit erregt. Diese Änderung besteht darin, daß im System der bedingten positiven Reflexe und Hemmungsreflexe, die Tag für Tag in ständig gleicher stereotyper Aufeinanderfolge von Reizen und dazwischenliegenden Pausen wiederholt und eingelernt worden sind, plötzlich eine Veränderung der aufgestellten gewohnten Ordnung erfolgte, sei es im Sinne einer Umstellung in der Reihenfolge der Reize, sei es im Sinne einer Veränderung der Pausenlänge oder auch einer völligen Änderung des Stereotyps, oder schließlich einer Änderung, welche nur einzelne Reize betrifft — die meist zu Paaren miteinander verknüpft waren. Dies führt in den meisten Fällen zur nervalen Entgleisung (SOLOWEITSCHIK, NARBUTOWITSCH, USSIJEWITSCH, JAKOWLEWA, KUIMOW, TIMOFEJEWA u. a.).

Als PAWLOW alle Situationen einander gegenüberstellte, die für das Nervensystem des Hundes als „schwierige Aufgaben" anzusehen sind und zu pathologischen Abweichungen höherer nervaler Prozesse, zu den experimentellen Neurosen führen können, gelangte er (1935) zu der Auffassung, daß alle diese Situationen in folgende drei Grundgruppen eingeteilt werden können:

a) Überanstrengung des Erregungsprozesses (bei der Wirkung äußerer Faktoren von außergewöhnlicher, großer Stärke, wie wir dies z. B. bereits in den Arbeiten von RIKMAN und SPERANSKI gesehen haben);

b) Überanstrengung des Hemmungsprozesses (wie es beispielsweise in den bereits beschriebenen Versuchen PETROWAS angegeben worden ist, und wie dies bei allen Hemmungsüberlastungen des Nervensystems durch Wirkung zahlreicher, außerordentlich feiner, komplizierter und auch verlängerter Differenzierungen und anderer Hemmungen der Fall ist);

c) Überanstrengung der Beweglichkeit nervaler Prozesse (hierher gehört vor allem der unmittelbare Wechsel zwischen Hemmreiz und positivem Reiz und alle möglichen Umstellungen dynamischer Stereotypen).

„Wie jeder Arzt weiß", erklärt PAWLOW, „besteht die Nerventätigkeit aus zwei Mechanismen: dem Erregungsprozeß und dem Hemmungsprozeß. Heute unterscheiden wir bei diesen beiden Prozessen drei Grundmomente. Dieses sind: die Stärke dieser nervalen Prozesse, sowohl des Erregungsprozesses wie auch des Hemmungsprozesses; die Beweglichkeit dieser Prozesse — ihre Trägheit oder Labilität; und schließlich das Gleichgewicht zwischen diesen Prozessen.

Selbstverständlich basiert auf dem normalen Verlauf dieser Prozesse mit solchen Eigenschaften auch die gesamte normale höhere Nerventätigkeit, nicht nur der Tiere, sondern auch des Menschen. Die höhere Nerventätigkeit des Menschen wird in der üblichen Terminologie allgemein als ‚psychische Tätigkeit' bezeichnet...

Alle diese Prozesse mit ihren Grundeigenschaften können vom normalen Wege abweichen und zu pathologischen Prozessen werden. Hierfür besitzen wir ganz bestimmte Verfahren. Solche Verfahren sind: die Überanstrengung des Erregungsprozesses, die Überanstrengung des Hemmungsprozesses und die Überanstrengung der Beweglichkeit nervaler Prozesse."[1]

[1] Zwanzigjährige Erfahrungen mit dem objektiven Studium der höheren Nerventätigkeit (des Verhaltens) der Tiere, Sämtl. Werke, Bd. III/2, Berlin, 1953, S. 513—514.

Wie bereits von einigen Untersuchern festgestellt wurde, ist es von Interesse, daß die Erscheinungen der nervalen Entgleisung und die Entwicklung dieser oder jener damit in Verbindung stehender pathologischer Störungen der höheren Nerventätigkeit vielfach nicht unmittelbar nach Stellung einer kritischen, „schwierigen Aufgabe" erfolgt, nicht unmittelbar nachdem durch diese eine Überanstrengung der höheren nervalen Prozesse hervorgerufen worden ist, sondern erst im Verlauf einiger Zeit, also nach einem gewissen zeitlichen Intervall und mit gewisser Verspätung, z. B. nach 1 bis 2 Tagen (PETROWA, RIKMAN, SOLOWEITSCHIK, JAKOWLEWA, JAROSLAWZEWA, IWANOW-SMOLENSKI u. a.).

Eine besondere Gruppe bilden die sich allmählich entwickelnden chronischen Störungen der höheren Nerventätigkeit, die nichts mit irgendwelchen eindeutig bestimmbaren „schwierigen Aufgaben" zu tun haben und infolgedessen auch nicht das Wesen einer akuten nervalen Entgleisung zeigen.

In einzelnen Fällen begannen alle bedingten Reflexe gewöhnlich nach langer und ununterbrochener Laboratoriumsarbeit mit den gleichen bedingten Reizen (oft 2 bis 4 Jahre und länger) ohne erkennbare Ursache allmählich geringer zu werden, bis sie schließlich verschwanden, wobei es gleichzeitig durchaus möglich war, daß Reflexe auf neue, früher niemals angewandte bedingte Reize gebildet wurden; oder aber, wenn auch die bedingten Verbindungen nicht völlig verschwanden, so begann sich doch bald eine ungewöhnlich rasche Erschöpfbarkeit, eine Hemmbarkeit bei ihrer häufigen Wiederholung, und bald auch die Entwicklung von Phasenerscheinungen bemerkbar zu machen, die ohne längere Ruhepause nicht verschwanden, sondern hartnäckig bestehen blieben; in anderen Fällen machte sich nach langer Arbeit, die über eine Reihe von Jahren hindurch fortgesetzt wurde, eine Schwächung der Prozesse innerer Hemmung bemerkbar (PODKOPAJEW, BIRJUKOW, SHURAWLJOW, SPERANSKI, JAROSLAWZEWA, NARBUTOWITSCH u. a.). Infolgedessen war für alle diese Gruppen die Entwicklung verzögerter, chronischer Störungen der höheren Nerventätigkeit charakteristisch, welche durchaus mit den Bildern experimenteller Neurosen Ähnlichkeit hatten. Es bestand jedoch kein Zusammenhang mit dem, was vorher als Erscheinung der neurodynamischen Verschiebungen im Nervensystem bezeichnet wurde. Auch konnten diese Störungen nicht als Ergebnis einer akuten nervalen Entgleisung angesehen werden.

Fast in allen derartigen Fällen von Störungen der Rindendynamik kam es nach längerer Ruhepause zu ihrer völligen Rückbildung, besonders dann, wenn die alten bedingten Reize durch neue ersetzt wurden. Es wäre jedoch völlig falsch, diese Vorgänge durch Verschleiß oder Degeneration von Rindenzellen erklären zu wollen. In der Tat kam es unter dem Einfluß langfristiger, ununterbrochener und einseitiger Arbeit hier zu einem chronischen, doch rückbildungsfähigen Erschöpfungszustand dieser Zellen mit langsamer, allmählicher Erniedrigung der funktionellen Grenze ihrer Leistungsfähigkeit, wobei sich Erscheinungen einer hartnäckigen, lange bestehenden Überbelastungshemmung bemerkbar machten.

Auch die chronische Schwächung der inneren Hemmung wird unter den Bedingungen der Ruhe, des Ersatzes von Reizen und der allmählichen Übung deutlich reversibel.

Letzten Endes stehen die oben beschriebenen chronischen Störungen der höheren Nerventätigkeit ihrem Bilde nach vermutlich den experimentellen Neurosen nahe, allerdings ist die hohe Anforderung an das Nervensystem („schwierige Aufgabe") hier nicht mit einer akut entstehenden Situation gleichbedeutend, sondern die Überanstrengung höherer nervaler Prozesse entsteht in diesem Falle allmählich.

Während wir im ersten Fall gewissermaßen mit einem groben Modell des akuten psychischen Traumas zu tun haben, so handelt es sich im zweiten Fall um ein ähnliches Modell des chronischen psychischen Traumas oder der beständigen psychischen Überanstrengung.

Wie bereits betont wurde, herrschte im ersten Entwicklungsstadium der Erforschung experimenteller Neurosen die Ansicht, daß die nervale Entgleisung ausschließlich, oder zum mindesten nahezu regelmäßig, eine Eigenheit des unausgeglichenen Typs des Nervensystems sei.

Tatsächlich bestätigten die individuellen Charakteristika einer Anzahl von Tieren, welche deutlich zum starken und ausgeglichenen Typ gehören, in der ersten Zeit diesen Eindruck (Petrowa, Stroganow, Narbutowitsch, Jaroslawzewa, Soloweitschik u. a.). Wenn auch unter dem Einfluß der Zerrüttungen des Erregungs- und Hemmungsprozesses einige Schwankungen der höheren Nerventätigkeit bei diesen Hunden beobachtet werden konnten, so waren sie doch nur unbedeutend und flüchtig und überschritten meistens nicht die Grenze jenes Analysators, in dem die Zerrüttung erfolgte. In einem derartigen Fall wurden 13 Zerrüttungen vorgenommen (Narbutowitsch), in einem anderen Fall ungefähr 20 (Stroganow), in einem dritten 30 (Petrowa), und im vierten 39 (Jaroslawzewa); dennoch gelang es weder eine echte nervale Entgleisung, noch eine experimentelle Neurose hervorzurufen.

Durch eine Anzahl weiterer Untersuchungen konnte jedoch überzeugend nachgewiesen werden, daß bei bestimmter Zusammenstellung, Variation und andauernder Wiederholung „schwieriger Aufgaben" auch die Vertreter des ausgeglichenen, starken Typs der höheren Nerventätigkeit das deutliche Bild der nervalen Entgleisung und das Bild der experimentellen Neurose erkennen lassen (Petrowa, Narbutowitsch, Jakowlewa, Golowina, Jaroslawzewa u. a.). Diese experimentellen Ergebnisse veranlaßten Pawlow zu folgender Erklärung: „Auch bei den ausgeglichenen und starken Tieren, d. h. bei denjenigen, wo beide Prozesse, sowohl der Erregungsprozeß, als auch der Hemmungsprozeß auf gleicher Höhe stehen und wo auch die Beweglichkeit dieser Prozesse normal ist, können ebenfalls Nervenerkrankungen hervorgerufen werden. Jedoch kostet dies erheblich mehr Zeit und Mühe, da erst verschiedene Verfahren ausprobiert werden müssen. Bei den erregbaren und „schwachnervigen" Tieren gelingt dies indessen sehr leicht."[1]

Bekanntlich war man im ersten Abschnitt der Erforschung nervaler Entgleisungen der Ansicht, daß die nervale Entgleisung nach der Seite der Erregung

[1] Zwanzigjährige Erfahrungen mit dem objektiven Studium der höheren Nerventätigkeit (des Verhaltens) der Tiere, Sämtl. Werke, Bd. III/2, Berlin, 1953, S. 516.

nur beim erregbaren Typ, die Entgleisung nach der Seite der Hemmung indessen nur bei dem schwachen hemmbaren Typ möglich sei. Jedoch erwiesen weitere Untersuchungen, daß diese Annahme nicht richtig war. Es zeigte sich, daß nervale Entgleisungen in beiden Richtungen möglich sind und ebenfalls bei Vertretern des starken und ausgeglichenen Typs hervorgerufen werden können. Es stellte sich weiter heraus, daß auch bei den Vertretern des erregbaren, d. h. des unausgeglichenen Typs eine nervale Entgleisung nicht nur nach der Seite der Erregung, sondern auch nach der Seite der Hemmung vorkommen kann (Jakowlewa, Narbutowitsch, Jaroslawzewa, Majorow u. a.). Die Zugehörigkeit der Form einer nervalen Entgleisung zu einem bestimmten Typ des Nervensystems hat demnach weitgehend relativen Charakter: Wenn auch die nervale Entgleisung nach der Seite der Hemmung am häufigsten bei Tieren vom schwachen, hemmbaren Typ angetroffen wird, die nervale Entgleisung nach der Seite des Erregungsprozesses indessen am deutlichsten bei Hunden des starken, erregbaren Typs vorkommt, so können diese beiden Formen der nervalen Entgleisung ebenso bei anderen Typen der höheren Nerventätigkeit beobachtet werden (sowohl bei den starken, ausgeglichenen, als auch bei den unausgeglichenen).

Es ist anzunehmen, daß die Form der nervalen Entgleisung von der Gesamtheit und den Wechselwirkungen vieler Faktoren abhängig ist, wozu außer den Grundzügen des Typs der Tiere, die Besonderheiten der Situation der Entgleisung, der Charakter und die Reihenfolge der dem Tier gestellten „schwierigen Aufgaben", die Erfahrungen seiner Vergangenheit, der Zustand seiner somatischen Gesundheit, Besonderheiten des Alters usw. gehören. So verändert z. B. der Prozeß des Alterns selbst bereits beträchtlich die Rindendynamik der Tiere und bestimmt infolgedessen auch ihr besonderes Verhalten gegenüber „schwierigen Aufgaben" (Tonkich, L. A. Andrejew, Soloweitschik, Petrowa, Ussijewitsch, Jakowlewa, A. M. Pawlowa, Podkopajew u. a.). Das gleiche gilt für den Zustand der Trächtigkeit (Fursikow, Rosental, Prorokow u. a.). Sehr wesentlich kann man die Rindendynamik durch starke Erhöhung der Nahrungserregbarkeit, wie sie durch strenges Fasten hervorgerufen werden kann, verändern, wobei es zu besonders starken Phasenerscheinungen kommt (Rikman, Petrowa, Soloweitschik u. a.). Deutlich ausgeprägte Phasenzustände treten beim Hund auch bei der Geschlechtserregung auf (Gubergritz, Majorow, Wyrshikowski, W. I. Pawlowa).[1] Schließlich werden beträchtliche und zunehmende Störungen der höheren Nerventätigkeit der Tiere bei langem chronischem Hungerzustand beobachtet (Frolow, Rosental).

Alle hier erwähnten Möglichkeiten zeigen mit genügender Deutlichkeit, daß die Bereitschaft des Hundes zur nervalen Entgleisung in dieser oder jener Form nicht allein vom Typ des Nervensystems abhängig ist. Von den entsprechenden Beispielen wird weiter die Rede sein.

[1] Zitiert nach dem Buch von F. P. Majorow „Die Geschichte der Lehre über die bedingten Reflexe", Akademie der medizinischen Wissenschaften der UdSSR, 1948, S. 128—129 und 280—281.

Wenn zu Beginn der Erforschung experimenteller Neurosen die Phasenzustände, die Ausgangslage oder das völlige Verschwinden positiver bedingter Reflexe (Hemmungssyndrom) auf der einen Seite untersucht worden sind und dann das Bild der allgemeinen Enthemmung, des Verlustes aller früher erworbenen Hemmungen (das Syndrom der überwiegenden Erregung und Enthemmung) auf der anderen Seite, so hat sich nach Erforschung und Beschreibung der Phasenzustände die Situation beträchtlich verändert. Die Verschiedenartigkeit der Syndrome, welche bei den experimentellen Neurosen beobachtet werden konnten, war sehr beträchtlich, wobei sich noch die Neigung zu ihrer weiteren Differenzierung bemerkbar machte.

Schon das Bild der Neurose mit Überwiegen des Erregungsprozesses wurde dadurch kompliziert, daß jetzt gemeinsam mit der allgemeinen motorischen Erregung, welche meistens aktiven Abwehrcharakter mit Zerrüttung und Enthemmung innerer Hemmungen hatte (der Differenzierungen und der bedingten Hemmungen), auch das Entstehen von Phasenerscheinungen höheren Grades, insbesondere die ultraparadoxe Phase beobachtet werden konnte (NARBUTOWITSCH, JAKOWLEWA, USSIJEWITSCH). Es zeigte sich also, daß die Entgleisung nach der Seite der Erregung gleichzeitig in gewissem Umfang auch mit einer Entgleisung nach der Seite der Hemmung einhergehen kann, wobei ein Bild entsteht, als handele es sich um eine gemischte Neurose, bei der die Erscheinungen überwiegender Erregung und Enthemmung gleichzeitig mit einem Intermediärzustand vorkommen, wie er zwischen Wachen und Schlafen beobachtet wird (Phasenzustände; nach PAWLOW: hypnotische Phasen).

Was die Hemmungsneurosen betrifft, so bietet bei ihnen gewöhnlich der Reichtum, die Mannigfaltigkeit und die Deutlichkeit der Phasenzustände und ebenfalls die Dynamik in den Übergängen und im Wechsel dieser Zustände ein bedeutend differenzierteres, komplizierteres und wechselnderes Bild als dies bei der Erregungsneurose beobachtet werden kann. Schon im voraus sei nebenbei bemerkt, daß auch die Hemmungsneurosen ihrem Wesen nach häufig gemischt sind, da die deutlich ausgeprägten und beständigen Übergangszustände zwischen Wachen und Schlafen (verschiedene Etappen der ausstrahlenden Hemmung), nach PAWLOW[1] sich in diesem Falle häufig mit den Erscheinungen der allgemeinen motorischen Unruhe kombinieren (meist von passivem Abwehrcharakter).

Infolgedessen ist bei der anfänglichen scharfen Gegensätzlichkeit zwischen Erregungs- und Hemmungsneurosen die Genauigkeit ihrer Abgrenzung beträchtlich verwischt worden, wozu noch ein weiterer Umstand beiträgt.

Ausführliche und sorgfältige Untersuchungen verschiedener typologischer Variationen beim Hund hatten nämlich erwiesen, daß in einer Reihe von Fällen bei der Überanstrengung von Rindenprozessen ein unmittelbarer Übergang von einem Bild mit deutlichem Überwiegen der Erregung zu einem Bild mit deutlich ausgeprägtem Überwiegen des Hemmungsprozesses und der Phasenzustände

[1] Vorlesungen über die Arbeit der Großhirnhemisphären, Sämtl. Werke, Bd. IV, Berlin, 1953, S. 224.

beobachtet werden kann (NARBUTOWITSCH, MAJOROW u. a.). Nicht selten gelang es auch, häufige Schwankungen und Verschiebungen in der Rindendynamik zu beobachten, bald nach der Seite des überwiegenden Erregungsprozesses, bald nach der Seite des überwiegenden Hemmungsprozesses, zuweilen in wechselnden Bildern und abhängig vom Gleichgewicht beider nervaler Prozesse. Diese Beobachtungen veranlaßten die Einführung des neuen Begriffes der zirkulären Neurose oder der zyklischen neurotischen Zustände (PETROWA, JAKOWLEWA, NARBUTOWITSCH, JAROSLAWZEWA, WASSILJEWA, ROSENTAL u. a.).

Die einige Jahre vor dem Tode PAWLOWS in seinen Laboratorien begonnene Erforschung der *Beweglichkeit* in den Hirnrindenprozessen eröffnete der Pathophysiologie der höheren Nerventätigkeit weite Perspektiven. Noch wenig erforscht blieben damals bedauerlicherweise die krankhaften Störungen der Beweglichkeit sowohl in Form der pathologischen Trägheit als auch in Form der pathologischen Labilität nervaler Prozesse, welche nicht selten in den Bildern experimenteller Neurosen angetroffen wurden. Wir werden weiter unten zu diesen Fragen zurückkehren, die hier nur kurz gestreift werden sollen.

Bei einigen Hunden wurde zusammen mit einer schnellen Enstehung bedingter Reaktionen als Antwort auf den Reiz und zusammen mit ihrer beträchtlichen Reaktionsstärke auch eine außerordentlich rasche Erschöpfbarkeit dieser Reaktionen bemerkt. In solchen Fällen hatte der bedingte Reflex gewissermaßen explosiven Charakter. Diese Störung des Erregungsprozesses, welche mit den Vorgängen bei der Erregungsschwäche Ähnlichkeit hat, wurde von PAWLOW als Ausdruck der pathologischen Labilität der nervalen Erregung angesehen.

Als PETROWA beim Hund den Hemmungsprozeß überanstrengte (hauptsächlich mit Hilfe der Verlängerung von Differenzierungen), erzielte sie eine deutlich ausgeprägte Unbeständigkeit des Hemmungsprozesses, also seine pathologische Beweglichkeit: bald wurden Erscheinungen der Enthemmung, bald eine ultraparadoxe Phase, bald zirkuläre und zyklische Schwankungen beobachtet. So entstanden verschiedene Phobien, insbesondere eine deutliche Tiefenphobie.

Waren diese Phobien erst einmal entstanden (pathologische passive Abwehrreaktionen), so äußerte sich auch ihre charakteristische Beständigkeit und Trägheit, die Behandlungsversuchen nur schwer zugänglich war. PETROWA gelang der experimentelle Beweis, daß sich beim Auftreten der pathologischen Beweglichkeit des Hemmungsprozesses (der inneren Hemmung) die Tendenz zur Enthemmung der früher vom Tier erlebten Angstzustände bemerkbar macht, die auf irgendeine Weise in seinen zurückliegenden Erfahrungen die passiven Abwehrreaktionen fixiert haben. Mit der Beseitigung der pathologischen Störungen des Hemmungsprozesses verschwanden gewöhnlich auch die Phobien. Die Phobien äußerten sich je nach ihrem Charakter durch Trägheitserscheinungen des Erregungs- oder Hemmungsprozesses. Allerdings muß noch einmal betont werden, daß die Störungen der Beweglichkeit von Hirnrindenprozessen in den Bildern der experimentellen Neurosen bisher noch sehr wenig erforscht worden sind.

Sowohl bei den eben erwähnten Fällen als auch in den früher mehrfach beschriebenen pathologischen Bildern fällt bei den Hunden auf, daß sich die auf experimentelleWeise hervorgerufenen Störungen der höheren Nerventätigkeit nicht auf die engen Grenzen der Erlebnisse der Hunde im Laboratorium beschränken. Sie wirken sich gewöhnlich nicht nur mehr oder minder auch auf das ganze Verhalten der Tiere im Versuchsgestell, sondern auch unter natürlichen Bedingungen aus.

„Die neurotischen Zustände äußern sich darin", erklärt PAWLOW, „daß das Tier auf seine Lebensbedingungen nicht wie gewöhnlich reagiert. Dies gilt sowohl für die Reaktionsweise im Laboratorium als auch für das allgemeine Verhalten. Was das letztere betrifft, so mußte jeder am Versuch Beteiligte zugeben, daß der früher gesunde Hund seit dieser Zeit krank geworden ist... Die Störung des nervalen Gleichgewichtes konnten nicht nur wir am System der bedingten Reflexe gut bemerken, sondern auch unsere Laboratoriumshelfer berichteten auf Grund ihrer Feststellungen über gleiche Ergebnisse. Nach ihren Äußerungen war der Hund vorher gehorsam und in Dingen der Ordnung gelehrig; er wußte auch, wohin er zu gehen hatte, wenn er zum Versuch geführt wurde. Doch plötzlich änderte sich das ganze Bild deutlich. Jetzt erklärten sie spontan, daß der Hund dumm oder sogar irrsinnig geworden sei. Das neurotische Bild äußerte sich bei den erkrankten Tieren auf sehr verschiedene Weise...."[1]

Vor allen Dingen machen sich im Verhalten der Tiere dann beträchtliche Unterschiede bemerkbar, sobald im Augenblick der akuten Überanstrengung des Nervensystems die kritische Situation der „Entgleisung" (der Zusammenstöße zwischen Erregungs- und Hemmungsprozessen) zur Anwendung gelangt. Erinnern wir uns an die Reaktion des RIKMANschen Hundes auf den Einfluß einer plötzlichen ungewöhnlichen und furchteinflößenden Situation, an die Reaktion der allgemeinen Erstarrung mit ausgedehnter Irradiation der Hemmung nicht nur auf die Hirnrinde, sondern auch auf die tiefergelegenen Abschnitte des Gehirnes, an die Reaktion, welche nach RIKMAN Ähnlichkeit mit dem Zustand der Dezerebrations-Rigidität hat. Einer der Hunde von PETROWA stand im Moment des Zusammenstoßes von Erregungs- und Hemmungsprozeß (neurodynamische Verschiebung) „wie ein Denkmal, wie ein Ölgötze da". Nicht selten drehten sich die Hunde unter diesen Bedingungen mit dem ganzen Körper heftig zu der dem Reiz oder dem Futternapf entgegengesetzten Seite, wobei sie den Rücken zeigten und ein Geheul oder Stöhnen laut werden ließen; mitunter begannen sie sich im Versuchsgestell zu wälzen oder gerieten sogar in den Zustand der Raserei (am häufigsten Vertreter des erregbaren Typs), wobei sie den Speichelballen zerbrachen sowie die Gummischläuche und den Verband zerbissen. In den Fällen, in denen die Tiere ohne Riemen an das Gestell gewöhnt sind, kann die Situation der Entgleisung (Zusammenstöße) dazu führen, daß sie plötzlich, ja blitzartig vom Gestell springen (z. B. in Versuchen von A. G. IWANOW-SMOLENSKI und auch von M. A. USSIJEWITSCH).

Die Besonderheiten der Reaktionen sind im Einzelfall vom Nerventyp, vom Charakter der „schwierigen Aufgabe", vom physiologischen (nervalen und somatischen) Zustand des Tieres, den Besonderheiten seines Alters usw. abhängig.

[1] Zwanzigjährige Erfahrungen mit dem objektiven Studium der höheren Nerventätigkeit (des Verhaltens) der Tiere, Sämtl. Werke, Bd. III/2, Berlin, 1953, S. 517.

Ebenso verschiedenartig sind jene chronischen Veränderungen im Verhalten der Tiere, welche bei Hunden im Laufe der mehr oder weniger langen pathologischen Zustände beobachtet werden können, die durch funktionelle Einwirkungen und Überanstrengungen ihres Nervensystems hervorgerufen werden.

Auf der einen Seite begegnet man häufig dem Zustand der Schwäche und Schläfrigkeit, der nicht nur im Versuchsgestell, sondern manchmal auch unter allgemeinen Lebensbedingungen des Tieres deutlich in Erscheinung tritt. In dieser Hinsicht beobachtete man im Versuchsgestell am häufigsten die bereits erwähnten Übergangs- und Intermediärzustände zwischen Wachen und Schlafen, insbesondere auch diejenigen, welche PAWLOW als verschiedene Grade der extensiven ausstrahlenden Hemmung im Gehirn bezeichnet hat. Hierher gehören die mehr oder weniger langen Perioden der flexibilitas cerea — der Katalepsie, der katatonieähnlichen (stuporösen) Zustände („abortive Katatonien" nach PETROWA), die Zustände der allgemeinen gespannten Erstarrung mit Spaltung der motorischen und sekretorischen Komponente bedingter Reaktionen, von denen sich die erste als enthemmt erweist, die negativistischen Zustände mit hartnäckiger Verweigerung des Futters, und schließlich die Zustände der allgemeinen muskulären Erschlaffung mit schlaffem Hängen des Tieres in den Gurten und Schnarchen.

Auf der anderen Seite kann die lange nach der nervalen Entgleisung bestehenbleibende Veränderung im Verhalten der Tiere einen völlig anderen Charakter haben, wie wir zum Teil bereits sahen. Besonders häufig begegnet man dem Bild der allgemeinen motorischen Unruhe, mitunter mit Verweigerung des Futters, Winseln, Stöhnen, tiefen Seufzern, nicht selten auch mit Atemnot und reichlichem Speichelfluß. Alle diese Erscheinungen treten deutlich im Versuchsgestell auf, verstärken sich gewöhnlich bei bedingten Reizen (insbesondere bei starken Reizen und Hemmungsreizen) und lassen in den Pausen wieder nach.

Es fällt im Augenblick noch schwer, eine zufriedenstellende Deutung der nervalen Mechanismen zu geben, die derartigen Bildern zugrunde liegen und noch erforscht werden müssen. Doch besteht Veranlassung zu der Annahme, daß hier die Erscheinungen der positiven Induktion eine wesentliche Rolle spielen: die mehr oder weniger tiefe Hemmung der positiven Nahrungsreaktionen ruft eine Enthemmung und Verstärkung der ihnen antagonistisch gegenüberstehenden negativen Abwehrreaktionen hervor.

Es bot sich Gelegenheit, bei einem unserer Hunde im Oktober 1923 noch ein anderes Bild zu beobachten. Der sehr lebhafte, bewegliche, freundliche und an seinem Herrn hängende Hund (ein junger Rüde), welcher dem starken, ausgeglichenen, jedoch trotzdem leicht erregbaren Typ am nächsten stand, änderte plötzlich mit aller Deutlichkeit sein Verhalten nach der nervalen Entgleisung, welche bei ihm durch Differenzierung zweier komplizierter, kombinierter Reize hervorgerufen worden war, wodurch für ihn eine Aufgabe mit unüberwindlichen Schwierigkeiten entstand. Gewöhnlich stürzte der Hund bei Öffnung des Käfigs Hals über Kopf in das Laboratorium, überholte dabei seinen Herrn und kletterte eilig in das Versuchsgestell. Die einfachen bedingten Reflexe und Hemmungsreaktionen waren bei ihm rasch und einfach auszuarbeiten, und er hatte sich stets gierig auf sein Futter gestürzt.

Nach der nervalen Entgleisung floh der Hund beim Anblick des Experimentators in die äußerste Ecke des Käfigs, man mußte ihn mit Gewalt in das Laboratorium schleppen, wobei sein schweigender, jedoch hartnäckiger Widerstand überwunden werden mußte; bestenfalls kroch er träge seinem Herrn nach. Hatte man ihn mühsam in das Versuchsgestell geschleppt, so atmete der Hund schwer, zitterte, stand mit halb gebeugten Pfoten, eingezogenem Schwanz und gesenktem Kopf da und winselte. Jetzt reagierte er auf bedingte Signale überhaupt nicht, oder es machten sich bei ihm die Zeichen der ultraparadoxen Phase bemerkbar, wobei er sich auch vom Futter abkehrte. Bei gewaltsamer Ernährung zeigte sich eine deutliche Erniedrigung des unbedingten Nahrungsreflexes. In diesem Fall mußte man eine ausgedehnte und tiefe Irradiation des Hemmungsprozesses annehmen, die sich nicht nur auf die künstlichen und natürlichen bedingten Verbindungen ausgebreitet hatte, sondern auch auf die unbedingten Reflexe (auf subkortikale Gebiete). Doch schlief der Hund im Versuchsgestell nicht, und sogar ein Halbschlaf war nicht zu bemerken. Dieser Zustand dauerte ungefähr zwei Monate und verschwand spurlos nach einer Ruhepause, Erleichterung der experimentellen Arbeit und Bromtherapie.

Es ergibt sich die Frage, worin die Ähnlichkeit und der Unterschied zwischen einer ausgedehnten Hemmungsirradiation besteht, die über eine Reihe von Übergangsstadien zur Schläfrigkeit und zum Schlaf führt, und jener Irradiation, von der soeben hier die Rede war. Man kann mit unseren gegenwärtigen Kenntnissen kaum eine erschöpfende Antwort auf diese Frage geben. Allerdings fällt dennoch auf, daß sich im letzten Fall die erhöhte Hemmbarkeit hauptsächlich in den Effektorengebieten des Gehirns äußert, wobei der Hemmungsprozeß gewissermaßen in seinen Grenzen zurückgehalten wird; im Zusammenhang damit wird man auf die Erscheinung der Enthemmung eigenartiger, passiver Abwehrhaltungen und -reaktionen aufmerksam, die sich qualitativ kaum von denjenigen unterscheiden, die wir in den oben erwähnten Fällen beschrieben hatten, und weiter auf das Fehlen eines muskulären Erstarrungszustandes (es ist nicht ausgeschlossen, daß die Erscheinungen der positiven Induktion sich hier auf einer anderen Ebene abspielen als in den Fällen allgemeiner motorischer Unruhe und daher eher Merkmale passiver Abwehrreaktionen erkennen lassen; jedenfalls kommen die Erscheinungen der Hemmungsirradiation in unserem Fall deutlicher und extensiver zum Ausdruck). Das ganze Bild trägt gewissermaßen depressiven Charakter.

Ganz besonders deutlich wird folgende Tatsache: Die Störungen des allgemeinen Verhaltens (im Versuchsgestell wie außerhalb desselben), welche bei den Tieren nach der nervalen Entgleisung im Verlauf der dadurch hervorgerufenen pathologischen Zustände auftreten, können zweierlei verschiedenen Verlauf nehmen: a) Zustand der Schwäche und Schläfrigkeit, auf deren Grundlage die Übergangsphasen erscheinen, welche für die verschiedene Ausbreitungsmöglichkeit

(Extensität) der ausstrahlenden (irradiierenden) Hemmung mit katatonieähnlichen Erscheinungen charakteristisch sind; b) Störungen der regulären Wechselbeziehungen zwischen Erregungs- und Hemmungsprozeß, welche meistens mit Phasenzuständen (Ausgleichsphase, paradoxe Phase, ultraparadoxe Phase, Hemmungsphase u. a. Phasen) und mit deutlich ausgeprägten (passiven oder — bei der nervalen Entgleisung nach der Seite der Erregung auch aktiven) Abwehrreaktionen einhergehen.

In beiden Gruppen kann man Fälle antreffen, die mitunter als grobe Modelle psychischer Erkrankungen imponieren.

Einen besonderen Platz nehmen die durch funktionelle Einwirkungen hervorgerufenen zirkulären oder zyklischen Fälle pathologischer Zustände ein, und es fragt sich, ob sie zu Recht als zirkuläre Neurosen bezeichnet werden können. Es besteht allerdings Veranlassung, sie mit den zirkulären neuropsychischen Erkrankungen des Menschen zu vergleichen (mit den Zyklothymien oder Zyklophrenien).

Man soll jedoch niemals vergessen, daß alle diese Gegenüberstellungen im höchsten Maße relativen Charakter haben und sich lediglich auf die allgemeinsten und elementarsten Eigenschaften der nervalen Funktionen beziehen.

Es besteht dennoch kein Zweifel daran, daß uns mit den sogenannten experimentellen Neurosen gewissermaßen einfachste Schemen von Erkrankungen zur Verfügung stehen, die unter dem Einfluß hoher Anforderungen („schwieriger Aufgaben“) entstehen, welche die Auseinandersetzung mit der Außenwelt dem Nervensystem stellt, unter dem Einfluß von Konfliktsituationen, die zur Überanstrengung und zur „Entgleisung“ der höheren nervalen Prozesse und zu pathologischen Bildern führen, welche sich bei weitem nicht immer in den Rahmen der Neurose oder der neurotischen Zustände einfügen lassen.

„Wenn man die aus den von uns hervorgerufenen krankhaften nervalen Zuständen gewonnenen Erkenntnisse auf den Menschen übertragen will“, erklärt Pawlow, „so entsprechen sie dort vielfach den sogenannten psychogenen Erkrankungen.“[1]

6. *Vegetative Störungen im Zusammenhang mit experimentellen Neurosen*

Wir haben bereits wiederholt, wenn auch nur beiläufig, bemerkt, daß im Verlauf der experimentellen Neurosen im Zusammenhang mit den allgemeinen Veränderungen des Verhaltens der Tiere, nach den Feststellungen zahlreicher Untersucher stets auch deutlich ausgeprägte Störungen vegetativer Funktionen beobachtet werden können. Dabei handelt es sich um Atemnot, reichliche Salivation, oder im Gegenteil um eine beträchtliche Erniedrigung der unbedingten Speichelabsonderung usw.

[1] Zwanzigjährige Erfahrungen mit dem objektiven Studium der höheren Nerventätigkeit (des Verhaltens) der Tiere, Sämtl. Werke, Bd. III/2, Berlin, 1953, S. 518.

Jedoch treten außer diesen verhältnismäßig leichten funktionellen Verschiebungen nicht selten auch schwerere vegetative Schäden vorwiegend neurodystrophischen Charakters, z.B. Ekzembildungen, geschwürige Prozesse und ähnliches auf, wie hauptsächlich die Beobachtungen PETROWAS zeigen konnten. Bedauerlicherweise ist das allgemeine Bild und die Dynamik vegetativer Verschiebungen, die unter dem Einfluß nervaler Entgleisungen vor sich gehen und die im Zusammenhang mit den durch sie hervorgerufenen pathologischen Zuständen der höheren Nerventätigkeit der Tiere erfolgen, bis heute verhältnismäßig wenig erforscht worden.

Um so größere Bedeutung haben auf diesem Gebiete die experimentellen Untersuchungen PETROWAS, BYKOWS, USSIJEWITSCHS und ihrer Mitarbeiter.

BYKOW[1] beschreibt einige Fälle experimenteller Neurosen, die er bei Hunden in seinen Laboratorien beobachten konnte und die mit Störungen in der Arbeit innerer Organe einhergingen. Erstmalig wurde das Auftreten nervaler Verschiebungen und Neurosen beim Aufeinanderstoßen eines Erregungs- und Hemmungsprozesses in der Hirnrinde zur Zeit der Regeneration eines erloschenen interorezeptiven bedingten Reflexes beobachtet. Eine solche Störung wurde bemerkt, als auf der Basis des erloschenen interorezeptiven Reflexes versucht wurde, einen exterorezeptiven bedingten Reiz zur Anwendung zu bringen (PYSCHINA). Der interorezeptive bedingte Reflex war nach dem Erlöschen unbeständig und bewirkte bald eine positive, bald eine Hemmungsreaktion. Wenn zu dieser Zeit versucht wurde, die früher ausgearbeiteten exterorezeptiven Reflexe auszulösen, so zeigte sich, daß sie völlig gehemmt waren, oder es machten sich Intermediär- und Übergangszustände, also Phasenerscheinungen bemerkbar. Auf diese Weise rief das unter Schwierigkeiten vor sich gehende Erlöschen des interorezeptiven bedingten Reflexes Erscheinungen der experimentellen Neurose in den exterorezeptiven bedingten Reflexen hervor.

Eine fünfmonatige Unterbrechung der experimentellen Arbeit mit dem Hund führte zu völliger Regeneration der normalen Beziehungen zwischen Erregungs- und Hemmungsprozeß und im Zusammenhang damit zur völligen Regeneration der früher gestörten interorezeptiven und exterorezeptiven bedingten Reflexe.

Besonders deutlich ausgeprägte und anhaltende Störungen neurotischen Charakters wurden in den Laboratorien BYKOWS durch folgendes Beispiel demonstriert: Bei fünf Hunden wurden bedingte Reflexe auf verschiedene unbedingte Reize ausgearbeitet — auf den elektrodermatischen Abwehrreiz und den Nahrungsreiz (WETJUKOW). Außer der Registrierung von Abwehrbewegungen der Pfoten des Tieres und der Speichelabsonderung wurden auch die Atembewegungen des Brustkorbes vermerkt. Dadurch ergab sich die Möglichkeit, einen Einblick in den Zustand der motorischen Sphäre, des Verdauungs- und des Atemsystems zu erhalten.

Anfangs verstärkte sich die motorische bedingte Abwehrreaktion weiter, während sich die sekretorische Nahrungsreaktion dagegen so lange verminderte,

[1] BYKOW, Großhirnrinde und die inneren Organe, Dtsch. Übers., Berlin 1952, S. 292—293.

bis der bedingte Nahrungsreiz sich in den bedingten Reiz der Abwehrreaktion umgewandelt hatte.[1]

Parallel zu diesen Veränderungen konnte eine weiter zunehmende allgemeine motorische Erregung festgestellt werden, welche von Winseln und Bellen begleitet war. Fernerhin wurde festgestellt, daß der bedingte Reiz der Abwehrreaktion begann, die Atemfrequenz zu verlangsamen und Speichelabsonderung hervorzurufen. Gleichzeitig lieferte auch der bedingte Nahrungsreiz erneut einen sekretorischen Effekt.

Wurde mit der Anwendung des bedingten Reizes fortgefahren, jedoch die Bekräftigung durch den unbedingten Reiz dabei unterlassen, so entstand eine heftige Störung der Nerventätigkeit mit dem Charakter einer experimentellen Neurose. Jede Anwendung des bedingten Reizes erzeugte Bellen, Geheul, äußerste Atembeschleunigung und, was besonders interessant war, eine deutlich ausgeprägte Störung in der Tätigkeit des Verdauungstraktes. Bei jeder Wirkung des bedingten Nahrungsreizes (Metronomschläge) verweigerten die Hunde nicht nur das Futter, sondern es konnte bei ihnen gleichzeitig beobachtet werden, wie sie im Takt des Metronoms mit dem Maul in die Luft schnappten, unter Spasmen der Bauchmuskeln schluckten und schließlich erbrachen. Ebenso wurde bei der Wirkung des bedingten Reizes der Abwehrreaktion eine Zerstörung der muskulären Koordination bemerkt. Die Hunde erhoben den Kopf, wobei sich gleichzeitig eine Verstärkung der Extension in den vorderen Gliedmaßen und ein Tonusausfall in den hinteren Gliedmaßen bemerkbar machte.

Bykow vermutet, daß in den hier beschriebenen neurotischen Zuständen nicht nur eine Störung der kortikalen, sondern auch der subkortikalen Tätigkeit ihren Ausdruck findet. Das Auftreten der geschlechtlichen Erregung des Hundes beim Anblick der Hündin rief einen heftigen neurotischen Zustand bis zur Parese der hinteren Extremitäten hervor. Das Ausruhen von der experimentellen Arbeit brachte alle Tiere zum Normalzustand zurück.

Man muß Bykow zustimmen, wenn er erklärt: „Es ist erstaunlich, wie sich durch das harmlose Ertönen eines Metronoms oder einer Glocke die normale Tätigkeit des Zentralnervensystems empfindlich beeinträchtigen läßt, woraus die hohe Bedeutung der Rindenzellen für die Bestimmung grundlegender Lebensfunktionen unter alltäglichen Bedingungen ersichtlich wird."[2]

Von außerordentlichem Interesse sind die noch zu Lebzeiten Pawlows in seinen Laboratorien von Ussijewitsch erzielten Ergebnisse (deren Ausarbeitung der letztere später mit seinen Mitarbeitern selbständig fortsetzte).

Ussijewitsch interessierte die Frage, wie sich die verschiedenen Arten von Verschiebungen der Hirnrindendynamik (Ausarbeitung neuer positiver Verbindungen und Hemmverbindungen, die Prozesse der Irradiation und Konzentration, die Erscheinungen der Induktion usw.) auf die Arbeit der inneren Organe auswirken.

[1] Analoge Feststellungen wurden s. Z. in den Laboratorien Pawlows von seinem Schüler Konradi gemacht.

[2] Bykow, Großhirnrinde und die inneren Organe, Dtsch. Übers., Berlin, 1952, S. 294.

Im Zusammenhang damit richtete sich seine Aufmerksamkeit ebenfalls auf diejenigen Einflüsse, welche auf die Tätigkeit dieser Organe durch Zerrüttungen des Erregungs- und Hemmungsprozesses, die Umarbeitung der dynamischen Stereotypen, die nervalen Entgleisungen und die experimentellen Neurosen ausgeübt werden.

Einige der Versuche Ussijewitschs seien hier erwähnt. Beim Hund, dessen Ureteren zum Zwecke der besseren Forschungsmöglichkeit mit der üblichen Fistelmethode explantiert worden waren (geringe Modifikation nach Orbeli), wurde mit Hilfe der gewöhnlichen Speichelmethode ein dynamischer Stereotyp ausgearbeitet, in den dann ein neuer bedingter Reiz eingefügt wurde, welcher beträchtliche Störungen im Stereotyp und eine lange Hemmungsnachwirkung hervorrief. Es stellte sich heraus, daß auf dieser Basis die Diurese erheblich anstieg. Später wurde ein ähnlicher Versuch mit gleichem Ergebnis unternommen, was nach Ussijewitsch darauf hinweist, daß die Hemmung der Hirnrindenfunktionen die Tendenz hat, die Funktionen innerer Organe zu entlasten und zu enthemmen. Dagegen zeigte sich bei einem anderen Hund bei erheblicher Hemmung der Hirnrinde, wie sie durch die mit Phasenerscheinungen einhergehende Brunst hervorgerufen wird, eine beträchtliche Unterdrückung der Diurese, worin Ussijewitsch eine Irradiation der Hemmung zu sehen glaubte. Die Wiederherstellung wurde mit Hilfe der Brombehandlung des Tieres erreicht.

Bei einem der Hunde mit Pawlowschem isoliertem Magen wurde durch raschen Wechsel des Hemmungsreizes (Differenzierungsreiz) mit dem positiven bedingten Reiz eine Verschiebung hervorgerufen. Als Ergebnis dieser Verschiebung entwickelte sich bei dem Tier ein anhaltender, viele Wochen dauernder neurotischer Zustand vom Hemmungstyp mit deutlich ausgeprägten Erscheinungen der Schläfrigkeit. Während dieser ganzen Zeit war die Magensekretion erheblich erhöht.

Die systematische Brombehandlung führte auch in diesem Falle zu eimen guten Erfolg, wobei sowohl die Störungen der Hirnrindendynamik, wie vor allem auch die Störung der Magensekretion, beseitigt wurden. Nach Ansicht Ussijewitschs führte die experimentelle Neurose, die in diesem Falle eine Unterdrückung der Hirnrindentätigkeit und eine Enthemmung der subkortikalen Abschnitte bewirkte, auf diese Weise zu einer Erhöhung der sekretorischen Tätigkeit der Magendrüsen.

Wiederholte neurodynamische Zerrüttungen, die beim Hund mit explantiertem Pankreasausführungsgang durchgeführt wurden, bewirkten nur unbedeutende Störungen der höheren Nerventätigkeit, wobei die Grenze der experimentellen Neurose nicht erreicht wurde; die dabei beobachteten Schwankungen der Pankreassekretion waren nicht besonders deutlich.

Bei einem anderen Hund wurde nach der modifizierten Pawlowschen Methode der Gallengang explantiert. Dann wurden bei diesem Tier neurodynamische Zerrüttungen durch unmittelbaren Wechsel vom Hemmungsreiz auf den positiven Reiz durchgeführt. Unter diesem Einfluß konnte drei Tage lang eine deutlich ausgeprägte Störung der Hirnrindentätigkeit mit Überwiegen des Hemmungsprozesses und den Erscheinungen der Schläfrigkeit festgestellt werden. Auf dieser

Grundlage war auch eine beträchtliche Veränderung des Kurvenverlaufes der Gallenabsonderung zu bemerken, wobei besonders die Tendenz zu erhöhter Sekretion auffiel. Nach drei Tagen glichen sich die Folgen der Zerrüttungen jedoch wieder aus. Im weiteren Verlauf wurde bei dem gleichen Hund die Umarbeitung eines dynamisohen Stereotyps durchgeführt, was mit vieler Mühe und nur außerordenlich langsam gelang und von seiten des Tieres mit deutlich ausgeprägten, wenn auch nur geringen Störungen des normalen Verlaufes der Gallensekretion beantwortet wurde.

Die Versuche USSIJEWITSCH zeigten also, daß die Zerrüttungen des Erregungs- und Hemmungsprozesses, d. h. der ständige Kampf dieser Prozesse bei der Umgestaltung der dynamischen Stereotypen, die Entgleisungen nervaler Funktionen, und die als deren Folge entstehenden experimentellen Neurosen mit Störungen in der Tätigkeit innerer Organe einhergehen, was am deutlichsten an den Verdauungsorganen nachgewiesen werden konnte. Die Ausheilung der Neurose beseitigte diese Störungen.

Sehr große Bedeutung für die Klinik hatten auch die experimentellen Untersuchungen und Beobachtungen PETROWAS und ihrer Mitarbeiter. Doch da diese Ergebnisse in der Monographie PETROWAS „Über die Bedeutung der funktionell geschwächten Hirnrinde für die Entstehung verschiedener pathologischer Prozesse im Organismus" (1946) ausführlich beschrieben worden sind, sollen sie hier nur kurz berührt werden.

Die von PETROWA jahrelang an normalen und kastrierten Hunden (von den letzteren wird noch später die Rede sein) durchgeführten Beobachtungen ergaben ein reichhaltiges Material. Daraus ging hervor, daß sich bei Tieren, die häufig schwere neurodynamische Zerrüttungen, nervale Entgleisungen und experimentelle Neurosen durchgemacht hatten, im Gegensatz zu den Tieren, die sich im gleichen Zeitraum in Beobachtung befanden, mit denen jedoch nichts geschah, sich gewöhnlich deutlich ausgeprägte chronische dermato-dystrophische Prozesse in Form verschiedener Ekzeme sowohl mit exsudativem, nässendem, als auch mit trockenem, schuppendem und mit Haarausfall einhergehendem Charakter, weiter Erscheinungen der Furunkulose und geschwürige Wunden verschiedener Art entwickelten (mitunter gesellten sich Otitiden, Arthritiden usw. hinzu).

Alle diese Störungen verschwanden in der Regel nach Ausheilung der experimentellen Neurose und nach Wiederherstellung der normalen höheren Nerventätigkeit, doch rezidivierten sie meistens bei jeder neuen, ebenfalls mit einem längeren pathologischen Zustand der Hirnrinde einhergehenden nervalen Entgleisung.

„Wir wissen, daß bei allen unseren Experimentierhunden, die recht unsauber waren", erklärt PETROWA, „sich auf der Haut meistens alle möglichen Mikroorganismen befinden. Doch waren schließlich alle Hunde, was Pflege und Futter anbelangt, einheitlichen Bedingungen unterworfen. Dennoch zeigten sich, wie schon erwähnt, bei denjenigen Tieren, welche sich fast ständig unter für ihr Nervensystem günstigen Bedingungen und fast ständig im Zustand völligen nervalen Gleichgewichtes befanden, niemals irgendwelche inneren oder Hauterkrankungen. Auch bei den Hunden, bei denen später diese Erkrankungen auftraten, blieben — solange sie sich noch im völligen nervalen Gleichgewicht befanden, die funktionellen Eigenschaften ihrer Großhirnrinde unverändert waren und in ihr die normalen chemisch-physikalischen Prozesse vor sich gingen — die Mikroorganismen inaktiv und für die Tiere nicht pathogen und konnten daher auch diese verschiedenen Hauterkrankungen nicht hervorrufen. Doch sobald die Großhirnrinde unter dem Einfluß unserer krankheitsauslösenden, auf eine Schwächung der Großhirnrinde abzielenden Maßnahmen in einen Erschöpfungszustand geriet, kam es auch zu einer Störung ihrer funktionellen Eigenschaften. Die Zentralstation war schließlich nicht mehr imstande, zweckentsprechend zu reagieren, und daher wurden die auf der Haut siedelnden Mikroorganismen aktiv, gewannen pathogene Eigenschaften und riefen die oben beschriebenen Hauterscheinungen und andere Erkrankungen hervor. Die geschwächte Hirnrinde war nicht mehr in der Lage, die Entwicklung pathologischer Prozesse zu verhindern.“[1]

Bei einigen der häufig und lange „neurotisierten“ Hunde wurde auch die Bildung von Papillomen bemerkt und später bei der Sektion, im Gegensatz zu denjenigen Versuchstieren, bei denen keine neurodynamischen Zerrüttungen und Entgleisungen durchgeführt worden waren, bei den meisten von ihnen verschiedene Neubildungen innerer Organe, vorwiegend bösartigen Charakters (Lungen-, Harnblasen-, Schilddrüsenkrebs mit zahlreichen Metastasen, Hypernephrom, Sarkom usw.), und nur in den seltensten Fällen mit gutartigem Charakter, festgestellt (Fibrom, Adenom).

Der Umstand, daß alle diese Neubildungen nur bei denjenigen Versuchshunden gefunden wurden, die im Laufe vieler Jahre wiederholte und schwere funktionelle nervale Traumen überstanden hatten, führte naturgemäß zu der Annahme, daß dieses Zusammentreffen kein zufälliges war und daß der erste Anstoß zur Entwicklung dieser Erkrankungen von den Störungen der Nerventätigkeit und vor allem der Hirnrindentätigkeit ausging.

Darauf entschloß sich Petrowa, zwei Gruppen von ungefähr gleichaltrigen Hunden durch regelmäßige und langfristige Einwirkung kanzerogener Substanzen zu behandeln, in erster Linie mit Steinkohlenteer. Während bei allen Hunden der ersten Gruppe (4) mehrfache neurodynamische Zerrüttungen und Entgleisungen vorgenommen und sie auf diese Weise in einen anhaltenden und schweren neurotischen Zustand gebracht wurden, blieben alle Hunde der anderen Gruppe (Kontrolltiere (5)) in dieser Hinsicht völlig unversehrt, d. h. es wurden niemals Neuroseversuche an ihnen vorgenommen. Was die Anwendung von Steinkohlenteer anbelangt, so befanden sich beide Hundegruppen unter einheitlichen Versuchsbedingungen: zur Erzeugung eines Teerhautkrebses wurde das Einreiben mit Teer stets an der gleichen Stelle in einem Bezirk von 10 cm²

[1] Petrowa, Über die Bedeutung einer funktionellen Schwächung der Großhirnrinde für die Entstehung verschiedener pathologischer Prozesse im Organismus, Staatsverlag, 1946, S. 41—42.

zwischen den Schulterblättern regelmäßig täglich mehr als zwei Jahre hindurch und dann, nach einer Unterbrechung von ungefähr einem halben Jahr, nochmals ein Jahr lang durchgeführt. Nach 300 bis 330 Teereinreibungen wurden bei jedem Hund der Versuchsgruppe neurodynamische Zerrüttungen und Entgleisungen durchgeführt (wie schon erwähnt, erfolgte dies jedoch nicht bei den Hunden der Kontrollgruppe).

Diese von Petrowa und ihrer Mitarbeiterin Woskressenskaja in der ersten Hälfte des Jahres 1938 begonnene Arbeit wurde durch den Krieg unterbrochen und konnte nicht in dem anfänglich beabsichtigten Umfang durchgeführt werden. Jedoch das, was festgestellt werden konnte, ist von außerordentlichem Interesse und Wert. Bei den Kontrolltieren zeigten sich nach 3½ jähriger Anwendung von Steinkohlenteer lediglich Erscheinungen von Dermatitis, Sklerosierung und Rhagadenbildung; entstandene kleine Papillome verschwanden nach Unterbrechung der Einreibung und traten auch nicht wieder auf.

Ein anderes Bild konnte bei den „neurotisierten" Versuchshunden beobachtet werden: hier zeigte sich bereits zwei Jahre nach Beginn der regelmäßigen Anwendung von Steinkohlenteer eine reichliche und fortschreitende Papillombildung und ihre Weiterwucherung auch auf Hautabschnitten, die von den Einreibungen nicht betroffen waren.

Es muß erwähnt werden, daß Teereinreibungen bei allen Hunden, sowohl bei den Versuchs- als auch bei den Kontrolltieren, mit stärksten Schmerzreaktionen einhergingen. Doch spielte bei den sonst gleichen Bedingungen die experimentelle „Neurotisierung" der Tiere selbstverständlich die entscheidende Rolle.

Die Bedeutung der funktionellen pathologischen Zustände der höchsten Abschnitte des Zentralnervensystems für die Entstehung und Entwicklung von Tumoren ging aus diesen Versuchen deutlich hervor.

Auf Grund der Tatsache, daß die Maus infolge Zuverlässigkeit und Geschwindigkeit des eintretenden Erfolges das geeignetste und dankbarste Objekt für die Erzeugung des experimentellen Karzinoms ist, beschloß Petrowa ähnliche Untersuchungen, wie sie bei den Hunden durchgeführt wurden, jetzt an Mäusen vorzunehmen. Diese im Jahre 1940 von Petrowa begonnene (und von Melichowa durchgeführte) Arbeit wurde bedauerlicherweise ebenfalls durch den Krieg unterbrochen, brachte jedoch trotzdem noch einige Ergebnisse, die von Petrowa beschrieben worden sind.

Zwei Gruppen von Mäusen (eine Versuchs- und Kontrollgruppe) wurden mit der kanzerogenen Substanz Dibenzpyren, die noch wirksamer als Teer ist, regelmäßig betupft, wobei die erste Gruppe außerdem in für diesen Zweck verwendeten Elektrodenkäfigen (Konstruktion von Dupajewski) mit Hilfe des elektrischen Stromes „nerval traumatisiert" wurde. Nach 2 bis 3 Monaten war das Auftreten einer Dermatitis bei der ersten Mäusegruppe wesentlich häufiger als bei der zweiten, und nach 3 bis 4 Monaten konnte das gleiche bezüglich der Papillombildung festgestellt werden. Damit bestätigten die ersten, vorläufigen Ergebnisse dieser Arbeit durchaus die an Hunden ermittelten Befunde.

Bei der Beurteilung der pathogenen Mechanismen von Einflüssen experimenteller Neurosen auf die Tumorenbildung bekannte sich PETROWA zum neurodystrophischen Prinzip.

Die experimentellen Untersuchungen PETROWAS, BYKOWS, USSIJEWITSCHS und ihrer Mitarbeiter wiesen überzeugend nach, daß die an Tieren durch neurodynamische Zerrüttungen, Überanstrengungen nervaler Prozesse und nervale Entgleisungen hervorgerufenen funktionellen pathologischen Zustände der höchsten Gehirnabschnitte sich nicht nur in Störungen des äußeren Verhaltens, sondern auch in grundlegenden, unterschiedlichen Verschiebungen im inneren Milieu des Organismus, der Funktion innerer Organe und der vegetativen Funktionen äußern, wobei der Gesamtorganismus als Einheit betroffen wird.

Diese noch zu Lebzeiten PAWLOWS begonnenen Untersuchungen wurden hauptsächlich nach seinem Tode abgeschlossen.

Im Zusammenhang damit ergaben sich eine Anzahl neuer und wichtiger Fragen: Wie ist die Entwicklungsdynamik vegetativer Störungen im Verlauf experimenteller Neurosen; wie ist deren Abhängigkeit von verschiedenen Formen der Überanstrengung der Hirnrindenprozesse und von verschiedenen Formen experimentell hervorgerufener Störungen der höheren Nerventätigkeit; und wie sind die Beziehungen der vegetativen Störungen zu den Besonderheiten des Nerventyps usw.?

7. Allgemeine und lokale Störungen bei experimentell hervorgerufenen funktionellen Hirnerkrankungen

„Durch unsere krankheitauslösenden Maßnahmen, mit deren Hilfe wir die gesamte Hirnrinde in einen pathologischen Zustand bringen können“, erklärt PAWLOW, „ist es auch möglich, völlig isolierte Gebiete der Hirnrinde in einen Krankheitszustand zu versetzen. Dies ist als außerordentlich wichtige und eindrucksvolle Tatsache anzusehen.“[1] Unter dem Einfluß verschiedener schädigender Ursachen funktionellen Charakters können sich in diesen oder jenen Abschnitten der Hirnrinde „isolierte pathologische Punkte oder Gebiete“ bilden.

Doch würde eine solche Art der Formulierung, wie man sie mitunter in den Arbeiten PAWLOWS findet, völlig irreführend sein, wenn man sie wörtlich verstehen wollte: wenn er von „isolierten Punkten oder Gebieten“ spricht, so muß man dies als absichtliche Simplifizierung und Schematisierung ansehen, wobei er bezweckte, das Verständnis zu erleichtern und die tatsächlich sehr komplizierten, in der Hirnrindendynamik vor sich gehenden Erscheinungen besser zu erläutern.

Es handelt sich hier also nicht um „eine grobe Simplifizierung der Tatsachen“, sondern um eine weitblickende pädagogische und wissenschaftlich-literarische Eigenart im allgemeinen, wie sie für Arbeiten SETSCHENOWS und PAWLOWS charakteristisch ist.

[1] Zwanzigjährige Erfahrungen mit dem objektiven Studium der höheren Nerventätigkeit (des Verhaltens) der Tiere, Sämtl. Werke, Bd. III/2, Berlin, 1953, S. 522.

Im Grunde genommen verstand PAWLOW unter dem „kranken isolierten Punkt" in der Hirnrinde etwas Ähnliches, was bereits von einem anderen bedeutenden russischen Physiologen (UCHTOMSKI) als Erscheinung der Dominante erforscht und beschrieben worden ist, nur mit dem wesentlichen Unterschied, daß es sich jetzt um eine pathologische Dominante handelt. Der Begriff der „kranken isolierten Punkte" kommt ebenfalls der Vorstellung von funktionellen Herden pathologischer Erregung und Hemmung nahe oder, besser gesagt, von funktionellen Herden, in denen die Wechselbeziehungen zwischen Erregungs- und Hemmungsprozeß krankhaft gestört sind und die nach Ausdehnungsform und Dauer ihres Bestehens, wie wir sehen werden, mehr oder minder zum Ausgangspunkt pathologisch-dynamischer Verschiebungen in der *gesamten* Hirnrinde werden, was ihrem isolierten Dasein im höchsten Maße relativen Charakter verleiht. Wenn also schließlich, wie PAWLOW mit eigenen Worten erklärt, von „isolierten kranken Punkten oder Gebieten" in der Hirnrinde die Rede ist, so hatte er dabei keineswegs die Vorstellung von einer auf einen bestimmten Punkt konzentrierten Gruppe von Nervenzellen, sondern war der Ansicht, daß „es sich um einen dynamischen Strukturkomplex handelt, dessen Elemente und entsprechende Zellen auch an anderen dynamischen Komplexen teilnehmen...".[1] Mit anderen Worten, es handelt sich um pathologisch-dynamische Strukturen, die verschiedene Hirnrindenneuronen, verschiedene Nervenbahnen und möglicherweise auch gleichzeitig verschiedene Hirnrindengebiete miteinander vereinigen.

„In den Folgen der Behinderungen, die wir mit unseren schädigenden Maßnahmen in denjenigen Prozessen hervorrufen, welche diese dynamischen Komplexe verbinden und systematisieren", erklärt PAWLOW, „liegt auch die Ursache ihrer Störung und Zerstörung begründet."[2] Daraus kann man deutlich ersehen, daß PAWLOW diese Zusammenhänge für bedeutend komplizierter hielt, als dies bei der ersten und oberflächlichen Beschäftigung mit seinem Begriff der „kranken isolierten Punkte oder Gebiete" den Anschein haben mochte.

Die ersten dieser Konzeption zugrundeliegenden experimentellen Befunde stammen bereits aus den zwanziger Jahren, jedoch entwickelte sich die Arbeit auf diesem Gebiet besonders in den letzten Jahren seines Lebens, das der wissenschaftlichen Forschungsarbeit in der klinischen Pathophysiologie gewidmet war.

Im Jahre 1925 begann RIKMAN bei einem seiner zum hemmbaren Typ gehörenden Hunde eine alte, sehr einfache Metronomdifferenzierung (die 266mal zur Anwendung gelangte), in einen positiven Reflex umzuarbeiten. Dabei erwies sich, daß diese Umarbeitung des Hemmungsreizes in einen positiven Reiz nur mit großen Schwierigkeiten vor sich ging, denn die Umwandlung der Hemmverbindung in eine positive Verbindung erfolgte in der Hirnrinde nur allmählich und unvollständig. Es gelang daher niemals, ein beständiges Ergebnis zu erzielen, und statt dessen traten die Anzeichen einer lokalen pathologischen Störung immer

[1] Zwanzigjährige Erfahrungen mit dem objektiven Studium der höheren Nerventätigkeit (des Verhaltens) der Tiere, Sämtl. Werke, Bd. III/2, Berlin, 1953, S. 522.

[2] Ebenda, S. 522.

deutlicher in Erscheinung. Bei jeder Erprobung des umgewandelten Differenzierungsreizes (60 Metronomschläge in der Minute) wurden jetzt meist unmittelbar darauf oder auch einige Zeit später als Reaktion auf die Anwendung sämtlicher anderen zu den verschiedenen Analysatoren gehörenden bedingten Reize (besonders der starken) Phasenerscheinungen von der Art der Ausgleichsphase, der narkotischen, der paradoxen und der Hemmungsphase hervorgerufen. Wenn der Differenzierungsreiz (60 Metronomschläge in der Minute) an dem betreffenden Versuchstage nicht zur Anwendung gelangte, so funktionierte die Großhirnrinde des Tieres völlig normal. Doch sobald dieser Reiz in den Versuch einbezogen wurde, konnte man die Entwicklung von Phasenzuständen in der gesamten Hirnrinde beobachten (von einigen Stunden bis zu einigen Tagen Dauer). Es ist interessant, daß sehr bald der gleiche pathologische Charakter wie beim Differenzierungsreiz — 60 Metronomschläge — auch beim positiven Reiz — 120 Metronomschläge — in Erscheinung trat, während alle übrigen bedingten Reize ohne Anwendung des Metronoms keinerlei Abweichungen von der Norm erkennen ließen. Sobald man jedoch den „kranken Punkt" berührte (mit Hilfe der Anwendung eines der Metronomrhythmen), verloren alle bedingten Reize ihre gewöhnliche Wirkung, und die Gehirnrinde geriet in einen pathologischen Zustand. Jede Anwendung des Metronoms zerriß unweigerlich die normalen Funktionen der Großhirnrinde.

„Da alle anderen akustischen Reize für sich allein eine ganz normale Wirkung haben", erklärt PAWLOW, „so ist man gezwungen anzunehmen, daß in diesem Falle eine partielle, eng begrenzte Schädigung des akustischen Analysators besteht, sozusagen ein chronisches funktionelles Geschwür entstanden ist. Jedes Berühren dieses Punktes durch einen adäquaten Reiz übt einen schädlichen Einfluß auf die gesamte Hirnrinde aus und führt schließlich zu einem langanhaltenden pathologischen Zustand."[1]

Wenn sich in diesem Fall in der Hirnrinde des Tieres auch eine völlig klarumrissene Schädigung eines bestimmten Komplexes bedingter Verbindungen, einer bestimmten dynamischen Struktur bildet, so besteht dennoch keine Veranlassung, diese Schädigung als *völlig* isoliert anzusehen. Diese Isolation hat in hohem Maße relativen Charakter.

In den verschiedenartigen Bildern der experimentellen Neurosen, denen wir bis jetzt begegnet sind, fielen gewöhnlich vor allen Dingen die allgemeinen Störungen der Hirnrindendynamik auf. In diesem Fall steht aber die lokale Störung im Vordergrund des Geschehens. Allerdings hat sie die ausgesprochene Tendenz, unter bestimmten Bedingungen, gewissermaßen in zweiter Linie, in eine allgemeine Störung überzugehen. Zu den nervalen Mechanismen, die diesen pathologischen Erscheinungen zugrunde liegen, äußert sich PAWLOW in folgender Weise: „Die schließlich entstehende Störung in der Tätigkeit der gesamten Hirnrinde kann man sich als Ergebnis des Ablaufs zweier Mechanismen vorstellen. Entweder

[1] Vorlesungen über die Arbeit der Großhirnhemisphären, Sämtl. Werke, Bd. IV, Berlin, 1953, S. 254.

ruft der Reiz in einem anormalen Punkt den Erregungsprozeß hervor, vertieft dadurch den Hemmungsprozeß im gleichen Punkt und läßt ihn dort eine Zeitlang stationär werden. Später irradiiert die Hemmung jedoch und überführt auch die übrigen Zellen der Hirnrinde in den gleichen Zustand. Oder aber, der Reiz wirkt in diesem Punkt als zerstörendes Agens, und dann geht von diesem Punkt, wie von jedem zerstörten Punkt des Organismus, infolge des Vorganges der äußeren Hemmung auch eine Hemmung der übrigen Teile der Hemisphären aus. Die Bildung eines anomalen Punktes ist also offensichtlich wieder das Ergebnis des Zusammenstoßes zwischen Erregungs- und Hemmungsprozeß."[1]

Zu der Zeit, als PAWLOW diese Worte schrieb, existierte noch nicht der später von ihm geschaffene Begriff der Überanstrengung in der Beweglichkeit nervaler Prozesse. Jetzt muß man den geschilderten Fall jedoch ebenfalls als Beispiel für einen solchen Vorgang erwähnen.

Später wurden von PETROWA verschiedentlich ähnliche lokale Störungen bei einer Anzahl von Hunden beobachtet und beschrieben (hauptsächlich in den Jahren 1932 bis 1933), die den früher von RIKMAN hervorgerufenen ähnlich waren.

Diese lokalen Störungen wurden gewöhnlich bei gleichzeitiger Umwandlung des positiven und des ihm entsprechenden Differenzierungsreizes (Hemmungsreizes), also in den Reiz umgekehrten Charakters, hervorgerufen; d. h. bei einem Wechsel des einfachsten Stereotyps und auch bei der Überanstrengung der Beweglichkeit nervaler Prozesse gingen diese lokalen Störungen unter bestimmten Bedingungen (bei der Erprobung eines der umgewandelten Reize) in allgemeine Störungen der Hirnrindendynamik über.

Schon früher (1927) beobachtete PETROWA einen analogen Fall bei mehrfachen neurodynamischen Verschiebungen, die bei Hunden durch raschen Wechsel zwischen Hemmungsreiz und positivem Reiz hervorgerufen wurden, d. h. zwischen zwei Hautreizen, die sich durch ihre Frequenz voneinander unterschieden. Nach der nervalen Entgleisung folgte auf jede Anwendung des früher positiven, jetzt aber zum negativen Reiz, also zum Hemmreiz gewordenen Nadelstiches sogleich oder 1 bis 2 Tage später die Entstehung von Phasenerscheinungen in der Hirnrinde (vorwiegend die paradoxe Phase). Wenn die für den im Hautanalysator gebildeten pathologischen Herd bestimmten Reize nicht zur Anwendung gelangten, so reagierte der Hund an diesen Versuchstagen wie früher völlig normal.

Ein ähnlicher Fall, nur im akustischen Analysator, wurde ebenfalls nach mehrfacher neurodynamischer Verschiebung zweier Tonreize (rascher Wechsel zwischen Hemmungsreiz und positivem Reiz) von JAROSLAWZEWA beschrieben (1938).

Von großem Interesse ist das von PETROWA erwähnte folgende Beispiel. Bei der Ausarbeitung von Ortsdifferenzierungen im Hautanalysator (die Reizung eines Hautpunktes wurde bekräftigt, während die Reizung des anderen unbekräftigt blieb) kam es ebenfalls zur Entgleisung der Nerventätigkeit, die

[1] Vorlesungen über die Arbeit der Großhirnhemisphären, Sämtl. Werke, Bd. IV, Berlin, 1953, S. 254.

allerdings nur dann auftrat, sobald (wenn auch nur einmalig) der Hautdifferenzierungsreiz (Hemmreiz) zur Anwendung gelangte. Man brauchte ihn nur anzuwenden, um bei dem Tier einen heftigen Wutausbruch auszulösen. Dabei reagierte es auf diesen Reiz in gleicher Weise wie auf den stärksten Schmerzreiz. Alle bedingten Reflexe gingen im Zusammenhang damit in Phasenzustände über.

Nicht minder interessant ist ein weiterer von PETROWA beschriebener Fall. Hier bestand die lokale Störung darin, daß bei der Anwendung des positiven wie des zur Differenzierung (Hemmung) benutzten Metronomrhythmus beide Reize stets Erscheinungen der ultraparadoxen Phase hervorriefen, während auf alle übrigen bedingten Reize keine Phasenerscheinungen folgten. Nun stellte sich später heraus, daß unter dem Einfluß der Metronomanwendung sich Erscheinungen der Entgleisungsfähigkeit (der Reizschwäche) entwickelten, doch führte der Ausschluß des Metronoms aus dem Versuch zum Verlust sämtlicher bedingter Reflexe und zum Auftreten einer deutlichen Schläfrigkeit.

Eine völlig andere Form lokaler Störungen wurde von RIKMAN beschrieben (1932). Bei einem seiner Hunde wurde damals auf einen akustischen Reiz (den Ton „D") mit Hilfe eines starken unbedingten Reizes an den Pfoten durch elektrischen Strom ein bedingter Abwehrreflex ausgearbeitet.

Eine sehr heftige, in allgemeine motorische Erregung übergehende bedingte Abwehrreaktion bildete sich bei einer zweiten Kombination und erwies sich als sehr beständig. Jedoch nachdem lange Zeit hindurch (ungefähr 1½ Jahre) der entsprechende bedingte Reiz nicht mehr zur Anwendung gelangte, hörte auch die mit ihm kombinierte Abwehrreaktion auf, an die Reflexkombination zu erinnern. Sobald sich aber während der Ausarbeitung bedingter Nahrungsreflexe auf starke Reize bei den Hunden Phasenzustände und besonders die paradoxe Phase entwickelten, trat auf der Basis dieser Intermediärzustände zwischen Wachen und Schlafen in den Pausen zwischen den angewandten bedingten Nahrungsreizen die deutlich ausgeprägte Abwehrreaktion unerwartet wieder auf, unabhängig davon, daß ihr bedingter Reiz, wie bereits erwähnt, seit langem nicht mehr angewandt wurde. Der allgemeine Hemmungszustand der Hirnrinde (vermutlich vom Mechanismus der positiven Induktion) rief also eine Enthemmung, eine Wiederbelebung und Aktivierung von Spuren früher einmal ausgearbeiteter und dem Gehirn eingeprägter bedingter Abwehrverbindungen hervor.

Als RIKMAN die Erregbarkeit der Großhirnrinde durch Koffeinmedikation steigerte, erzielte er zusammen mit einer Beseitigung der Phasenzustände ein Verschwinden der Abwehrreaktionen. In der von ihm beschriebenen charakteristischen lokalen Störung sah er auch ein vereinfachtes Modell der sogenannten traumatischen Neurose, hauptsächlich bei denjenigen von ihm beobachteten Fällen, wo der Schlaf- oder Halbschlafzustand bei Kranken die Erscheinungen des „Kriegsautomatismus" hervorrief, wobei irgendwann im Kriege erlebte Kampfszenen und verschiedene Kriegsepisoden reproduziert wurden. Dennoch war auch in diesem Falle RIKMANS die lokale Störung eng mit den allgemeinen Störungen der Hirnrindentätigkeit verbunden, auf deren Grundlage sie ja in

Erscheinung trat. Verhältnismäßig ähnliche Fälle, die sich durch verschiedene Abwehrbewegungen auszeichneten (hartnäckige stereotype Versuche, mit der Pfote den Speichelballon abzureißen, stereotypes Zurückziehen der Pfoten, Hecheln, wiederholtes und häufiges Schütteln des ganzen Körpers usw.), wurden auch von anderen Autoren beschrieben (PETROWA, PODKOPAJEW, JAKOWLEWA u. a.). Sie traten nur beim Vorhandensein der ausstrahlenden Hemmung in der Hirnrinde in Erscheinung, doch trugen sie weit eher den Charakter der Enthemmung subkortikaler unbedingter Reaktionen, mitunter auch von kortikospinalen Reflexen. Für alle derartigen Fälle ist das Wiederauftreten früher einmal ausgearbeiteter und längst nicht mehr angewandter motorischer bedingter oder unbedingter Reaktionen charakteristisch, die häufig in stereotyper Art und Weise wiederholt werden. Sie entstehen stets nur auf Grund des von der Hirnrinde ausstrahlenden Hemmungsprozesses, auf der Basis von Übergangszuständen zwischen Wachen und Schlafen, d. h. nach den Worten PAWLOWS, während die Hirnrinde gewissermaßen „von einem Nebel eingehüllt ist".

Die letzte Gruppe der lokalen Störungen äußert sich in pathologischen Veränderungen der Beweglichkeit von Erregungs- oder Hemmungsprozessen und ist als Folge ihrer Überanstrengung anzusehen.

Beim Austausch von Reizpaaren (des positiven Reizes und des entsprechenden Hemmungs- bzw. Differenzierungsreizes) in der Weise, daß der positive Reiz nicht mehr bekräftigt wurde, während der Hemmungsreiz dagegen jedesmal eine Bekräftigung erfuhr, konnte PETROWA bei einigen Hunden, am häufigsten bei Verwendung von akustischen und in einzelnen Fällen auch bei Hautreizen, eigenartige Formen der lokalen Störung hervorrufen.

Trotz häufiger Wiederholungen des positiven Reizes ohne dessen Bekräftigung mißlang das logischerweise erwartete Erlöschen des bedingten Reflexes entweder vollkommen oder wurde nur mit Schwierigkeit und auch nur in außerordentlich unbeständiger und unvollkommener Form erreicht. Währenddessen bemerkte man bei anderen Reizen vorübergehend Intermediärzustände zwischen Wachen und Schlafen, mitunter auch die Entwicklung von tiefem Schlaf. Auf diese Weise entstand also unter dem Einfluß schwieriger experimenteller Aufgaben eine lokale Störung, die sich darin äußerte, daß einer der bedingten Reize Eigenschaften pathologischer Trägheit hervorrief, wobei sich diese pathologische Trägheit des Erregungsprozesses hauptsächlich als hartnäckiges „Nichterlöschen" des mit diesem Reiz verbundenen bedingten Reflexes äußerte. Doch sehen wir, daß auch in diesen Fällen die örtliche Störung nur sehr bedingt isolierten Charakter hatte, da sie von Zeit zu Zeit eine mehr oder weniger ausgeprägte Nachwirkung in der gesamten Hirnrinde hervorrief.

In einigen Fällen kam es unter dem Einfluß der mehrfachen Zerrüttungen, wobei der positive Reiz in den Hemmreiz umgewandelt wurde, zu Erscheinungen einer pathologischen Trägheit des Hemmungsprozesses, die sich darin äußerte, daß, ungeachtet der regelmäßigen und ständigen Bekräftigung dieses Reizes (in einem Fall drei Jahre hindurch), alle Versuche, ihn von der Hemmung zu befreien, ihn zu enthemmen und wieder zur positiven Wirkung umzuwandeln, zu keinem Ergebnis führten oder nur mit Hilfe einer speziellen Behandlung gelangen (PETROWA, JAKOWLEWA u. a.). In einzelnen Fällen zeigte der bedingte Reiz unter dem Einfluß einer derartigen Zerrüttung einen sehr raschen und hohen, doch schnell erschöpfbaren Effekt, d. h. seine Wirkung nahm gewissermaßen explosiven Charakter an. In solchen Fällen erkannte PAWLOW die Erscheinung der pathologischen Labilität des Erregungsprozesses, die übrigens bis heute noch wenig erforscht ist.

Bis jetzt war nur vom Auftreten der pathologischen Trägheit vorwiegend im akustischen und im Hautanalysator die Rede. Doch wird sich jetzt zeigen, daß sie auch im motorischen Analysator entstehen kann.

Bei einem der Hunde FILARETOWS (1930 bis 1931) wurde neben anderen bedingten Reizen ein sehr schwacher akustischer Reiz angewandt, der an der Grenze der Wahrnehmbarkeit stand und von dem Tier ein außerordentlich angestrengtes Lauschen erforderte, das mit einer eigenartigen motorischen Reaktion einherging (akustischer Orientierungsreflex). Diese Reaktion äußerte sich darin, daß der Hund zum äußersten Rand des Tisches kam (auf dem sich das Versuchsgestell befand) und da sich die Quelle des schwachen Lautes — ein Schalltrichter — unter dem Tisch befand, hinkte er bald auf den Vorderpfoten hin und her oder hob bald die eine, bald die andere Pfote über den Rand des Tisches, wobei er den Kopf nach unten beugte und beständig unter den Tisch blickte, indem er sich soweit wie möglich dem Ursprungsort des Lautes näherte. Anfangs war eine derartige Reaktion nur die Antwort auf diesen schwachen bedingten Geräuschreiz. Doch nach einiger Zeit dehnte sie sich auch auf alle übrigen bedingten Reize aus, obwohl nicht ein einziger von ihnen seinen Ausgangspunkt unter dem Tisch hatte. Damit nahm diese Reaktion einen durchaus inadäquaten, den tatsächlichen Verhältnissen nicht entsprechenden, d. h. pathologischen Charakter an. Sie wurde in vollem Umfang auch dann noch hervorgerufen, wenn bei Fortsetzung der Versuche mit anderen bedingten Reizen das schwache Geräusch als bedingter Reiz schließlich nicht mehr zur Anwendung gelangte, und trat weiterhin nicht nur als Anwort auf verschiedene bedingte Signale, sondern auch in den dazwischenliegenden Pausen in Erscheinung.

Folgende Ursache ist nach der Ansicht PAWLOWS für das Auftreten dieses pathologischen Vorganges verantwortlich: die außerordentliche, an der Grenze der Wahrnehmbarkeit liegende Schwäche des Geräuschreizes rief bei dem Tier eine ungewöhnliche Anstrengung des Orientierungs- und Bewegungsapparates hervor, sowohl des allgemeinen lokomotorischen, als auch des speziellen Orientierungs- und Akkomodationsapparates, des Apparates der Gehöreinstellung und des Rezeptors zur Wahrnehmung der betreffenden Erregung. Bei mehrfacher Wiederholung dieses Reizes kam es infolgedessen zur Überanstrengung des Erregungsprozesses und zur Entstehung einer sehr beständigen, chronischen Charakter annehmenden lokalen Störung von der Art einer pathologischen Erregungsträgheit.

Es muß erwähnt werden, daß in diesem Fall die lokale Störung nicht völlig isoliert blieb, sondern sich sekundär auch auf eine Anzahl anderer Reize ausdehnte (man muß dabei an die Bildung einer pathologischen Dominante in der Hirnrinde denken). Die sich in inadäquaten Bewegungen äußernden Erscheinungen pathologischer Trägheit des Erregungsprozesses traten zuweilen als Zucken der Hinterpfoten, zuweilen als hartnäckiges Lecken der elektrischen Lampe auf, welche den Ausgangspunkt des bedingten Reizes darstellte, zuweilen aber auch in Form irgendeiner anderen Bewegung. — Dies wurde auch von anderen Mitarbeitern der PAWLOWschen Laboratorien festgestellt (KLESTSCHOW, GOLOWINA, JAKOWLEWA u. a.).[1] Als Ursache solcher lokaler Störungen kann man gewöhnlich ihre Beziehungen zu einer früher einmal erfolgten Überanstrengung des Erregungsprozesses feststellen.

Diese Störungen erfolgen weder auf dem Niveau der Hemmung noch auf der Basis von Phasenerscheinungen, sondern eher bei jeder nennenswerten Erhöhung der Rindenerregbarkeit (viele die Hirnrinde treffende Erregungen bleiben nämlich bei Annahme einer solchen pathologischen Dominante bis zu einem gewissen Grade subdominant).

Die Einteilung der hier beschriebenen lokalen Störungen in drei Gruppen (lokale Störungen, die mit dem pathologischen funktionellen Herd in Zusammenhang stehen; die positiv induzierten mit ausstrahlender Hirnrindenhemmung; und schließlich die durch örtliche pathologische Störungen der Beweglichkeit von Hirnrindenprozessen verursachten) ist zwar relativ und weist keineswegs auf irgendeine Gesetzmäßigkeit hin. Es handelt sich dabei allein um die Bemühung, zur Erleichterung der Deutung dieser Vorgänge eine, wenn auch nur vorläufige Systematisierung dieser Erscheinungen zu geben. Man darf annehmen, daß mit ihrer weiteren Erforschung auch die Forderung nach anderen Formen einer umfassenderen und erschöpfenderen Systematik erwächst.

Wenn wir jene allgemeinen Störungen der höheren Nerventätigkeit der Tiere, mit denen wir beim Studium der verschiedenen Formen experimenteller Neurosen vertraut wurden, mit denjenigen lokalen Störungen vergleichen, von denen soeben die Rede war, so können wir nicht umhin, auf einige Merkmale der Ähnlichkeit und einige Unterschiede hinzuweisen.

Sowohl hier wie da haben wir es mit pathologischen Störungen zu tun, die durch Überanstrengung nervaler Prozesse hervorgerufen werden. Doch im ersten Falle werden die pathologischen Störungen unmittelbar nach der neurodynamischen Zerrüttung oder auch einige Zeit später gleichzeitig in der gesamten Großhirnrinde oder zumindest in der Tätigkeit einer Reihe ihrer Analysatoren festgestellt, wobei der Primärherd dieser funktionellen Verschiebungen gewissermaßen vertuscht und versteckt wird; im zweiten Falle tritt die pathologische

[1] Wenn die Physiologen die lokalen, durch die pathologische Trägheit bedingten Störungen beschreiben, so gebrauchen sie in diesen Fällen gern die Bezeichnung „Zwangserscheinungen", was durchaus nicht den tatsächlichen Verhältnissen gerecht wird. Der psychopathologische Begriff „Zwang" enthält den von der Umgebung des Kranken und besonders vom Kranken selbst empfundenen Zwang (Aufdringlichkeit) zu diesen oder jenen krankhaften Äußerungen (z. B. Zwangsbewegungen). Infolgedessen ist diese Bezeichnung ihrem Wesen nach unzutreffend, wenn man sie im üblichen Sinne ihrer Bedeutung auf die Tiere übertragen will.

Störung, welche meistens ebenfalls durch eine neurodynamische Zerrüttung hervorgerufen wird, als lokalisierte Erscheinung in einem der verschiedenen Analysatoren oder Verbindungskomplexe oder aber in dieser oder jener dynamischen Struktur auf; doch hat auch sie dabei stets die mehr oder weniger deutlich hervortretende Tendenz, unter bestimmten Bedingungen in allgemeine Störungen der Hirnrindendynamik überzugehen oder auf deren Basis zu entstehen.

Wenn man also zwischen allgemeinen und lokalen pathologischen Zuständen der höheren Nerventätigkeit unterscheidet, die durch deren schädliche funktionelle Beeinflussung hervorgerufen werden, wie sie zum Beispiel durch „schwierige Aufgaben" und schwierige Lebenssituationen gegeben sind (z. B. die Überschwemmungskatastrophe), so darf man weder die außerordentliche Relativität einer solchen Unterscheidung noch die verschiedenen Merkmale der Ähnlichkeit zwischen beiden Vorstellungen außer acht lassen.

Als PAWLOW die verschiedenen Formen der experimentell hervorgerufenen Störungen der höheren Nerventätigkeit erforschte, bemühte er sich stets auch um die Erforschung von Mitteln zu ihrer Beseitigung und Ausheilung, doch wird von diesen experimentell-therapeutischen Untersuchungen noch später die Rede sein.

„Ein gründlicher Vergleich der neurotischen Zustände unserer Hunde mit den verschiedenen Neurosen des Menschen ist für uns Physiologen, die nur geringe Kenntnisse von der menschlichen Neuropathologie besitzen, eine Aufgabe, die wohl kaum gelöst werden kann", erklärte PAWLOW 1931. „Ich bin allerdings überzeugt", fährt er fort, „daß die Lösung, oder wenigstens eine wesentliche Voraussetzung zur Lösung vieler wichtiger Fragen über die Ätiologie, die natürliche Systematik, den Mechanismus und schließlich die Behandlung der Neurosen des Menschen in den Händen des mit dem Tierversuch arbeitenden Wissenschaftlers liegt."[1]

Wenn wir zurückdenken und auch nur flüchtig die Entwicklungsgeschichte der Lehre über die experimentellen Neurosen zu Lebzeiten PAWLOWS betrachten, so läßt sich feststellen, daß man darin einige aufeinanderfolgende, sich überschichtende und allmählich ineinander übergehende Etappen finden kann.

Im ersten Abschnitt (ca. 1922 bis 1925) wurden die Grundformen der nervalen Entgleisung nach der Seite der Erregung und Hemmung erforscht, ihre bekannten Beziehungen zu den Typen der höheren Nerventätigkeit festgestellt, die Abhängigkeit der Entgleisungen nicht nur von „schwierigen Aufgaben", sondern auch von schwierigen Lebenssituationen gezeigt (Überschwemmungskatastrophe). Es wurden erstmalig die auf neurodynamischen Zerrüttungen beruhenden Phasenzustände in der Großhirnrinde und ihre Entstehung beschrieben und schließlich der Begriff der experimentellen Neurose geprägt.

Im folgenden Abschnitt vergrößerte sich das experimentell gewonnene Material beträchtlich, und es wurde die Möglichkeit geschaffen, es auf Grund der

[1] Zwanzigjährige Erfahrungen mit dem objektiven Studium der höheren Nerventätigkeit (des Verhaltens) der Tiere, Sämtl. Werke, Bd. III/2, Berlin, 1953, S. 432.

allgemeinen Anwendung verschiedener Arten „schwieriger Aufgaben" wesentlich zu differenzieren. Dabei erfolgte die Begriffsbestimmung der „Überanstrengung des Erregungs- und Hemmungsprozesses" und der „Beweglichkeit" dieser Prozesse. Es wurde gezeigt, daß die Abhängigkeit der verschiedenen nervalen Entgleisungen vom Typ des Nervensystems außerordentlich relativ ist, so daß eine Reihe wesentlicher Korrekturen erforderlich wurde, daß weiter die experimentellen Neurosen nicht nur bei den Vertretern des unausgeglichenen, sondern auch bei den Vertretern des ausgeglichenen starken Typs hervorgerufen werden können; es wurden weiter auch die zyklischen Störungen der höheren Nerventätigkeit beschrieben und ihre Phasenzustände wesentlich differenziert; es begann die Erforschung der mit den neurodynamischen Zerrüttungen und Entgleisungen verbundenen vegetativen Störungen; der Rahmen der experimentellen Neurose wurde viel zu eng, um alle die verschiedenen pathologischen Zustände der höheren Nerventätigkeit zu fassen, die durch eine schädigende funktionelle Beeinflussung dieser nervalen Funktionen hervorgerufen werden können.

Schließlich standen im Mittelpunkt des letzten Abschnittes die pathologischen Veränderungen in der Beweglichkeit der Hirnrindenprozesse und „die isolierten kranken Punkte", besser gesagt die krankhaft veränderten dynamischen Strukturkomplexe, die lokalen Störungen und ihre Verbindungen mit den allgemeinen Störungen der Hirnrindendynamik.

Wie bereits erwähnt, wurde nach dem Tode Pawlows die experimentelle Arbeit auf diesem Gebiet hauptsächlich mit dem Ziel einer Erforschung derjenigen Einflüsse fortgesetzt, welche die pathologischen Zustände der Hirnrinde im inneren Milieu des Organismus ausüben, und dabei die Veränderungen vegetativer Funktionen und der Einfluß auf somatische Erkrankungen untersucht (Petrowa, Ussijewitsch u. a.).

„Die experimentelle Erforschung pathologischer Veränderungen der Grundprozesse nervaler Funktionen am Versuchstier", erklärte Pawlow in einer seiner letzten Arbeiten (1935), „bietet die Möglichkeit, den Mechanismus einer Vielzahl neurotischer und psychotischer Symptome sowohl in ihrer isolierten Existenz als auch im Komplex bestimmter Krankheitsformen physiologisch zu verstehen."[1]

8. Pathologische Veränderungen der höheren Nerventätigkeit im Zusammenhang mit experimentellen Störungen der endokrinen und vegetativen Funktionen

Die Pawlowsche Schule beschränkte die Erforschung von Zuständen der höheren Nerventätigkeit als Resultat schädigender funktioneller Einwirkungen nicht nur auf diejenigen Fälle, in denen solche Zustände unter dem Einfluß schwieriger äußerer Bedingungen („schwierige Aufgaben") zustandekommen, sondern

[1] Zwanzigjährige Erfahrungen mit dem objektiven Studium der höheren Nerventätigkeit (des Verhaltens) der Tiere, Sämtl. Werke, Bd. III/2, Berlin, 1953, S. 552.

untersuchte sie auch in den Fällen, wo sie auf künstlich hervorgerufene Störungen im inneren Milieu des Organismus, in der Arbeit der inneren Organe und vor allem in der Tätigkeit des endokrinen und vegetativen Systems zurückgeführt werden können.

Bevor wir zur Beschreibung pathologischer Veränderungen im Nervensystem übergehen, wie sie durch tierexperimentell hervorgerufene endokrine Störungen bedingt sind, muß betont werden, daß auf Grund der Untersuchungsbefunde der PAWLOWschen Schule die deutlichen, gewöhnlich aber sehr flüchtigen und völlig reversiblen Veränderungen der höheren Nerventätigkeit auch bei der endokrin-vegetativen Umstellung vom rein physiologischen, nicht jedoch vom pathologischen Gesichtspunkt betrachtet wurden. So hat man zur Brunstzeit (KRSHISCHKOWSKI, KREPS, USSIJEWITSCH u. a.) oder während der Trächtigkeit und Laktation (FURSIKOW, ROSENTAL, PROROKOW u. a.) in der höheren Nerventätigkeit des Hundes deutlich ausgeprägte funktionelle Verschiebungen bemerkt: Abschwächung und Unbeständigkeit zunächst der künstlichen, später aber auch der natürlichen bedingten Reflexe, Enthemmung von Differenzierungen, Auftreten von Schläfrigkeit, wellenförmige Schwankungen der Rindenerregbarkeit mit Überwiegen von Erscheinungen der ausstrahlenden Hemmung usw. Von allen diesen Veränderungen treten die Prozesse der äußeren Hemmung (negative Induktion) am schnellsten auf. Sie gehen von jener physiologischen Dominante aus, die durch den Vermehrungstrieb (ein kompliziert-unbedingter Reflex) verursacht wird und die im System der nervalen Zentren entsteht.

Es ist interessant, daß bei der Wiederherstellung der höheren Nerventätigkeit sich am frühesten die natürlichen bedingten Reflexe normalisieren, wie die Beobachtungen PROROKOWS zeigen konnten.

Alle diese Vorgänge bei den vegetativ-endokrinen Veränderungen sprechen für die hohe Aktivität der Hirnrinde.

Von allen pathologischen Zuständen, die sich unter dem Einfluß künstlich hervorgerufener endokriner Störungen in den höchsten Abschnitten des Zentralnervensystems entwickeln, wurden die mit der Kastration im Zusammenhang stehenden Veränderungen besonders gründlich und ausführlich erforscht. Dabei handelt es sich um eine Anzahl grundlegender Untersuchungen PETROWAS und um die Arbeit A. M. PAWLOWAS.

Als Forschungsobjekte dienten eine Anzahl Hunde von verschiedenem Typ des Nervensystems, die in verschiedenem Lebensalter kastriert worden waren. Dabei achtete man sorgfältig auf die durch die Kastration bewirkte Entwicklungsdynamik und den anschließenden Wechsel von Störungen der höheren Nerventätigkeit. Ausführlich wurden ebenfalls diejenigen Besonderheiten erforscht, welche bei kastrierten Tieren während der Zerrüttungen und Entgleisungen nervaler Prozesse und im Verlauf der dabei entstehenden experimentellen Neurosen zu beobachten sind. Viel interessantes und wertvolles Tatsachenmaterial konnte bei den Versuchen zur Beseitigung der durch Kastration hervorgerufenen nervalen Defekte und auch bei der Ausheilung der in einigen Fällen besonders schwer verlaufenden experimentellen Neurosen gesammelt werden.

Es ist begreiflich, daß die Kastration in beträchtlichem Umfang die normalen Beziehungen im Nervensystem der Tiere stört, wobei sie für mehr oder weniger lange Zeit die Stärke, das Gleichgewicht und die Beweglichkeit sowohl des Erregungs- als auch des Hemmungsprozesses in verschiedenem Ausmaß verändert. Eine der eindeutigsten Störungen, die sehr bald nach der Kastration auftritt, ist das deutlich ausgeprägte Nachlassen von Prozessen der inneren aktiven Hemmung. Im übrigen ist die Art der im Anschluß an die Kastration beobachteten Veränderungen der höheren Nerventätigkeit der Tiere, wie auch die Dynamik der fortschreitenden und rückläufigen Entwicklung dieser Vorgänge, in hohem Maße von den Besonderheiten des Nerventyps abhängig.

Bei den Vertretern des starken Typs sind diese Störungen in den ersten Monaten nach der Kastration besonders deutlich, doch gleichen sie sich dann allmählich aus. Bei den Vertretern des schwachen Typs bleiben sie dagegen viele Monate lang bestehen und lassen sich in einzelnen Fällen sogar noch Jahre später feststellen.

Zwischen den Vertretern des starken und schwachen Typs des Nervensystems macht sich dabei ein unerwarteter und auf den ersten Blick unverständlicher Unterschied bemerkbar. Bei den ersteren haben wir normalerweise meistens ein gut ausgearbeitetes System bedingter Verbindungen vor uns, welches Tag für Tag sein individuelles, streng reguliertes und einseitiges Bild von stereotyper Genauigkeit bewahrt. Fast unmittelbar nach der Kastration ändert sich jedoch die Situation wesentlich: Ähnlichkeiten zwischen den einzelnen Versuchstieren verwischen sich nun, es ist nicht die geringste Ordnung und Genauigkeit in der Arbeit zu erkennen, und Tag für Tag schwankt, verändert und verzerrt sich das experimentelle Bild, wobei jede Regelmäßigkeit verloren geht und chaotische Wesenszüge dominieren.

Ein anderes Verhalten zeigt sich bei den Vertretern des schwachen Typs. Hier läßt sich in der ersten Zeit nach Kastration der Hunde keineswegs eine Verschlechterung während der experimentellen Arbeit feststellen. Die Tiere arbeiten im Gegenteil besser, genauer und geordneter als vor der Operation.

Tatsächlich läßt sich ein derartiger Zustand nur etwa ein bis zwei Monate lang verfolgen. Anschließend entwickelt sich jedoch auch hier, häufig sogar noch in schwereren Formen, das gleiche Bild einer gestörten höheren Nerventätigkeit, wie es bereits bei den Vertretern des starken Typs beschrieben wurde. Eine Zeitlang herrscht bei der Arbeit mit ihnen ein ununterbrochener und völlig chaotischer Zustand, dann macht sich einige Monate lang eine neue Veränderung mit periodischem Charakter bemerkbar. Dabei sind die Ergebnisse der Arbeit wieder ungeordnet und chaotisch, bessern sich jedoch danach vorübergehend erheblich und bieten ein geordnetes Bild, um dann wieder einige Tage lang erneut in völlige Unordnung zu geraten, bis danach erneut eine Besserung erfolgt. Diese Art der Periodizität oder Zirkularität tritt im Laufe der Zeit immer deutlicher in Erscheinung; die Zeitabschnitte mit günstigen experimentellen Arbeitsmöglichkeiten werden dabei immer häufiger und länger, die chaotischen Perioden indessen immer seltener und kürzer, bis schließlich der Normalzustand bzw. ein annähernder

Normalzustand erreicht wird. PAWLOW sah darin die Äußerung noch unbekannter, im Organismus wirksamer Anpassungsmechanismen.

„Wenn wir vom System der endokrinen Drüsen wissen", erklärt er, „daß sie sich bis zu einem gewissen Grade einander ergänzen und substituieren, so ist selbstverständlich denkbar, daß im Laufe der Zeit auch der dem Organismus durch die Kastration zugefügte Defekt mehr oder weniger ausgeglichen werden kann."[1] Die Wiederherstellung der höheren Nerventätigkeit des Hundes nach der Kastration beansprucht sehr unterschiedliche Zeiträume. — Bei einzelnen Tieren dauert sie Monate, bei anderen Jahre. Dies ist gewissermaßen von den Besonderheiten des Nerventyps abhängig. Wir sahen bereits, daß sich der Einfluß des letzteren besonders deutlich in den ersten Monaten nach der Operation bemerkbar macht: während sich bei nervenstarken Tieren die Unregelmäßigkeit (Chaos) in der Arbeit bereits unmittelbar nach der Kastration äußert, arbeiten die Vertreter des schwachen Typs dagegen eine Zeitlang danach sogar besser und regelmäßiger, als dies unter normalen Umständen bei ihnen der Fall ist. Später beginnen sich jedoch auch bei ihnen chaotische Störungen der höheren Nerventätigkeit zu entwickeln, die sich dann aber beträchtlich länger hinziehen und auch schwerer verlaufen als bei den starken Typen.

Diese vorübergehende Besserung erklärt PAWLOW in folgender Weise: „Solange das Tier die Geschlechtsdrüsen besitzt, kann es auch in geschlechtliche Erregung geraten; infolgedessen gelangen verschiedene Impulse in das Gehirn, welches dadurch tonisiert und belastet wird. Dadurch entsteht eine Differenz in der allgemeinen Nerventätigkeit. Mit der Entfernung der Drüsen fallen diese verschiedenen Reize fort; das Nervensystem wird weniger belastet, und es arbeitet deshalb rationeller. Dies ist keine phantastische Deutung, denn das gleiche läßt sich in typischer Weise an einem anderen Beispiel noch überzeugender demonstrieren. Für unser System der bedingten Reflexe ist es von großer Bedeutung, wie der Appetitsgrad des ausgeglichenen Hundes ist. Hat man es mit einem Hund vom starken Nerventyp zu tun, und steigert man seine Nahrungserregbarkeit durch verschiedene Maßnahmen (Durchführen von Versuchen mit Nahrungsreflexen), so kann man bei ihm alle bedingten Reflexe verstärken. Das Gegenteil ist bei dem Hunde vom schwachen Nerventyp der Fall: die Erhöhung der Nahrungserregbarkeit führt bei ihm gewöhnlich dazu, daß die bedingten Reflexe schwächer werden, d. h. von diesem Tier wird die übermäßige Erregung nicht ertragen, und sie hat deswegen eine Hemmung zur Folge, welche wir als ‚Schutzhemmung' bezeichnen."[2]

Wenn auch in der Mehrzahl der Fälle bei den kastrierten Hunden eine vollständige und eindeutige Wiederherstellung der höheren Nerventätigkeit gelang, so konnte man nach dieser Reparation dennoch eine erhöhte Anfälligkeit und Verletzbarkeit ihres Nervensystems feststellen. Dies äußerte sich zum Teil darin, daß in solchen Fällen besonders leicht nervale Entgleisungen und experimentelle

[1] Zwanzigjährige Erfahrungen mit dem objektiven Studium der höheren Nerventätigkeit (des Verhaltens) der Tiere, Sämtl. Werke, Bd. III/2, Berlin, 1953, S. 518.

[2] Ebenda, S. 520.

Neurosen hervorgerufen werden konnten, die in vielen Fällen recht schwer verliefen und lange dauerten. Infolgedessen waren die kastrierten Hunde eines der Hauptobjekte zur Erforschung der experimentell hervorgerufenen Störungen der höheren Nerventätigkeit (besonders von Erscheinungen der pathologischen Trägheit) und für experimentell-therapeutische Untersuchungen, in erster Linie bei einer Erforschung der Bromsalzwirkung auf das Nervensystem.

Die durch die Entfernung der Keimdrüsen im endokrinen System und im Zusammenhang damit auch in den vegetativen Nervenfunktionen und im Stoffwechsel hervorgerufenen allgemeinen Störungen komplizieren natürlich die Arbeit der höchsten Abschnitte des Zentralnervensystems in seinen Beziehungen zum inneren Milieu des Organismus beträchtlich und bereiten damit einen bedeutend günstigeren Angriffspunkt für die Wirkung eines funktionellen nervalen Traumas (Einfluß neurodynamischer Verschiebungen und Entgleisungen).

„Es ist verständlich, daß bei diesen Kastraten, sobald sie völlig oder teilweise genesen sind, manche Neurosen bedeutend leichter als bei völlig normalen Hunden hervorgerufen werden können, da sie bereits aus der Gleichgewichtslage herausgebracht wurden und sozusagen bedeutend anfälliger sind als normale Tiere. Daher riefen wir bei ihnen mit Hilfe der oben beschriebenen krankheitsauslösenden Maßnahmen besonders ausgiebige neurotische Störungen hervor" (PAWLOW).[1]

Im Endergebnis wird also das Nervensystem bei allen kastrierten Hunden geschädigt, wobei beide Prozesse, sowohl der Erregungsprozeß als auch der Hemmungsprozeß, in Mitleidenschaft gezogen werden; doch sind die Störungen der Prozesse der inneren Hemmung gewöhnlich deutlicher ausgeprägt als die Störungen des Erregungsprozesses.

Es zeigt sich, daß die Folgen der Kastration, abhängig vom Typ des Nervensystems, unterschiedlich sind. Von großer Bedeutung sind auch das Alter und die Besonderheiten der ontogenetischen Entwicklung, insbesondere die Erfahrungen aus der Vergangenheit des Tieres, die sich der Hirnrinde eingeprägt haben. Bei den starken jungen Tieren des ausgeglichenen und erregbaren Typs kommt es nach einer durch die Kastration bedingten Störungsperiode zum allmählichen Ausgleich der Defekte und zur Wiederherstellung der Nerventätigkeit. Die schwachen Tiere des hemmbaren Typs werden unter gewöhnlichen Umständen nach der Kastration arbeitsfähiger als vorher, jedoch nur vorübergehend, denn später müssen sie für diese überdurchschnittliche Arbeitsleistung durch eine tiefe Depression mit deutlichem Abfall der Arbeitsfähigkeit entgelten.

Für alle kastrierten Hunde ist eine mehr oder weniger lange und deutlich ausgeprägte anfängliche Unordnung (chaotischer Zustand) mit anschließender Periodizität und Zirkularität im Wechsel zwischen günstigen und ungünstigen Arbeitsperioden charakteristisch.

Wie wir weiter sehen werden, wird die Rückkehr dieser Tiere zum Normalzustand in hohem Grade durch Ruhe und Brom erreicht, worauf die Reaktionsfähigkeit

[1] Zwanzigjährige Erfahrungen mit dem objektiven Studium der höheren Nerventätigkeit (des Verhaltens) der Tiere, Sämtl. Werke, Bd. III/2, Berlin, 1953, S. 518.

des Nervensystems nach der Kastration allerdings beträchtlich vermindert wird.

In gewissem Maße kann man die experimentellen Untersuchungen über Veränderungen der höheren Nerventätigkeit bei alten Hunden mit den Arbeiten über den Einfluß der Kastration auf das Nervensystem vergleichen, weil auch hier ein allmählich zunehmender Ausfall des hormonalen Einflusses der Geschlechtsdrüsen auf das Gehirn vor sich geht, wenngleich natürlich der gesamte Komplex der auf das Nervensystem ungünstig wirkenden Einflüsse in diesem Falle bedeutend komplizierter ist.

Der Erforschung der höheren Nerventätigkeit alter Hunde ist eine Anzahl experimenteller Untersuchungen gewidmet (TONKICH[1], L. A. ANDREJEW, A. M. PAWLOWA, JAKOWLEWA, JAROSLAWZEWA, USSIJEWITSCH, PETROWA, PODKOPAJEW u. a.). Hier leiden am frühesten die Prozesse der inneren aktiven Hemmung, später verstärken sich die Erscheinungen der passiven Hemmung (äußere Hemmung, negative Induktion, Überbelastungshemmung). Weiter gehen zuerst die künstlichen, dann aber auch die natürlichen bedingten Reflexe verloren. Von SOLOWEITSCHIK (1932) wurde der Versuch unternommen, zwei alte Hunde durch Unterbindung des Samenkanals und Implantation junger Keimdrüsen in den Hodensack (nach WORONOW) zu verjüngen. Die vor und nach jeder Operation regelmäßig durchgeführten Untersuchungen der höheren Nerventätigkeit ergaben, daß durch den Eingriff eine deutlich ausgeprägte Erhöhung der Hirnrindenerregbarkeit und eine Besserung ihrer Arbeitsfähigkeit bewirkt werden konnte, welche allerdings nur vorübergehend war und nicht länger als ungefähr drei Monate anhielt.

Wie die Experimente WALKOWS (1925) erwiesen, bewirkt auch die Entfernung der Schilddrüse bei Hunden eine ausgesprochene Veränderung der höheren Nerventätigkeit.

Als er bei Jungtieren die Thyreoidektomie vornahm und einige Zeit später bei den operierten Hunden mit dem Einschleifen bedingter Nahrungsreflexe begann, stellte er fest, daß dies nur mit außerordentlichen Schwierigkeiten gelang. Wenn sich schließlich auch am Ende jedes Versuches Reaktionen bemerkbar machten, so mußten sie jedoch beim folgenden Versuch abermals ausgearbeitet werden, und dies wiederholte sich täglich.

Eine einfache bedingte Verbindung konnte nur dann erreicht werden, wenn man von der Nahrungsbekräftigung auf die Säurebekräftigung überging, doch konnten selbst grobe Differenzierungen unter diesen Bedingungen nicht erzielt werden. Nur wenn man auf wirksamere unbedingte Stimula, wie z.B. die elektrodermatische Bekräftigung überging, war es möglich, einen stabilen bedingten motorischen Abwehrreflex und eine entsprechende einfache Differenzierung zu erhalten.

Demnach konnte die Aufgabe nur bei beträchtlicher Tonuserhöhung der Großhirnhemisphären gelöst werden. Daraus ist ersichtlich, daß es bei thyreoidektomierten jungen Hunden zu einer deutlich ausgeprägten Schwächung des

[1] Aus dem Laboratorium L.A. ORBELIS.

Erregungsprozesses und zu einer noch deutlicheren Schwächung von Prozessen der inneren aktiven Hemmung kommt, denn die Erregbarkeit der Hirnrinde vermindert sich infolge der Schilddrüsenentfernung beträchtlich.

Auf der anderen Seite hat PETROWA (1945) auch die mit Hilfe von Thyreoidin hervorgerufenen Erscheinungen der chronischen experimentellen Hyperthyreose an einigen Hunden ausführlich erforscht. — Dabei zeigten sich folgende Untersuchungsergebnisse: bei den Hunden des starken Typs erhöhte sich die Erregbarkeit der Hirnrindenzellen bereits bei der ersten, den Erregungsprozeß verstärkenden Gabe von Thyreoidin. Dies äußerte sich sowohl in einer beträchtlichen Erhöhung der bedingten Reflexe wie auch in einer Enthemmung der Differenzierungen. Bei langer Anwendung von Thyreoidin (einige Monate hindurch) wurden beträchtliche Störungen der Hirntätigkeit mit Überwiegen des Erregungsprozesses und den Erscheinungen der allgemeinen motorischen Erregung hervorgerufen. Schließlich entwickelte sich bei langer Anwendung von Thyreoidin eine nervale Erschöpfung und es traten die Erscheinungen der Überbelastungs- oder Schutzhemmung zuweilen mit Phasenzuständen und Verweigerung des Futters in den Vordergrund.

Bei den Hunden des schwachen Typs entstand diese Hemmung bereits nach den ersten Thyreoidingaben, und statt einer Erhöhung der bedingten Reflexe wurde hier das Gegenteil, nämlich eine erhebliche Erniedrigung dieser Reaktionen beobachtet. Die für die schwachen Hirnrindenzellen übermäßige Erregung führte rasch zur Entwicklung von Erscheinungen der Überbelastungshemmung.

Bei langer Thyreoidinanwendung machte sich bei den Hunden dieses Typs und in der höheren Nerventätigkeit dieser Tiere eine Zirkularität bemerkbar: Perioden deutlich ausgeprägter ausstrahlender Schutzhemmung wechselten mit Perioden relativ befriedigender Arbeitsfähigkeit.

Bei den Hunden des starken Typs, die jedoch durch die Kastration geschwächt waren, entwickelten sich nach kurzfristiger anfänglicher Erhöhung der Hirnrindentätigkeit rasch Erscheinungen der Periodizität und Zirkularität und danach eine erhebliche Erschöpfung der Hirnrindenzellen mit völligem und anhaltenden Ausfall der bedingt-reflektorischen Tätigkeit.

Wurde die Behandlung mit Thyreoidin eingestellt, so kam es nach mehr oder weniger langer Zeit (nach Monaten), abhängig vom Typ des Nervensystems bald zu schnellerer, bald zu langsamerer und verzögerter Wiederherstellung der höheren Nerventätigkeit.

SEWALD (1940, 1945) führte an Hunden experimentelle Untersuchungen über den Einfluß der Nebenschilddrüsenentfernung auf die Tätigkeit der Großhirnrinde durch. Diese Arbeit beanspruchte mehrere Jahre. Die Ergebnisse lassen sich kurz folgendermaßen zusammenfassen: Die Exstirpation der Nebenschilddrüsen ruft eine beträchtliche Abweichung von der normalen, bedingt-reflektorischen Tätigkeit hervor. Dies äußert sich in Erscheinungen ihrer Unbeständigkeit und deutlichen Erniedrigung, in Störungen der regulären Wechselbeziehungen zwischen Erregung und Hemmung mit überwiegender Schwächung des Erregungsprozesses und scheinbarem sekundärem Überwiegen des Hemmungsprozesses.

Der Zeitpunkt des Entstehens, die Schwere und die Dauer dieser Störungen hängt von der Größe des entfernten Drüsenparenchyms (1 bis 2 Drüsen oder mehr), von den kompensatorischen Veränderungen der enthaltenen Drüsenteile, vom Blutkalziumspiegel (Hypokalzämie) und der Art der verordneten Diät ab. Der Autor setzt seine Arbeit auf diesem Gebiet noch weiter fort.

Schon im Jahre 1935 erschien eine Arbeit von L. A. ANDREJEW und PEGALI über den Einfluß des Nebenschilddrüsenhormons auf die höhere Nerventätigkeit der Hunde. Die Hormongaben riefen eine Erniedrigung der bedingten Nahrungsreflexe, eine Verstärkung der Nachhemmungen, eine Beschleunigung des Erlöschens, die Entwicklung von Erscheinungen der Schläfrigkeit und Katalepsie und eine Divergenz zwischen Speichelreaktionen und motorischen Reaktionen hervor; mit anderen Worten, das Hormon bewirkte ein deutliches Überwiegen des Hemmungsprozesses über den Erregungsprozeß. Diesem Hemmungszustand geht eine vorübergehende Phase erhöhter Hirnrindenerregbarkeit voraus. Die Wirkung des Hormons auf die bedingt-reflektorische Tätigkeit kommt infolge Erhöhung des Blutkalziums zustande (Hyperkalzämie), denn es wurde eine direkte Parallelität zwischen den Veränderungen des Blutkalziumspiegels und dem Zustand der Hirnrindentätigkeit festgestellt.

Als ASRATJAN (1935) den Einfluß hoher Dosen von Pituitrin auf die Arbeit der höchsten Abschnitte des Zentralnervensystems erforschte, beobachtete er an den Tieren eine beträchtliche Schwächung der bedingten Nahrungsreflexe, eine Störung der regulären Wechselbeziehungen zwischen Erregungs- und Hemmungsprozessen mit Überwiegen der letzteren und auch eine Tendenz zur Verstärkung der unbedingt-reflektorischen Funktionen. Es zeigte sich also, daß dieses Hypophysensekret einen wesentlichen Einfluß auf die Arbeit der Großhirnrinde und der subkortikalen Gebiete ausübt.

Ähnliche Ergebnisse wurden von DANILOW bei der Erforschung des Einflusses von Hypophysenpräparaten auf die bedingten motorischen Abwehrreflexe (1940) an Hunden gewonnen, wobei sich von den Störungen der Hirnrindentätigkeit das Überwiegen des Hemmungsprozesses am deutlichsten auszeichnete. In Fällen, wo die Arbeit der Großhirnrinde in irgendeiner Weise zeitweilig geschwächt worden ist, kann man dagegen unter dem Einfluß dieser Präparate eine vorübergehende Besserung der bedingt-reflektorischen Tätigkeit bemerken.

Wie die Untersuchungen von GSGSJAN (1949) zeigten, ruft eine teilweise Entfernung der Nebennieren bei Hunden eine Schwächung der bedingten Reflexe und die Entwicklung von Phasenerscheinungen in der Hirnrinde hervor (Ausgleichphase, paradoxe Phase). Bei einigen Tieren wurde indessen eine Periode vorübergehender Erhöhung sowohl der unbedingt-reflektorischen wie auch der bedingt-reflektorischen Tätigkeit mit Enthemmung von Differenzierungen festgestellt, doch traten Phasenzustände an der oberen Grenze auch hier auf. Im Verlauf von 6 bis 7 Monaten kam es zu einer allmählichen Wiederkehr normaler Verhältnisse im Nervensystem. Nach einer zweiten teilweisen Entfernung von Nebennierenrindengewebe gelang die völlige Wiederherstellung auch nach $1^1/_2$ bis 3 Jahren nicht.

Gelangen hohe Adrenalindosen ins Blut, so kommt es — entsprechend den experimentellen Untersuchungen ISERGINAS (1947) an Tieren — nach einer kurzen Initialphase mit erhöhter Hirnrindenerregbarkeit zu Erscheinungen der ausstrahlenden Hemmung, wobei nicht selten auch Phasenveränderungen auftreten.

Alle hier beschriebenen, künstlich hervorgerufenen endokrinen Störungen rufen also beträchtliche Verschiebungen in der Tätigkeit der höchsten Abschnitte des Zentralnervensystems der Tiere hervor. Jedoch würden mit Rücksicht darauf, daß sich die Untersuchungen in den meisten Fällen noch in den allerersten Anfängen befinden und diese Verschiebungen daher nur in den gröbsten Zügen charakterisiert werden können (sehr gründlich wurden bisher nur die Folgen der Kastration erforscht), alle Schlußfolgerungen und Verallgemeinerungen der erzielten Ergebnisse voreilig sein. Es wäre auch völlig unrichtig, diese Untersuchungsbefunde als Ergebnis der Abnahme oder Zunahme dieser oder jener hormonalen Wirkung auf das Nervensystem, als Resultat des Ausfalles oder der Aktivitätserhöhung einer inkretorischen Drüse, anzusehen. In allen hier beschriebenen Fällen begegnen wir quantitativ unterschiedlichen und komplizierten Dissoziationen sämtlicher Funktionen des endokrin-vegetativen Systems als Einheit betrachtet, wobei lediglich der Akzent bald auf diese, bald auf jene der inkretorischen Komponenten des gestörten funktionellen Systems gelegt wird.

Die den endokrinen Störungen gewidmeten Arbeiten stehen in engem Zusammenhang mit der Frage nach der Bedeutung einer Schädigung des vegetativen Nervensystems für die höhere Nerventätigkeit.

Wenn auch die hier gesammelten Tatsachen im Augenblick an Zahl noch gering sind, so sind doch die bisher in dieser Richtung unternommenen wenigen Untersuchungen von besonderem Interesse. Hierzu zählen die Arbeiten von ASRATJAN (1930 bis 1935), B. W. PAWLOW (1946), DERJABIN (1946), M. F. WASSILJEW (1946) und LIWSCHIZ (1941). In den Versuchen ASRATJANS wurden den Tieren die oberen sympathischen Halsganglien entfernt und eine Durchschneidung der entsprechenden Nerven durchgeführt. Im Ergebnis dieser Versuche kam es zu einem langen Ausfall der bedingten Nahrungsreflexe, zum Überwiegen der Hemmungsprozesse und zur Entwicklung von Trägheitserscheinungen. Eine völlige Wiederherstellung der höheren Nerventätigkeit konnte erst nach einem Jahr beobachtet werden. Diese Versuche bezweckten, den adaptationstrophischen Einfluß des sympathischen Nervensystems auf die Großhirnrinde nachzuweisen. Sehr große Bedeutung hat die Untersuchung der Regenerationsprozesse, die ebenfalls von den höchsten Abschnitten des Nervensystems organisiert werden.

Nach doppelseitiger Entfernung des abdominalen Sympathikus-Grenzstranges und Durchschneidung der abdominalen Nerven beim Hund gelangte B. W. PAWLOWA bei Untersuchung der im Anschluß daran auftretenden Veränderungen zu folgendem Schluß: Die Störung der unteren Abschnitte des sympathischen Nervensystems führt zur Veränderung der normalen Beziehungen zwischen Erregungs- und Hemmungsprozessen mit Prävalenz der Erregungsprozesse in der Hirnrinde; diese Verstärkung der Erregungsprozesse geht auf Kosten einer Schwächung der Hemmungsprozesse.

Der Vergleich der Befunde ASRATJANS und B. W. PAWLOWS spricht dafür, daß den verschieden lokalisierten Verletzungen im sympathischen Nervensystem auch ihrem Charakter nach verschiedene Störungen der Hirnrindendynamik entsprechen.

Mit der Arbeit von LIWSCHIZ wurde nachgewiesen, daß bei der Exstirpation des Kleinhirnes, welches entsprechend den Untersuchungen ORBELIS an der Regulationstätigkeit des vegetativen Nervensystems beteiligt ist, die bedingt-reflektorische Tätigkeit beim Hund etwa in der gleichen Weise verändert wird, wie es in den Experimenten ASRATJANS nach Entfernung der kranialen Zervikalganglien der Fall war.

In einer Arbeit DERJABINS wurden die durch künstliche (operative) Schädigung des Thalamus und der hypothalamischen Gebiete hervorgerufenen Störungen in der Tätigkeit der höchsten Abschnitte des Zentralnervensystems der Hunde erforscht. Diese Störungen äußerten sich in folgender Weise: die unbedingten Nahrungsreflexe wurden schwächer, wobei sich die Latenzzeit bis zu 25 Sekunden ausdehnte; bei der Untersuchung der bedingten Reflexe stellte sich eine erhebliche Schwächung des Erregungs- und Hemmungsprozesses heraus, wobei allerdings ein deutliches Überwiegen des Hemmungsprozesses auf Kosten des Erregungsprozesses bemerkenswert war. Ebenfalls wurden einige flüchtige Störungen der Hautrezeption, der propriorezeptiven und optischen Rezeption und ebenfalls eine beträchtliche Verminderung der allgemeinen Beweglichkeit des Tieres mit Erhöhung der aktiven Abwehrreaktionen auf Hautreize festgestellt.

Als Ursache der Erregbarkeitsminderung der Hirnrinde sieht DERJABIN die Schädigung der vegetativen Zentren im hypothalamischen Gebiet an. Wie auch in den vorhergehenden Fällen würde hier zweifellos die Erforschung der Hirnrindenregulation bei den Reparationsprozessen von Interesse sein.

M. F. WASSILJEW arbeitete bei seinen Hunden eine Anzahl von bedingten Nahrungsreflexen, Säurereflexen und lokalen motorischen Reflexen aus und registrierte dabei die allgemeine motorische Reaktion und die Atemreaktion. Bei einzelnen Hunden wurde anschließend der vordere Teil des Hypothalamus (der prähypophysäre Teil), bei anderen der hintere Teil (posthypophysäre Teil) zerstört. Im ersten Fall konnte man folgende Stadien beobachten: 1. ein *adynamisches* Stadium (2 bis 5 Tage, das durch die allgemeine Adynamie und einen schlafähnlichen Zustand charakterisiert wurde; 2. ein *depressiv-chaotisches* Stadium (bis zu 2 Jahren und länger), das sich durch eine beträchtliche Erniedrigung der unbedingten Nahrungsreflexe, eine deutliche Erniedrigung aller früher ausgearbeiteten bedingten Reflexe und die Unmöglichkeit zur Bildung neuer bedingter Nahrungsverbindungen auszeichnete; hier fiel das deutlich ausgeprägte Überwiegen der Hemmungsprozesse auf; 3. das *Reparations*-Stadium, welches das Bild des allmählichen Ausgleichs der funktionellen Defekte in der Arbeit des Nervensystems bot.

Bei den Hunden mit Zerstörung des hinteren Teiles des Hypothalamus konnte man ebenfalls verschiedene Stadien beobachten: 1. Stadium der *motorischen Erregung*, welches einen zur neurodynamischen Entgleisung neigenden Charakter hatte (Dauer des Stadiums 2 bis 5 Tage); 2. das *exsaltations-rhythmische* Stadium (bis zu 1½ bis 2 Jahren) mit Erhöhung aller bedingten Reflexe und sehr rascher Bildung neuer bedingter Verbindungen; 3. das *Reparations*-Stadium mit der Rückkehr zur präoperativen Norm.

Auf Grund seiner experimentellen Ergebnisse gelangte M. F. WASSILJEW zu der Erkenntnis, daß der vordere Teil des Hypothalamus auf die Hirnrinde einen tonisierenden, regulativen, ihre Anpassungsfähigkeit erhöhenden Einfluß ausübt, während der hintere Teil unter normalen Bedingungen auf die Hirnrinde in hemmendem Sinne wirkt.

Selbstverständlich haben alle diese Erwägungen nur spekulativen Charakter, da die Arbeiten auf diesem Gebiet noch nicht abgeschlossen sind.

Die an Hunden durchgeführten experimentellen Untersuchungen von ASRATJAN, B. W. PAWLOW, DERJABIN. M. F. WASSILJEW und LIWSCHIZ, weisen auf die pathologischen Verschiebungen hin, die in der höheren Nerventätigkeit der Tiere unter dem Einfluß verschieden lokalisierter Schädigungen des vegetativen Nervensystems vor sich gehen. Sie enthüllen die außerordentlich komplizierten und bis jetzt in ihren verschiedenen pathologischen Bedingungen noch sehr wenig erforschten Veränderungen der nervalen Beziehungen zwischen Hirnrinde und vegetativem Nervensystem.

Zum Abschluß soll eine wesentliche Erscheinung nicht unerwähnt bleiben: Es ist bekannt, daß man den Zugang äußerer Reize zur Hirnrinde mit Hilfe künstlicher Ausschaltung eines oder einer Anzahl äußerer Rezeptoren vermindern kann (SPERANSKI, GALKIN, ABULADSE, ROSENTAL), wodurch in der Hirnrinde ein beträchtliches Überwiegen des Hemmungsprozesses über den Erregungsprozeß zustande kommt, doch ist ebenfalls bekannt, daß gleiches auch bei der Wirkung übermäßig starker Reize oder von Summationsreizen zu erreichen ist (RIKMAN, SEWALD, SKIPIN, JAKOWLEWA u. a.). Auch ist unschwer festzustellen, daß ein ähnlicher Vorgang ebenfalls bei der Wirkung innerer Reize abläuft. Nach teilweiser oder völliger Entfernung verschiedener endokriner Drüsen (Geschlechtsdrüsen, Schilddrüsen, Nebenschilddrüsen, Nebennieren), welche normalerweise einen stimulierenden Einfluß auf die Hirnrinde ausüben, zeigten sich schließlich ebenfalls Störungen der Hirnrindentätigkeit, die sich in der Entwicklung von Hemmungszuständen äußerten.

Doch führte die Zufuhr hoher Dosen von Inkreten dieser Drüsen oder ihre übermäßig lange Anwendung ebenfalls zum Überwiegen des Hemmungsprozesses über den Erregungsprozeß und zu Erscheinungen der ausstrahlenden Hirnrindenhemmung.

Auf diese Weise hatte das Fortfallen von Impulsen, welche aus dem inneren Milieu des Organismus zu den Großhirnhemisphären gelangen, und das gegensätzliche Verhalten, nämlich die künstliche Erhöhung dieser Impulse, ähnliche Ergebnisse zur Folge, ungeachtet dessen, daß eine Gegensätzlichkeit der Situationen bestand.

Bedauerlicherweise fehlen in allen soeben beschriebenen oder zitierten Arbeiten, die sich mit der Frage über den Einfluß experimenteller Schädigungen des vegetativen Nervensystems auf die Hirnrindentätigkeit beschäftigen, klare und sichere Hinweise über den regulativen Einfluß und die führende und beherrschende Rolle der Hirnrinde hinsichtlich der Tätigkeit des vegetativen Nervensystems. Gerade die Erforschung jener Anpassungsmechanismen der Hirnrinde, mit deren Hilfe die künstlich hervorgerufenen Störungen vegetativer Funktionen beseitigt werden könnten, die Erforschung jener Reparationsprozesse, welche die Bedeutung der kortikalen Regulation vegetativer Funktionen unter pathologischen Bedingungen nachweisen könnten, wären indessen von ganz besonderem Interesse.

9. Pathologische Veränderungen der höheren Nerventätigkeit bei verschiedenen Formen experimenteller Intoxikationen und bei einigen Infektionen

Bereits im Jahre 1914 führte PODKOPAJEW, einer der ältesten Schüler PAWLOWS, folgendes Experiment durch: Er kombinierte beim Hund die mehrfache subkutane Injektion von Apomorphin mit dem Ertönen einer Orgelpfeife. Dadurch wandelte er schließlich diesen akustischen Reiz in ein bedingtes Signal um, welches Reaktionen der Übelkeit und des Erbrechens hervorrief, die anfangs nur mit Hilfe von Apomorphin erzielt werden konnten. Das Brechzentrum des Hirnstammes, welches zuerst *automatisch* auf dem Wege über das Blut, mit anderen Worten auf neurohumoralem Wege in Erregung geraten ist, wurde jetzt auf dem Wege über die Hirnrinde, d. h. bedingt-reflektorisch, zur Reaktion veranlaßt.

Später wurden in einem der PAWLOWschen Laboratorien von KRYLOW ähnliche Versuche durchgeführt. Als er Hunden täglich Morphin injizierte, bemerkte er bereits nach 5 bis 6 Tagen, daß allein durch die Vorbereitungen und die äußeren Umstände der Injektion die gleichen Reaktionen hervorgerufen werden konnten, wie bei der subkutanen Morphin-Injektion, d. h. stärkster Speichelfluß, Würgebewegungen und Erbrechen. Alle äußeren Reize, die der Morphin-Applikation unmittelbar vorausgingen und die zu gleicher Zeit erfolgten, als das Medikament im Blut zur Wirkung gelangte, wurden schließlich zu bedingten Reizen des Morphin-Effektes.

Als er die Versuche PODKOPAJEWS beschrieb, die in den Experimenten KRYLOWS weiter entwickelt wurden, erklärte PAWLOW: „Dieser Versuch macht die lange bekannte Tatsache verständlich, daß z. B. Hunde, nach Entfernung der Nebenschilddrüsen, oder Hunde mit ECKscher Fistel[1] und unterbundener vena portae, wenn sie nur einmal Fleisch gefressen haben, es später nicht mehr anrühren. Offensichtlich ruft dann allein der Anblick und der Geruch des Fleisches bei ihnen jene pathologischen Erregungen hervor, welche vorher unter den erwähnten Bedingungen als „Fleischvergiftung“ aufgetreten sind und verursachen dadurch die negative Reaktion gegenüber Fleisch.“[2]

[1] Herstellung einer Verbindung zwischen Pfortader und Vena cava inf. zur Ausschaltung der Leber im Tierexperiment (der Übers.).

[2] Vorlesungen über die Arbeit der Großhirnhemisphären, Sämtl. Werke, Bd. IV, Berlin, 1953, S. 30.

Indem er den nervalen Mechanismus erwog, welcher den durch die Experimente KRYLOWS bestätigten Versuchen PODKOPAJEWS zugrunde lag, erklärte PAWLOW: „Nach allen erwähnten Versuchen entstand nun die Frage, wie und aus welchen Prozessen entsteht die neue nervale Verbindung, die neue nervale Schließung. Geht man von den reinen Tatsachen aus, so fällt die Antwort nicht schwer. Der unbedingte oder der gut ausgearbeitete bedingte Reiz rufen selbstverständlich einen Aktionszustand bestimmter Hirnabschnitte hervor. Wir können diesen Abschnitt der allgemeinen Terminologie entsprechend als „Zentrum" bezeichnen, wobei wir allerdings mit diesem Terminus nicht die Vorstellung einer streng anatomischen Isolierung verknüpft wissen möchten. Offensichtlich gelangen auch Erregungen zu diesem Zentrum, die seinerzeit von äußeren Agenzien in den Großhirnrindenzellen hervorgerufen worden sind; der Weg für diese Erregungen gerade zu diesem Zentrum ist bereits besonders erleichtert und vorgebahnt. So könnte man den Sinn dieser Zusammenhänge deuten. Von dieser Vorstellung gingen wir aus, als wir seinerzeit den oben beschriebenen Apomorphinversuch mit dem Morphinversuch verglichen, welcher das Ergebnis bestätigen konnte. Wenn zu dem auf reflektorischem Wege gereizten Zentrum Erregungen aus den Zellen der Großhirnrinde gelangen, so kann das gleiche auch durch automatische innere Faktoren, durch die Zusammensetzung und die Eigenschaften des Blutes im gereizten Zentrum erfolgen, was bestätigt werden konnte."[1]

Der von SMIRNOW festgestellte Einfluß der Hirnrinde auf die bulbären Zentren des nervus vagus und das Vorhandensein von Beziehungen dieser Nerven zur Hirnrinde führte zu der Vorstellung, daß die zeitweilige bedingte Verbindung, von der soeben hier die Rede war, in der Hirnrinde geschlossen wird.

Eine beträchtliche Anzahl experimenteller Untersuchungen, die von dem gleichen Prinzip ausgingen, wie die Arbeit PODKOPAJEWS (d. h. von dem Prinzip der Bildung bedingter Verbindungen mit Hilfe automatischer, neuro-humoraler, über den Blutweg wirkender unbedingter Reize), wurde von der Schule BYKOWS durchgeführt (DELOW, OLNJANSKAJA, BORODAWKINA, PETROWA, SAMARIN u. a.).

Allerdings stellen alle diese wertvollen Untersuchungen bestenfalls Fragmente aus der Ganzheit des Problems „Großhirnrinde und innere Organe" dar. Mit ihrer Hilfe wurde jedoch ein Einblick in die vielseitigen und unbegrenzten Möglichkeiten kortikaler Einflüsse auf die Arbeit der verschiedenen inneren Organe und auf den Ablauf verschiedener physiologischer Prozesse im inneren Milieu des Organismus gestattet.

Übrigens hatten die Experimente PODKOPAJEWS außer jenen breiten physiologischen Perspektiven, welche sie eröffneten, noch eine von ihm seiner Zeit nur ungenügend bemerkte und bewertete pathophysiologische Bedeutung, welche allerdings der Aufmerksamkeit PAWLOWS nicht entging. Wie soeben erwähnt

[1] Vorlesungen über die Arbeit der Großhirnhemisphären, Sämtl. Werke, Bd. IV, Berlin, 1953, S. 30.

wurde, hat PAWLOW im Zusammenhang mit diesen Versuchen an nebenschilddrüsenlosen Hunden und an Hunden mit ECKscher Fistel die Frage über die Möglichkeit einer Entstehung von Vergiftungserscheinungen auch durch mit ihnen im Zusammenhang stehende bedingte Reize berührt.

Diese für die Pathologie außerordentlich wichtige Frage erregte die Aufmerksamkeit DOLINS, der sich gemeinsam mit seinen Mitarbeitern (SBOROWSKAJA, NIKITSCHENKO u. a.) seit 1937/1938 speziell ihrer Bearbeitung widmete. Durch Benutzung bestimmter toxischer Dosen solcher Substanzen, wie Akonitin, Morphin, Apomorphin, Dinitrophenol, Kampfer und Bulbokapnin, erzeugte DOLIN bei Tieren pathologische Bilder der Morphinvergiftung, krankhafte Störungen des Herzgefäßsystems (Akonitin), Fieberzustände und sogar Syndrome wie epileptische Anfälle, Katalepsien und katatonen Stupor. Obwohl nach Ansicht DOLINS die unter dem Einfluß der Blutzufuhr aller dieser Giftsubstanzen entstehenden pathologischen Zustände als Antwortreaktionen unbedingten Charakters anzusehen sind, unterscheiden sie sich dennoch wesentlich von gewöhnlichen unbedingten Reflexen, da sie eine qualitativ besondere nervale Integration, eine pathologische Integration, darstellen.

Da DOLIN diese experimentell hervorgerufenen pathologischen Zustände gleichzeitig regelmäßig mit diesem oder jenem äußeren Reiz kombinierte (Wasserplätschern, Pfeifen, Motorengeräusch, Laufen eines elektrischen Ventilators usw.), erhielt er typische pathologische bedingte Reflexe, die gewissermaßen Modelle krankhafter Symptomenkomplexe verschiedener pathologischer Syndrome darstellten. So wurde mit Hilfe der Morphinvergiftung ein Symptomenkomplex hervorgerufen, dessen Komponenten aus bedingt-reflektorischer Atemnot, bedingter toxischer Leukozytose, einem bedingten Brechreflex usw. bestanden.

Das Geräusch des elektrischen Ventilators ergab bei mehrfacher zeitlicher Kombination mit der subkutanen Injektion von Akonitin eine bedingte Reaktion, welche sich in Veränderungen der Atmung, des Blutdruckes, Verstärkung der kardialen Arrhythmie und Pulsbeschleunigung auf 30 bis 40 Schläge pro Minute äußerte.

Eine sechs- bis achtmalige Kombination des bedingten Reizes (z. B. Plätschergeräusche in einer Schüssel mit Wasser) mit dem unbedingten Reiz der Bulbokapnin-Injektion erwies sich als ausreichend, um dem bedingten Reiz völlig die Bedeutung eines pathogenen Agens zu verleihen, das jetzt bei den Hunden ausgesprochene Erscheinungen der Katalepsie (flexibilitas cerea) hervorrief, ähnlich denjenigen, welche nach den Bulbokapnin-Injektionen gesehen wurden. So ließen sich also auch Erscheinungen der bedingten Katalepsie hervorrufen.

Der bedingte epileptische Anfall bot im Vergleich mit anderen pathologischen Zuständen einige Besonderheiten. Wenn man den Reiz der Distanzrezeptoren — das Geräusch und den Anblick des Elektroventilators — mit der subkutanen Applikation von Kampfer oder der Applikation des Medikamentes durch die Sonde unmittelbar in den Magen des Hundes kombinierte, so ließ sich nur ein geringer epileptischer Anfall auslösen; jedoch genügte die Anwendung des Kontaktrezeptorenreizes allein, wie z. B. die subkutane Injektion physiologischer

Kochsalzlösung oder die Magensondenapplikation von Öl, welches kein Kampfer enthielt, um einen echten, großen epileptischen Anfall hervorzurufen, der mitunter noch stürmischer war, als der durch die Kampfervergiftung entstandene.

Alle diese Untersuchungen zeigen, daß die Hirnrinde unter bestimmten Umständen auf Grund des Mechanismus pathologischer bedingter Verbindungen die völlige Desorganisation der vegetativen und somatischen Funktionen des Organismus reproduzieren kann, wobei das Bild einer akuten Intoxikation hervorgerufen wird. Vom gleichen Autor wurden aber auch Untersuchungen unternommen, um die Heilungstendenzen einer Hirnrindenbeteiligung bei solchen experimentellen Intoxikationen zu ergründen, d. h. es sollte geprüft werden, inwieweit die Hirnrinde die Fähigkeit besitzt, den Organismus in seinem Kampf mit den pathogenen Faktoren zu unterstützen.

Als DOLIN auf übliche Weise bedingte Hemmungen ausarbeitete, erreichte er mit ihrer Hilfe nicht nur die Hemmung der bedingten Morphinreflexe, sondern auch die Kupierung des Effektes, der durch die unbedingt-reflektorische Wirkung toxischer Morphindosen ausgelöst wurde. Weiter unternahm er ebenfalls den Versuch, nachzuweisen, daß die Wirkung toxischer Substanzen durch Ausarbeitung eines einfachen dynamischen kortikalen Stereotyps unterdrückt werden kann: wenn nach 50 bis 60 subkutanen Injektionen physiologischer Kochsalzlösung in Abständen von 15 Minuten, wobei jedesmal Milch getrunken wurde, die physiologische Kochsalzlösung plötzlich mit der toxischen Dosis einer Morphinlösung vertauscht wurde, so beschränkte sich bei diesem Versuch die Morphinreaktion des Hundes lediglich auf eine vorübergehende, mit dem normalen Morphineffekt in zeitlichem Zusammenhang stehende Veränderung des Atemrhythmus, während das erwartete Morphinerbrechen und die toxische Dyspnoe ausblieben.

Wie die Beobachtungen DOLINS an erwachsenen Tieren wie auch an jungen Hunden und Ratten ergaben, veränderten auch physiologische Zustände, wie die Trächtigkeit oder Hunger, aber auch das Lebensalter, die allgemeine Reaktionsfähigkeit des Organismus und im Zusammenhang damit ihre Beziehungen zu allen hier erwähnten toxischen Agenzien, die in den Versuchen DOLINS die Grundlage für die Bildung „*besonderer* bedingter Reflexe auf der Basis pathologischer Zustände" schufen, wie er es bezeichnete.[1]

Man muß allerdings bemerken, daß eine beträchtliche Anzahl von Autoren die wichtige Frage über die Beteiligung der Hirnrinde an pathologischen Prozessen des Organismus, insbesondere bei Intoxikationen und Injektionen, auf andere Weise behandelte, als wir es in den interessanten Versuchen DOLINS sahen.

Im Grunde genommen wurde die erste Frage über die verschiedenen toxischen Einwirkungen auf die Großhirnrinde der Tiere in der Schule PAWLOWS bereits

[1] Als KANAREWSKAJA (im Laboratorium SPERANSKIS) Hunden mehrfach Pferdeserum injizierte, beobachtete sie, daß die Schockerscheinungen bereits auftraten, sobald die Injektionsnadel in die Vene eingeführt wurde, d. h. bedingt-reflektorischen Charakter annahmen. Diese Ergebnisse weisen in die gleichen Richtungen wie die Untersuchungen DOLINS.

Anfang der dreißiger Jahre zum Gegenstand spezieller Untersuchungen PETROWAS: „Es gibt viele Beispiele", erklärt sie 1935, „wo Brom nicht nur keine Hilfe bringt, sondern sogar die Situation verschlechtert, da es für „schwache" Hunde sehr schädlich ist. Wenn man bei diesen Tieren die Hemmung durch Brom verstärkt, so führt dies nicht zu einer Konzentration der Hemmung, sondern man verstärkt lediglich ihre Irradiation, wobei der hypnotische Zustand noch weiter vertieft wird. Da Brom bekanntlich den Hemmungsprozeß verstärkt, kommt es dabei nach dem Gesetz der Induktion auch zu einer Verstärkung der Erregungsprozesse. Dem war allerdings ein derartig schwaches Nervensystem, wie es bei unserem „Chop" (Hundename) vorhanden war, nicht gewachsen. Aus diesem Grunde verminderten sich auch die Reflexe unter dem Einfluß des Broms mehr und mehr und verschwanden schließlich ganz, da die Leistungsgrenze überschritten wurde. Auf der anderen Seite wurden die Differenzierungen enthemmt (es mag sein, daß dies die Folgen der Überanstrengung des schwachen Hemmungsprozesses sind . . .)."[1] Auf diese Weise wird also erwiesen, daß die im Laboratorium benutzten therapeutischen Dosen für Hunde toxischen Charakter annehmen, sobald sie bei einem schwachen Typ des Nervensystems zur Anwendung gelangen (worauf wir noch später zurückkommen werden).

Wir haben bereits die von PETROWA ausführlich erforschten chronischen experimentellen Neurotoxikosen erwähnt, die sie bei Hunden nach langer Anwendung von Thyreoidin hervorgerufen hat. In anderen Versuchen konnte sie zeigen, daß übermäßige (toxische) Dosen von Chlorkalzium, offenbar als Folge der Überanstrengung der inneren, aktiven Hemmungsprozesse, zu einem pathologischen Überwiegen des Erregungsprozesses führen, was sich in deutlicher motorischer Unruhe der Tiere und schließlich in Erscheinungen der Hirnrindenerschöpfung mit fortschreitendem Absinken der bedingt-reflektorischen Tätigkeit und Phasenerscheinungen äußert (Überbelastungshemmung).

Besonders ausführlich wurden von PETROWA die Erscheinungen der chronischen Alkoholintoxikation bei Hunden erforscht. In erster Linie konnte sie eine allmähliche Schwächung des Prozesses der inneren aktiven Hemmung feststellen. Danach begann nach und nach auch der Erregungsprozeß schwächer zu werden, wobei verzögerte und einander abwechselnde Phasenzustände auftraten, was sich durch das Auftreten einer Schutz- und Überbelastungshemmung äußerte.

Die ausstrahlende Hemmung der Hirnrinde induzierte ihrerseits die von der Intoxikation betroffenen subkortikalen Gebiete positiv und rief eine Verstärkung und Dissoziation der komplizierten unbedingt-reflektorischen Funktionen hervor (bald eine Verstärkung des Abwehrreflexes, bald des Angriffsreflexes, bald des Nahrungsreflexes, bald irgendeines anderen komplizierten unbedingten Reflexes).

Doch erlangte die Überbelastungshemmung angesichts der anhaltenden und zunehmenden Intoxikation keine große Beständigkeit und Tiefe, da sie gewissermaßen vereitelt wurde, wodurch sie ihre Unzulänglichkeit unter Beweis stellte.

[1] M. K. PETROWA, Neueste Ergebnisse über den Mechanismus der Wirkung von Bromsalzen auf die höhere Nerventätigkeit, WIEM-Ausgabe, 1935, S. 51.

Dies äußerte sich anfangs auch in einer pathologischen Labilität (Reizschwäche) der Hirnrindenprozesse. Später trat jedoch auch eine pathologische Trägheit in Erscheinung, die bei den Tieren mit ungewöhnlichen Reaktionen einherging, welche an Phobien und das Verhalten bei Halluzinationen erinnerten.

Man muß betonen, daß PETROWA bei allen ihren Untersuchungen auf dem Gebiete der Intoxikationen mit großer Aufmerksamkeit die verschiedenen, an die typologischen Besonderheiten der Hunde gebundenen Reaktionen erforschte, wobei sie bei den schwachen und unausgeglichenen Typen einen schwereren Verlauf der Intoxikationen bemerkte.

Als ZITOWITSCH an verschiedenen Tieren (Vögel, Mäuse, Ratten, Kaninchen, Katzen, Hunde) seine vergleichend-toxikologischen Untersuchungen durchführte, interessierte er sich bereits im Jahre 1935 für den Einfluß des Azetons und später auch der Benzingase auf die höhere Nerventätigkeit. Entsprechende Versuche unternahm er an Hunden mit den an ihnen ausgearbeiteten bedingten motorischen Nahrungsreflexen auf akustische Reize und den zur Differenzierung benutzten Hemmungsreizen. Die Tiere wurden in spezielle Zysternenkammern gebracht, in die man Azetondämpfe unterschiedlicher Konzentration bei unterschiedlicher Einwirkungsdauer einleitete. Bei sehr hohen Konzentrationen äußerte sich der toxische Effekt in völligem Verschwinden der bedingten Reflexe (infolgedessen auch der Differenzierungen) und im Auftreten von Schläfrigkeit. Am Ende des Versuches wurden Gleichgewichtsstörungen bemerkt (Störungen subkortikaler Funktionen). Erst sehr spät kam es zu einer Reparation der Differenzierungen.

Bei langer, vielstündiger Wirkung subtoxischer Dosen wurden zuerst die Prozesse der inneren Hemmung beeinträchtigt (Enthemmung von Differenzierungen); später traten Phasenerscheinungen auf (ultraparadoxe Phase). Außerdem wurden verschiedene Arten vegetativer Störungen bemerkt (WESTSCHESEROW, OLSCHANSKI, SUCHOW u. a.). Auch bei der Wirkung subtoxischer Dosen von Benzindämpfen kam es ebenfalls zuerst zu einer Schwächung der inneren Hemmungsprozesse.

Ähnliche Untersuchungen führten FROLOW und seine Mitarbeiter durch (GORSCHELEWA, TRYNKIN, POLJANSKI u. a.). Auch diese Untersuchungen erfolgten nach vergleichend-toxikologischen Gesichtspunkten (an Eidechsen, Vögeln, Ratten, Kaninchen usw.). Besonders ausführlich wurde der Einfluß der chronischen Natriumzyanidvergiftung und der Kohlenmonoxydvergiftung auf die höhere Nerventätigkeit der Hunde (mit Hilfe der Speichelmethoden) und Ratten (Bewegungsmethode) untersucht.

In beiden Fällen beeinträchtigte die Intoxikation ebenfalls in erster Linie den inneren Hemmungsprozeß. Bei der Vergiftung mit Zyaniden beobachtete man nach den Initialstadien der Enthemmung innerer Hemmungen ein ständiges Absinken der bedingten Reflexe und des Appetits, ferner Schläfrigkeit und Schlaf, d. h. die Erscheinungen der ausstrahlenden Hemmung in der Großhirnrinde. Ferner wurden Erscheinungen der pathologischen Trägheit des Erregungsprozesses wahrgenommen. In weit fortgeschrittenen Fällen entwickelten sich torpide, nicht heilende Ekzeme.

Bei der Kohlenoxydvergiftung traten im Anschluß an die Schwächung von Prozessen der aktiven inneren Hemmung Phasenzustände auf, wobei die Störungen der Hirnrindentätigkeit zirkulären Charakter annahmen. In die Vergiftungsbilder flochten sich nicht selten Störungen, vermutlich subkortikalen Ursprungs ein, die bei Zyaniden besonders deutlich ausgeprägt waren und sich in unsinnigem, eigentümlichem Verhalten äußerten (z. B. Versuche, mit der Zunge an einem brennenden Streichholz zu lecken oder das Bestreben, in enge und finstere Ecken zu kriechen). Deutlich ausgeprägt waren Störungen der vegetativen Funktionen.

Sowohl bei der Vergiftung mit Zyaniden als auch mit Kohlenoxyd erwiesen sich die Vertreter der starken und ausgeglichenen Typen des Nervensystems als die Widerstandsfähigsten.

Besonderes Interesse beanspruchen die langjährigen Untersuchungen DERJABINS (1935 bis 1941), die sich mit dem Einfluß von Bulbokapnin auf die höhere Nerventätigkeit der Hunde befaßten. Die toxische Wirkung des Bulbokapnins äußert sich bekanntlich im wesentlichen durch die Entwicklung katatoner Zustände. Als früheste Erscheinung der Bulbokapninwirkung wurde eine Hemmung der bedingten Speichelreflexe bei völligem Fehlen irgendwelcher motorischer Störungen festgestellt. Die weiteren Beobachtungen zeigten, daß sich die Hemmungserscheinungen in der Hirnrinde bei fortschreitender Erhöhung der Dosen in bestimmter Reihenfolge entwickelten: zuerst wurden die künstlichen bedingten Nahrungsreflexe, danach die natürlichen, weiter die Säurereflexe und schließlich die motorischen Abwehrreflexe gehemmt (die auf elektrodermatische Bekräftigung ausgearbeitet wurden). Wie DERJABIN erklärt, waren die bedingten Reflexe um so beständiger, je energischer das unbedingte Stimulans war, das ihnen zugrunde lag.

Katatone Erscheinungen ließen sich bereits auf der Basis einer unvollständigen Hirnrindenhemmung feststellen, wenn die bedingten Säurereaktionen und die bedingten motorischen Abwehrreaktionen noch auffällig waren. Die Bulbokapninkatatonie entwickelte sich in folgenden Formen: Allgemeine Hypokinese, Stupor, Erstarren in unphysiologischen Positionen, Katalepsie, Negativismus. Alle diese Erscheinungen entstanden auf der Basis der zunehmenden ausstrahlenden Hirnrindenhemmung.

Je nach dem Grad der Tiefe und Ausdehnung dieser Hemmung begannen sich die unbedingten Abwehrreflexe von dem regulierenden Einfluß der Großhirnrinde zu befreien. Dies äußerte sich anfangs in passivem Widerstand der Tiere gegen Versuche, ihre Stellung in irgendeiner Weise zu ändern. Doch später führte dies zu einer sich allmählich verstärkenden aktiven Abwehraktion, nicht nur bei Berührungen durch fremde Personen, sondern auch des Laboratoriumspersonals. Hier handelte es sich um eine Hemmung der früher positiven Reaktionen auf diese Berührungen. Bei sehr hohen Dosen verschwanden auch diese Abwehrreaktionen, traten jedoch vorübergehend erneut bei der rückläufigen Entwicklung des Vergiftungsbildes in Erscheinung. Der Einfluß des Bulbokapnins beschränkt sich nicht allein auf das Gehirn, sondern erstreckt sich auch auf das Rückenmark, das einen gewissen Anteil an der Organisation der motorischen Störungen hat. Man muß zugeben, daß die von DERJABIN hervorgerufene experimentelle Katatonie den verschiedenen Syndromen der klinischen Katatonie sehr nahe kommt und in beträchtlichem Maße zum Verständnis ihrer nervalen Mechanismen beiträgt.

Die Versuche WINOGRADOWS (1946) erwiesen, daß der früheste Effekt einer Wirkung kleiner Dosen Bulbokapnins sich in der Hemmung eines bedingten motorischen Nahrungsreflexes äußerte, der auf den Hautreiz durch elektrischen Strom ausgearbeitet worden war. Zusammen mit einer Hemmung dieser bedingten Verbindung wurden die früher bei Anwendung des gleichen Reizes auftretenden unbedingten Abwehrreaktionen enthemmt.

Aus unseren Laboratorien erschienen in den letzten Jahren (1946 bis 1948) eine Anzahl Arbeiten, deren Ziel es war, diejenigen Störungen der höheren Nerventätigkeit zu untersuchen, welche durch verschiedene Arten toxischer Agenzien, aber auch durch Störungen infektiös-toxischen Ursprunges hervorgerufen werden können (KOTLJAREWSKI, GORSCHELEWA, CHOSAK, ISERGINA und FADDEJEWA).

Bei diesen Untersuchungen stand nicht so sehr die Wirkung verschiedener schädigender Faktoren im Mittelpunkt des Interesses, sondern vor allen Dingen die Erforschung der grundlegenden und mannigfaltigen Reaktionen (genauer gesagt, der Reaktionsformen), mit denen die höheren Abschnitte des Zentralnervensystems auf die verschiedenartigen toxischen und infektiös-toxischen Einflüsse neurotropen Charakters antworten, die das Gehirn auf dem Blutweg beeinflussen und aus dem inneren Milieu des Organismus auf interorezeptivem Wege zu ihm gelangen.

Es interessierte uns also nicht nur der spezifische Vorgang, der sich in den Reaktionen des Nervensystems auf irgendein von uns angewandtes schädigendes Agens äußerte, sondern auch das Allgemeine, wie es (unabhängig von den mehr oder weniger deutlich ausgeprägten oder sogar auffälligen Unterschieden) bei allen diesen Reaktionen beobachtet wird.

In der Erkenntnis der Schwierigkeiten dieser Aufgabe, die wir uns gestellt hatten, beschäftigten wir uns in den ersten Abschnitten unserer Arbeit mit verhältnismäßig einfachen Untersuchungsobjekten — nämlich mit weißen Ratten und Meerschweinchen, wobei wir eine spezielle Methode zur Erforschung bedingter motorischer Abwehrreflexe und bedingter motorischer Nahrungsreflexe ausarbeiteten. Das Experiment in der Versuchskammer ging ständig auch mit einer systematischen Beobachtung von Veränderungen im allgemeinen Verhalten der Tiere außerhalb der Kammer einher.

In den Versuchen KOTLJAREWSKIS rief die subkutane Gabe von Bulbokapnin an Ratten eine rasch vorübergehende motorische Unruhe hervor, die nach und nach durch völlige Bewegungslosigkeit in „wechselnder Pose“ mit deutlich ausgeprägten Erscheinungen der Katalepsie abgelöst wurde. Dies ging mitunter in das Bild einer allgemeinen Erstarrung über, wobei jeder Versuch, diesen Zustand zu beseitigen, durch passiven Widerstand beantwortet wurde. In diesem Zusammenhang verschwanden die bedingten (Abwehr-)Reflexe, danach aber auch die unbedingten Reflexe (Nahrungsreflexe und Orientierungsreflexe). Ein solcher Zustand dauerte ungefähr einige Stunden. Dann bildete sich das allgemeine Verhalten der Tiere wieder zur Norm zurück; deutliche Abweichungen vom Normalzustand waren nicht zu erkennen. Die experimentelle Untersuchung zeigte jedoch, daß sich die an den Ratten ausgearbeiteten künstlichen bedingten Verbindungen jetzt im Zustand der Hemmung befanden. Zunächst bestand eine völlige Hemmung und später war sie in Form von Phasenzuständen noch drei bis fünf Tage lang zu beobachten, wobei die Prozesse der inneren aktiven Hemmung (Differenzierungen) zuletzt wiederhergestellt wurden.

Wie die Versuche von GORSCHELEWA ergaben, werden bei der Vergiftung der Ratten mit Tetraäthylblei am frühesten die Prozesse der aktiven Hemmung (der Differenzierungshemmung und der erlöschenden Hemmung) betroffen. Dies erfolgt auf Grund einer allgemeinen Erhöhung der Erregbarkeit (es ist interessant, daß sich das Quantum des täglichen Schlafes bei Tieren in diesem Vergiftungsstadium erhöht, woraus offenbar die kompensierende Tendenz der Schutzhemmung zu ersehen ist). Das Stadium der erhöhten beschleunigten bedingten Nahrungsreaktionen und der Enthemmung von Differenzierungen wird durch Phasenzustände und schließlich von einer völligen Hemmung (Überbelastungshemmung) der bedingt-reflektorischen Tätigkeit abgelöst. Bei verhältnismäßig geringen Dosen beginnt danach die Rückbildung des pathologischen Vorganges. Bei hohen Dosen entwickeln sich indessen auf Grund der ausstrahlenden Hirnrindenhemmung Erscheinungen einer deutlich ausgeprägten subkortikalen Erregung, anfangs mit Erhöhung aller unbedingten Reaktionen. Später äußern sie sich jedoch, vermutlich im Zusammenhang mit einer Hemmung der höchsten dieser unbedingten Reaktionen, als Dissoziationen subkortikaler Funktionen mit Enthemmung von ungewöhnlichen, für die Ratten sonst nicht typischen und zum Teil offenbar rudimentären Reaktionen. Ratten, die sich im Zustand der allgemeinen motorischen Erregung befinden und nicht fressen wollen, beschmutzen und verstecken in diesem Stadium ihre Nahrung, sind gegeneinander und gegen das Tierpflegepersonal äußerst aggressiv (beißen und kratzen) und fressen häufig auch ihre Jungen auf. Später dehnt sich die Hemmung mehr und mehr über den Hirnstamm aus, wobei es zur allgemeinen Bewegungslosigkeit und schließlich zu einem komatösen Zustand kommt (mitunter von Krämpfen begleitet), in dem die Tiere schließlich sterben. Dieses gesamte Bild spielt sich im Verlauf einiger Tage ab.

In den Versuchen CHOSAKS rief eine Meskalin-Injektion bei Meerschweinchen nach einem vorübergehenden Stadium überwiegender vegetativer Erregung (Atembeschleunigung, Brechbewegungen) die rasche Entwicklung einer allgemeinen Bewegungslosigkeit mit Verstärkung der passiven Abwehrreaktionen und Erstarrung in verschiedenen unphysiologischen Stellungen hervor. (Dies kommt gewöhnlich bei diesem Tiere nicht vor und kann daher eventuell mit den Halluzinationserscheinungen in Zusammenhang stehen, die bekanntlich durch Meskalin hervorgerufen werden können.) Auf dieser Basis sieht man ein völliges Verschwinden sowohl der künstlichen als auch der natürlichen bedingten Nahrungsreflexe und ebenfalls eine hartnäckige Verweigerung des Futters. Die beschriebenen Störungen des allgemeinen Verhaltens verschwinden in den meisten Fällen nach 1½ bis 2 Tagen, und die Tiere lassen keine deutlichen Abweichungen von der Norm mehr erkennen; doch konnte man noch einige Monate lang Störungen der höheren Nerventätigkeit bei den experimentellen Untersuchungen beobachten, die mitunter das Wesen periodischer, zirkulärer Schwankungen erkennen ließen und sich hauptsächlich als chronische und einander ablösende Phasenzustände äußerten (die vor der Vergiftung bei den Tieren niemals festgestellt werden konnten). Dabei blieben die Störungen von Prozessen der inneren Hemmung am längsten bestehen (Differenzierungshemmung und erlöschende Hemmung). Eine Wiederherstellung der höheren Nerventätigkeit erfolgte nur nach spezieller Behandlung der Tiere.

In den Versuchen ISERGINAs kam es unter dem Einfluß toxischer Adrenalindosen bei Ratten zunächst zu einem Stadium der erhöhten Hirnrindenerregbarkeit mit Enthemmung von Differenzierungen, dann folgte das Bild der ausstrahlenden Hemmung und im Stadium der rückläufigen Entwicklung erneut das Bild der erhöhten Erregbarkeit.

Bei toxischen Dosen von Phenamin, die aber eine Rückbildung nervaler Störungen noch zulassen, erhielt FADDEJEWA ebenfalls bei Ratten mit gleicher Versuchsordnung ein analoges Bild, nämlich anfänglich Erhöhung der Erregbarkeit, rascher Übergang der Hirnrindenzellen in den Zustand der Überbelastungshemmung mit Phasenerscheinungen, weitere Ausdehnung der Hemmung auch auf die subkortikalen Funktionen (die unbedingt-reflektorischen Funktionen) und, bei der Rückbildung der Intoxikation, erneut Erscheinungen erhöhter Hirnrindenerregbarkeit mit einer Schwächung der aktiven Hemmungsprozesse. Jedoch entwickelten sich bei tödlichen Dosen von Phenamin, ähnlich wie es bereits bei der Vergiftung mit Tetraäthylblei in den Versuchen GORSCHELEWAs bemerkt worden ist, auch bei den Versuchen FADDEJEWAs deutliche Störungen der subkortikalen Funktionen. Anfangs wurde auf der Grundlage einer zunehmenden, ausstrahlenden Hirnrindenhemmung eine Verstärkung und Belebung der kompliziert-unbedingten Reaktionen beobachtet (Beschleunigung des Freßvorganges, Erhöhung der Orientierungs- und Abwehrreaktionen); dann kam es jedoch zu ihrer allmählichen Hemmung und im Zusammenhang damit zur Bildung monotoner, stereotyper, iterativer Bewegungen, ferner zu Antero- und Retropulsionen, Reitbahnbewegungen und schließlich zu krampfartigen, vorwiegend tonischen Erscheinungen; später trat dann ein komatöser Zustand mit allgemeiner Atonie und schließlich der Tod ein. Auf diese Weise erfolgte mit Ausbreitung der Hemmung auf immer tiefer gelegene Abschnitte des Hirnstammes, infolge des Ausfalles der regulierenden Einflüsse der höheren auf die ihnen untergeordneten, tiefer gelegenen Abschnitte, eine Befreiung, Enthemmung und gleichzeitig auch eine Dissoziation der Funktionen immer tieferer Abschnitte des Hirnstammes, bis es dann schließlich zu einer Unterbrechung der Funktionen lebenswichtiger nervaler Zentren kam.

In den letzten Jahren unserer Laboratoriumsarbeit wurden auch die durch experimentelle Intoxikation der Tiere hervorgerufenen Störungen der höheren Nerventätigkeit ausführlich erforscht. Diese nervalen Störungen wurden auf der einen Seite durch Staphylokokken-, Streptokokken-, Diphtherie- und Typhustoxine bewirkt (KOTLJAREWSKI, KARPENKO, GORSCHELEWA, CHOSAK u. a.); auf der anderen Seite waren sie aber auch die Folge von allergischen Zuständen der Tiere (CHOSAK).

Stellen wir die hier beschriebenen Intoxikationsbilder einander gegenüber und vergleichen sie miteinander, so läßt sich folgendes feststellen:

1. Gewöhnlich treten die Störungen der inneren aktiven Hemmungsprozesse am frühesten auf und bleiben auch bei der Rückbildung der Intoxikationserscheinungen am längsten bestehen. Dies ist nach PAWLOW eines der Grundmerkmale der Hirnrindentätigkeit, da diese nervale Hemmungsform in evolutionärer Hinsicht die jüngste ist und sich aus diesem Grunde auch durch besondere Verletzbarkeit und Anfälligkeit auszeichnet.

2. In den meisten Fällen kann man bald ein vorübergehendes, flüchtiges, bald ein deutlich ausgeprägtes Stadium erhöhter Hirnrindenerregbarkeit mit Enthemmung der aktiven Hemmungen feststellen.

3. Immer sieht man auf der Höhe der Intoxikation Erscheinungen der ausstrahlenden Hirnrindenhemmung mit Phasenzuständen, die man bei manchen Neurotoxikosen in der Periode der schrittweisen Krankheitsentwicklung beobachten kann, bei anderen wieder (dort, wo die allgemeine Hemmung rasch entsteht) sieht man sie in der rückläufigen Entwicklungsperiode, die sich mitunter auf lange Zeit ausdehnt.

4. Diese ausstrahlende (irradiierende) Hemmung, die nach der Terminologie PAWLOWS zur Gruppe der passiven Hemmungsformen gehört, hat hauptsächlich den Charakter der Überbelastungs- und Schutzhemmung, was allerdings die Möglichkeiten des Auftretens auch anderer Formen des Hemmungsprozesses nicht ausschließt.

5. Diese Hemmung, welche zuerst die jüngsten, künstlichen bedingten Verbindungen, dann aber auch die natürlichen bedingten Reflexe ergreift, hat bei allen von uns erforschten Formen der Intoxikation die Tendenz gezeigt, sich auch auf die unbedingt-reflektorischen und, im Zusammenhang damit, auch auf die subkortikalen Funktionen auszudehnen. Daraus wird ersichtlich, daß sich der Hemmungsprozeß von den in evolutionärer Hinsicht jüngsten Formen der Nerventätigkeit bis zu den ältesten fortschreitend entwickelt.

6. Bei allen von uns erforschten Neurotoxikosen konnte man auch verschiedene Störungen subkortikaler Funktionen beobachten.

7. In allen Fällen fanden sich ebenfalls Störungen der normalen Beziehungen zwischen kortikalen und subkortikalen Funktionen.

Die qualitativen Unterschiede der Neurorezeptoren äußerten sich in ihren Grundzügen folgendermaßen:

a) in den Besonderheiten der Entwicklungsdynamik kortikaler Störungen;

b) im allgemeinen Charakter der Störungen subkortikaler Funktionen;

c) in den Besonderheiten der Dissoziation, die in den gemeinsamen Funktionen verschiedener Abschnitte und funktioneller Systeme des Gehirns auftreten. Die Gesamtheit aller dieser neurodynamischen Störungen fand in den pathologischen Veränderungen des Allgemeinverhaltens der Tiere seinen äußeren Ausdruck.

Den günstigsten Intoxikationsverlauf unter einfachen, gleichen Bedingungen sah man gewöhnlich bei den Vertretern der starken und ausgeglichenen Typen des Nervensystems (KOTLJAREWSKI, CHOSAK, GORSCHELEWA, ISERGINA).

Auch uns interessierte die Frage, wie sich nervale Entgleisungen und Überanstrengungen nervaler Prozesse, die durch schwierige experimentelle Aufgaben hervorgerufen wurden und gleichsam vereinfachte Modelle „psychischer Traumen" darstellten, auf den Verlauf der Intoxikation auswirken.

Zu diesem Zweck wählten wir zwei Gruppen von Versuchstieren aus; bei einer Gruppe ging der Intoxikation jeweils eine Entgleisung und eine experimentelle Neurose voraus, auf deren Grundlage dann die Vergiftung durchgeführt wurde; bei der anderen Gruppe (Kontrollgruppe) erfolgte die gleiche Intoxikation ohne irgendeine Verschiebung und Entgleisung.

Wie durch die Ergebnisse KOTLJAREWSKIS (nach Bulbokapnin), GORSCHELEWAS (auf Tetraäthylblei) und CHOSAKS (nach Meskalin) gezeigt wurde, war das Vergiftungsbild bei fast allen Tieren, die vor der Intoxikation unter dem Einfluß nervaler Zerrüttungen und Entgleisungen gestanden hatten, von schwererer Art und längerer Dauer als bei den Kontrolltieren. Es trat also der Einfluß schwieriger äußerer Situationen („psychogener Momente") auf den Verlauf der Toxikosen deutlich hervor.

In der gemeinsamen Arbeit FADDEJEWAS und ISERGINAS wurde der Versuch unternommen, die bei Tieren durch infektiös-toxische Prozesse hervorgerufenen Störungen der höheren Nerventätigkeit zu erforschen. Zu diesem Zweck wurden Ratten ausgewählt, die an einer bei diesen Tieren nicht selten vorkommenden und gewöhnlich zum Tode führenden Erkrankung, der sogenannten Pasteurellainfektion, litten, welche mit Erscheinungen einer abszedierenden, unaufhörlich fortschreitenden Pneumonie einhergeht. Hier wurden nun die beginnenden Störungen der inneren Hemmung, die Entwicklung von Phasenerscheinungen, das allmähliche Schwinden zunächst der künstlichen, aber später auch der natürlichen bedingten Reflexe erforscht.

Es muß darauf hingewiesen werden, daß JAROSLAWZEWA, die mit einem an heftiger Gelenkentzündung leidenden Hund gearbeitet hat, bereits beträchtlich früher (1933) die Entwicklung langdauernder pathologischer Zustände mit Phasenerscheinungen sowie Erschöpfung der motorischen und sekretorischen Reaktionen und andere Störungen der Hirnrindentätigkeit beschrieb. Sie deutete diese Erscheinungen als eine äußere Hemmung, welche durch die von den erkrankten Gelenken ausgehenden pathologischen Reize hervorgerufen wurde. Auch in diesem Falle läßt sich wohl kaum der toxische Einfluß auf die Hirnrinde ausschließen. Es ist durchaus möglich, daß die Kombination von Erscheinungen der Schutzhemmung und der äußeren Hemmung bei vielen somatischen Erkrankungen vorkommt.

Wir haben also gesehen, wie die systematische Erforschung pathologischer Zustände der höheren Nerventätigkeit, die durch verschiedene, schädliche, funktionelle (d. h. nicht grob mechanische) Einwirkungen auf die höheren nervalen Funktionen hervorgerufen worden sind, bereits seit Beginn der zwanziger Jahre in den Laboratorien PAWLOWS durchgeführt wurde und sich allmählich immer weiter und intensiver ausbreitete, wobei sie ständig neue Wirkungsgebiete fand und eine ständig fortschreitende Entwicklung nahm.

„Wir haben bereits einwandfreie experimentelle Neurosen bei unseren Versuchstieren (Hunden) hervorgerufen und ihre Heilung bewirken können“, erklärte PAWLOW 1930, „und es erscheint uns durchaus möglich, daß man bei den gleichen Tieren auch etwas Ähnliches wie die sogenannten Psychosen des Menschen hervorrufen kann.“[1]

Und tatsächlich gelang es, in den Laboratoriumsversuchen nicht nur (wenn auch grob vereinfachte) Modelle neurotischer Syndrome, sondern auch Modelle verschiedener psychotischer (insbesondere toxigener) Zustände („experimentelle Psychosen“) hervorzurufen. Dabei gelang es, nicht nur Modelle psychogener, sondern auch somatischer pathologischer Zustände nachzubilden. Dazu war es notwendig, von den für das Nervensystem schwierigen experimentellen Situationen der Umwelt zu solchen schwierigen experimentellen Situationen überzugehen, die im inneren Milieu des Organismus künstlich geschaffen wurden.

In diesem Zusammenhang wurden auch die pathologischen Veränderungen der höheren Nerventätigkeit bei endokrinen Störungen, bei Schädigungen des vegetativen Nervensystems und schließlich bei Intoxikationen und Infektionen untersucht. Auch wurde es möglich, die Wechselwirkung zwischen äußeren und inneren schädlichen Einwirkungen, die das Nervensystem aus der Umwelt und aus dem inneren Milieu des Organismus treffen, zu erforschen, wenn dies auch nur in sehr bescheidenem Umfang und in einfachen Formen gelang. Für weitere Untersuchungen eröffnen sich durch die Erweiterung der Erkenntnisse der Pathophysiologie der höheren Nerventätigkeit neue und weite Perspektiven.

Es wurde bereits erwähnt, daß der charakteristische Wesenszug dieser wissenschaftlichen Disziplin — wie schon von PAWLOW selbst betont worden ist — in dem Bestreben liegt, neben einer Erforschung der pathologischen Störungen, ihres Ursprunges und ihrer pathogenetischen nervalen Mechanismen, auch die Möglichkeit zur Beseitigung dieser Störungen zu erforschen.

Von Fragen der experimentellen Therapie pathologischer Zustände der höheren Nerventätigkeit wird jetzt die Rede sein.

10. Die experimentelle Therapie von Störungen der höheren Nerventätigkeit, die durch verschiedene schädliche funktionelle Einwirkungen hervorgerufen werden können

Gleichzeitig mit den ersten Untersuchungen der experimentellen Neurosen (PETROWA, RIKMAN, ROSENTAL, KREPS u. a.) wurden auch die ersten Versuche zu ihrer Beseitigung und Heilung unternommen. Zusammen mit der Entwicklung der Lehre über die pathologischen Zustände der höheren Nerventätigkeit, die durch verschiedene schädliche funktionelle Einwirkungen hervorgerufen werden konnten, entwickelte sich auch die experimentelle Therapie derselben.

[1] Zwanzigjährige Erfahrungen mit dem objektiven Studium der höheren Nerventätigkeit (des Verhaltens) der Tiere, Sämtl. Werke, Bd. III/2, Berlin, 1953, S. 382.

Als weiter oben von den experimentellen Neurosen die Rede war, haben wir bereits mehrfach, wenn auch nur flüchtig, die verschiedenen zu ihrer Heilung unternommenen Versuche erwähnt.

Hierher gehören vor allen Dingen die verschiedenen Maßnahmen, welche die Bedingungen der experimentellen Arbeit der Tiere erleichtern und ihnen die Möglichkeit zum Ausruhen schaffen.

Nach Erzeugung einer nervalen Entgleisung und nach der Entwicklung mehr oder weniger langdauernder pathologischer Zustände schlossen wir diejenigen positiven Reize und Hemmungsreize aus den Versuchen aus (auf mehr oder weniger lange Zeit), welche die neurodynamischen Zerrüttungen und die Überanstrengung der Hirnrindenprozesse hervorgerufen hatten. In denjenigen Fällen, wo die Entgleisung nach der Seite der Erregung erfolgte, wurde das Tier für einige Zeit völlig von Versuchen mit inneren Hemmungen befreit; in den Fällen der Hemmungsentgleisung wandelten wir zuweilen abgerückte bedingte Reize in fast zusammenfallende um (z. B. bekräftigten wir sie nicht erst nach 30 Sekunden, wie gewöhnlich, sondern bereits nach 5 Sekunden). In einigen Fällen ersetzten wir alle früheren bedingten Reize durch neue.

In letzter Zeit kam STROGANOW (1948), als er den Einfluß von Umweltsveränderungen auf die höhere Nerventätigkeit des Hundes erforschte, zu folgender Schlußfolgerung: „Als wir nämlich abwechselnde Versuche in zwei Versuchskammern durchführten, konnten wir bei allen Hunden während der ersten Versuchsperiode in der neuen Versuchskammer eine deutliche Minderung der Stärke aller ausgearbeiteten bedingten Reflexe beobachten. Die zeitweilige Hemmung der bedingten Reflexe des neuen Milieus ging später bei allen Hunden in eine lange Periode beträchtlicher Erhöhung aller bedingten Reflexe des Stereotyps über. Dabei war die durchschnittliche Reaktion der bedingten Reflexe in der neuen Versuchskammer deutlich stärker als die durchschnittliche Reaktion der gleichen Tiere während des vorherigen Arbeitsabschnittes in der alten Kammer".[1] Wenn diese Ergebnisse bisher auch noch keine Anwendung auf dem Gebiete der experimentellen Neurosen gefunden haben, so verdienen sie dennoch großes Interesse, wenn man daran denkt, daß sie für die Ziele einer Wiederherstellung pathologischer Störungen der höheren Nerventätigkeit benutzt werden können.

Bei unaufhörlichem Absinken der bedingten Reflexe, bei den Erscheinungen der Hemmungsirradiation und Entwicklung von Schläfrigkeit besteht eine der ältesten Maßnahmen zur Verbesserung der Hirnrindenarbeit in der Abwechslung bedingter positiver und bedingter Hemmungsreflexe (Differenzierungen bedingter Hemmungen), was auf Grund des Mechanismus der Induktion sowohl eine Konzentration des Hemmungsprozesses als auch des Erregungsprozesses bewirkt (es erfolgt gewissermaßen eine Spaltung der ausstrahlenden Hemmung und ihre Überlagerung mit der Erregung). Es gibt eine Reihe von Hinweisen dafür, daß die Wiederherstellung der ausgefallenen bedingten Verbindungen ebenfalls nach Ermittlung optimaler Intervalle zwischen den zur Anwendung

[1] Arbeiten der physiologischen PAWLOW-Laboratorien, Band XIII, 1948, S. 148.

gelangenden bedingten Reizen erzielt werden kann (PETROWA, GALPERIN, LINDBERG u. a.).

Mitunter arbeitete man auch mit dem täglichen Erlöschen der im Laufe eines Versuchstages zur Anwendung gelangenden bedingten Reflexe erster Ordnung (PETROWA, W. I. PAWLOWA).

Ein wichtiger Faktor für die Lösung schwieriger experimenteller Aufgaben durch das Tier und für die Beseitigung neurotischer Zustände ist die sorgfältige und allmähliche Einübung leichterer oder ähnlicher Aufgaben, die nach und nach zur Lösung jener ersten Aufgabe führen, welche anfangs die Überanstrengung der Hirnrindenprozesse und die nervalen Entgleisungen bewirkten. Dies konnte durch eine Anzahl Untersucher nachgewiesen werden (PETROWA, JAKOWLEWA, JAROSLAWZEWA, USSIJEWITSCH, IWANOW-SMOLENSKI u. a.).

Ein interessanter und erfolgreicher Behandlungsversuch „isolierter kranker Punkte" gelang KLESTSCHOW und später PETROWA. Im Laufe von mehreren Versuchen brachten sie lokale Störungen unter den Einfluß der äußeren Hemmung (negative Induktion), die entweder durch einen neuen und starken Reiz, durch Reize des gleichen Analysators oder durch Anwendung des unbedingten Reizes, der dem bedingten entspricht (ablenkende Therapie), hervorgerufen worden war.

Man verschaffte den Tieren Erleichterung und Abwechslung und vereinfachte ihre Versuchsbedingungen, gewährte ihnen besonderen „Schutz" und besondere Betreuung und sorgte für die Ruhe der geschädigten dynamischen Strukturen. Dazu gehörte auch das Einüben leichter Aufgaben, eine teilweise oder völlige Arbeitsbefreiung und eine mehr oder weniger lange Ruhepause.

In einzelnen Fällen erfolgte die experimentelle Arbeit mit den Tieren nicht wie üblich, täglich, sondern nur an jedem zweiten und dritten Tag, bis die völlige Wiederherstellung ihrer höheren Nerventätigkeit erfolgt war. In anderen Fällen wurde die Arbeit für ein bis zwei Monate, mitunter auch länger, völlig unterbrochen.

Alle hier beschriebenen Maßnahmen gelangten bei verschiedenen Formen der experimentellen Neurose zur Anwendung. Bei den kastrierten Hunden mußte man besonders häufig von ihnen Gebrauch machen. Da man bei solchen Tieren eine Überanstrengung der Hirnrindenprozesse, neurodynamische Verschiebungen, nervale Entgleisungen und die als deren Folge entstehenden pathologischen Zustände am häufigsten antrifft, wurden speziell in diesen Fällen viele der genannten therapeutischen Maßnahmen zuerst angewandt und in ihren Einzelheiten ausgearbeitet.

Es muß betont werden, daß PAWLOW der Ruhe und Übung in der Behandlung experimenteller Neurosen große Bedeutung beimaß, jedoch richtete er seine Aufmerksamkeit nicht minder auch auf die medikamentöse Behandlung, von der jetzt die Rede sein wird.

Die erste Untersuchung über den Einfluß von Brom auf die höhere Nerventätigkeit der Hunde erfolgte bereits im Jahre 1910 und wurde von NIKIFOROWSKI durchgeführt, der erstmalig nachwies, daß Brom die Ausarbeitung von Differenzierungen beeinflußt. Da man jedoch die Differenzierungshemmung als

Äußerung der inneren Hemmung ansieht, wird damit auch die positive Wirkung des Broms auf die Prozesse der inneren Hemmung erwiesen.

Besonders ausführlich wurde der Einfluß von Bromsalzen (meistens wurde Bromnatrium, seltener Bromkalium benutzt)[1] auf die Hirnrindentätigkeit im Zusammenhang mit der Behandlung experimenteller Neurosen und der durch die Kastration hervorgerufenen Störungen erforscht (Petrowa, Rikman, Jakowlewa, Rosental, Ussijewitsch, Galperin, Iwanow-Smolenski und viele andere). Diese Untersuchungen weisen überzeugend nach, daß die Bromwirkung im Gegensatz zu der weit verbreiteten Auffassung nicht auf einer Erregbarkeitsminderung oder auf einer Schwächung des Erregungsprozesses, sondern auf einer Verstärkung des Hemmungsprozesses und in erster Linie auf einer Verstärkung der verschiedenen Arten der inneren oder aktiven Hemmung beruht. Da Brom zur Konzentration der letzteren beiträgt, begünstigt es, auf Grund der positiven Induktion, sekundär die Verstärkung und im Zusammenhang damit auch die Konzentration des Erregungsprozesses. Auf diese Weise werden in der Hirnrinde reguläre dynamische Beziehungen zwischen nervaler Erregung und Hemmung hergestellt.

Weiter wurde bewiesen, daß ein Ausbleiben des positiven Effektes bei der Bromanwendung bei weitem nicht immer für eine unzureichende Dosierung dieser Substanz und die Notwendigkeit einer Erhöhung der Dosis spricht. Im Gegenteil, vielfach läßt sich der beste therapeutische Effekt dann erreichen, wenn man die Dosis erniedrigt. Wie die Erfahrungen in der Behandlung experimenteller Neurosen zeigen (bei früher gesunden und bei kastrierten Hunden), variiert die optimale Dosis, in Abhängigkeit von den Besonderheiten des Nervensystems der verschiedenen Tiere, in den Grenzen von 1—2 mg bis zu einigen Gramm je Dosis (I. P. Pawlow, Petrowa).

Setzt man die Vertreter des starken und schwachen nervalen Typs unter dauernden Bromeinfluß, so ergibt sich, daß bei den Tieren des schwachen Typs die Erscheinungen des Bromismus und der allgemeinen Vergiftung beträchtlich früher eintreten als bei den Tieren des starken Typs (Rikman). Noch auffälliger war dies bei der Behandlung von experimentellen Neurosen bei Hunden von starkem und ausgeglichenem Typ einerseits und schwacher oder durch Kastration geschwächter Tiere andererseits (Petrowa).

Daraus folgt, daß man bei richtiger Bromdosierung von den Besonderheiten des Typs der höheren Nerventätigkeit der Tiere ausgehen soll und daß die genaue Dosierung den Typen des Nervensystems entsprechen muß (die einmalige Dosis Bromnatrium betrug für die Vertreter des starken Typs meistens 2,0—3,0 g, erreichte mitunter sogar 5,0 und mehr; für die Vertreter des schwachen Typs schwankte sie von 0,001—0,005 bis zu einigen Dezigramm, und betrug meistens 0,3—0,5). „Je schwächer der Nerventyp und der betreffende Nervenzustand ist", erklärt Pawlow, „um so geringer muß die Bromdosis sein."[2]

[1] M. K. Petrowa benutzte nicht selten auch Bromkalzium mit gutem Erfolg.

[2] Zwanzigjährige Erfahrungen mit dem objektiven Studium der höheren Nerventätigkeit (des Verhaltens) der Tiere, Sämtl. Werke, Bd. III/2, Berlin, 1953, S. 521.

Wie die kürzlich (1948) erschienene interessante Arbeit M. F. WASSILJEWS zeigt, schwankt bei den verschiedenen Varianten des starken Typs der Hunde die Brommenge im Blut von 0,27—46 mg%, bei den Hunden des schwachen Typs indessen von 0,12—0,29 mg%.

Bei langer Anwendung neigt Brom zur Kumulation. Dabei erhöht sich der Blutspiegel beträchtlich. Nach dem Abbrechen der Brombehandlung wird es anfangs schnell ausgeschieden, dann verlangsamt sich jedoch die Ausscheidung und kann sich vier Wochen lang hinziehen (USSIJEWITSCH, GEORGIJEWSKAJA). Der Wirkungsgrad des Broms auf die höhere Nerventätigkeit des Hundes hängt nicht von der täglich zugeführten Brommenge, sondern von seiner allgemeinen Speicherung im Organismus ab. Die Art der Brombelastung (plötzliche Belastung mit hohen Dosen oder allmähliche Steigerung, von minimalen Dosen ausgehend), bestimmt den Charakter und die Höhe der Kumulationskurve.

Während Brom in optimalen Dosen auf den Hemmungsprozeß im reparativen und verstärkenden Sinne einwirkt, schwächt es dagegen in übermäßigen Dosen die innere aktive Hemmung und führt zu Erscheinungen der „Dekonzentration" und Enthemmung (PETROWA, GALPERIN, MAJOROW, JAKOWLEWA, ROSENTAL, JAROSLAWZEWA u. a.).

Bei gebührender Zurückhaltung und Erwägung der hier angeführten Beispiele einer Bromanwendung in Fällen von neurodynamischen Zerrüttungen, nervalen Entgleisungen und den durch sie hervorgerufenen experimentellen Neurosen, insbesondere bei kastrierten Tieren, hat sich Brom ganz besonders in der Kombination mit Ruhe in den Laboratorien PAWLOWS als eines der wirksamsten therapeutischen Mittel bei experimentellen Störungen der höheren Nerventätigkeit bewährt.

Doch in besonders schwer verlaufenden Fällen und insbesondere bei einigen sehr langdauernden und hartnäckigen lokalen Störungen (die „isolierten kranken Punkte") ergaben weder Brom noch Ruhe ein zufriedenstellendes Ergebnis, so daß man dadurch gezwungen wurde, nach neuen therapeutischen Wegen zu suchen.

Bereits in den Arbeiten SAWADSKIS (1908) und NIKIFOROWSKIS (1910) findet man, daß Koffein die Erregbarkeit der Hirnrinde erhöht, den Erregungsprozeß verstärkt und zur Enthemmung von Differenzierungen führt. Erheblich später (1925) wurde nachgewiesen, daß man mit Hilfe von Koffein vorübergehend die Phasenerscheinungen beseitigen kann (N. W. SIMKIN).

Später führte die ausführlichere, mehr ins einzelne gehende Erforschung verschiedener Koffeindosen zu der Vorstellung, daß bei Verstärkung und Beschleunigung des Erregungsprozesses, dieser mehr oder weniger schnell (abhängig von der Stärke der Hirnrindenzellen und der Höhe der Dosis) zu einer Erschöpfung und Erniedrigung der Reaktionen und zur Entwicklung von Erscheinungen der Überbelastungshemmung führt (besonders bei schwachen und alten Hunden). Doch ließ sich die optimale Dosis ermitteln (0,03—0,5 je Einzelgabe), die trotz Erhöhung des Erregungsprozesses dennoch keine Anzeichen seiner Erschöpfung hervorrief. Es wurde ebenfalls festgestellt, daß diese optimale Verstärkung des Erregungsprozesses auf Grund des Mechanismus der negativen Induktion eine

Festigung von Differenzierungen bewirkt (d. h. der inneren Hemmungsprozesse). Dies führte zu der Vorstellung, daß Koffein auf den Erregungsprozeß in ähnlichem Sinne einwirkt wie Brom auf den Hemmungsprozeß (A. M. PAWLOWA, PETROWA, KLESTSCHOW, SEWALD u. a.).

Als PETROWA bei einem außerordentlich hartnäckigen Fall einer lokalen Neurose die Wirkung beider Drogen erforschte, machte sie den Vorschlag, eine kombinierte Anwendung von Brom mit Koffein zu versuchen. „Doch schließlich kam es zu einem günstigen Ergebnis", erklärt PAWLOW, „und der Versuch gelang Dr. PETROWA, einer meiner ältesten und besten Mitarbeiterinnen. Sie war ehemals Klinikerin, hat sich dann später für die bedingten Reflexe interessiert und widmet sich jetzt seit vielen Jahren ganz dieser Arbeit. In diesem Zusammenhang hatte ich ein entscheidendes Erlebnis. Es muß erwähnt werden, daß ich, obwohl ich meine Professur als Pharmakologe begann, stets ausdrücklich gewarnt habe, wenn man verschiedene Substanzen gleichzeitig im Organismus zur Anwendung bringen wollte... Jedoch setzte die allgemein an Kombinationen gewöhnte Klinikerin ihre Absicht durch und behielt recht. Sie erzielte ein außerordentlich erstaunliches Ergebnis. Als bei dem beschriebenen Hund Brom und Koffein gemeinsam zur Anwendung gelangten, war auch von der hartnäckigsten Neurose bald nicht das geringste mehr zu sehen."[1]

Danach wurde die kombinierte Behandlung mit Brom und Koffein von PETROWA mit positivem Ergebnis in einer Anzahl von Fällen allgemeiner und lokaler Störungen der höheren Nerventätigkeit des Hundes angewandt. Auch SEWALD und KLESTSCHOW kamen auf Grund ihrer experimentellen Untersuchungen ebenfalls zu einer positiven Bewertung dieser Kombination. Doch muß man abhängig vom Typ des Nervensystems, dem Alter und dem Allgemeinzustand des Tieres die Dosis beträchtlich variieren (Koffein von 0,001–0,002 bis zu 0,1–0,2 je Dosis, Brom von 0,5–0,75 bis zu 1,0–2,0).

Bei der Bewertung dieser Behandlungsmethode in ihren allgemeinen Wesenszügen erklärt PAWLOW: „Man muß annehmen, daß die Erkrankung des Nervensystems in der überwiegenden Zahl der Fälle in einer Störung der regulären Beziehungen zwischen den Erregungs- und Hemmungsprozessen zu suchen ist, wie dies bei unseren krankheitsauslösenden Maßnahmen besonders auffällt. Jetzt, wo uns durch die genannten Medikamente gewissermaßen zwei Hebel zur Verfügung stehen, die den Ablauf der Übertragungsmechanismen der Nerventätigkeit dirigieren, bietet sich die Möglichkeit, die gestörten Prozesse in die Ausgangslage zurückzuführen und die regulären Wechselbeziehungen wieder herzustellen, indem wir bald den einen, bald den anderen Hebel betätigen."[2]

PETROWA unternahm auf Grund ihrer Beobachtung, daß sich die bedingten Reflexe bei der Anwendung von Chlorkalzium an neurotisierten Hunden verstärken, den Versuch einer kombinierten Anwendung von: Brom + Chlorkalzium

[1] Die experimentelle Pathologie der höheren Nerventätigkeit, Biologisch-medizinischer Verlag, 1935, S. 26–27.

[2] Ebenda, S. 27.

+ Koffein und erzielte dabei ein positives Ergebnis. Jedoch deckte die lange Untersuchung des Einflusses von Chlorkalzium auf den Verlauf der experimentellen Neurose auch die wesentlichen Unzulänglichkeiten dieses Mittels auf. Es stellte sich heraus, daß Chlorkalzium nicht nur eine beträchtlich größere Hemmungswirkung, sondern auch eine beträchtlich größere Erregungswirkung auf die Großhirnrinde ausübt als Brom, und daß die Wiederherstellung des nervalen Gleichgewichtes mit Hilfe von Chlorkalzium bedeutend schwieriger zu erreichen ist als durch Bromsalze. Bei übermäßig großen Dosen (durch Erhöhung der optimalen Dosen, die nicht immer leicht zu bestimmen waren) sank infolge Überanstrengung der Hirnrindenprozesse die bedingt-reflektorische Tätigkeit, und es entwickelte sich nach den Worten PETROWAS „ein tiefer hypnotischer Zustand mit allen dafür typischen Phasen".

PETROWA wandte dann bei einer Anzahl neurotisierter, kastrierter und alter Hunde Produkte der Säurehydrolyse des Fibrins an (Sympathomimetin nach TSCHUKITSCHEW), wobei sie von dem Gedankengang ORBELIS über die adaptationstrophische Rolle des sympathischen Nervensystems ausging, das die Regulationen des funktionellen Gewebszustandes beeinflußt. Auf Grund langer Beobachtungen an sechs experimentell neurotisierten Tieren gelangte sie zu der Auffassung, daß die Produkte der Säurehydrolyse des Fibrins „bei allen Versuchstieren ohne Ausnahme zu einer deutlichen Erhöhung der funktionellen Eigenschaften ihrer Großhirnrindenzellen beitrugen. Zweifellos wurde bei allen Hunden, wenn auch in verschiedenem Ausmaß, abhängig vom Typ, dem Alter und der Erschöpfung ihrer Hirnrindenzellen, die Wiederherstellung des gestörten nervalen Gleichgewichtes deutlich. Bessere und dauerhaftere Ergebnisse wurden bei starken, ausgeglichenen Hunden erzielt... Eine schwächere Wirkung des Sympathomimetins zeigte sich bei alten und durch die schwere Laboratoriumsarbeit erheblich geschwächten Tieren... dennoch war aber auch bei ihnen der günstige Einfluß dieses Präparates deutlich zu erkennen".[1] Eine gute Wirkung zeigte es auch bei den experimentellen Phobien und bei dystrophischen Störungen der Haut. Ein positives Urteil über den therapeutischen Einfluß des Sympathomimetins auf die Störungen der höheren Nerventätigkeit der Tiere gaben auch FROLOW und STROGANOW. Die hier erwähnten experimentellen Ergebnisse regen zu weiteren Untersuchungen in gleicher Richtung an, um zu einer endgültigen und zuverlässigen Bewertung des Sympathomimetins ohne Übertreibung in positiver oder negativer Hinsicht zu gelangen.

Die in unseren Laboratorien durchgeführte experimentelle Untersuchung über den Einfluß des Phenamins auf die bedingt-reflektorische Tätigkeit der Tiere erwies, daß die optimale Dosis bei Verstärkung des Erregungsprozesses gleichzeitig die Konzentration von Prozessen der inneren, aktiven Hemmung günstig beeinflußt (FADDEJEWA).

PETROWA stützt sich auf die PAWLOWsche Konzeption der Schutzhemmung, welche dieser auf der einen Seite mit der Überbelastungshemmung, auf der anderen

[1] Arbeiten der Physiologischen PAWLOW-Laboratorien, Band XII, 1945, S. 223.

Seite jedoch mit dem Schlaf in Zusammenhang brachte, wenn sie erklärt: „Wir gingen von den Beobachtungen der Psychiatrischen Klinik PAWLOWS aus, die unter der Leitung von Professor A. G. IWANOW-SMOLENSKI steht, und haben uns nach PAWLOWS Tod mit der Erforschung der Einflüsse des narkotischen Veronalschlafes auf die höhere Nerventätigkeit beschäftigt, wie sie bei den verschiedenen neuropatischen Hunden verschiedenen Alters typisch sind.“[1]

Die Schlafdauer betrug zwischen 6 bis 13 Tagen, wurde jedoch meistens auf 6 Tage begrenzt. Mitunter wiederholte man bei diesem oder jenem Tier diese Prozedur zwei- bis dreimal in Abständen von 2 bis 3 Wochen. Veronal wurde zweimal täglich — morgens und abends — in einer Menge von 1,0 bis 2,0 je Dosis gegeben. Jedoch erwies sich bei einem alten und in nervaler Hinsicht erheblich geschwächten Hund eine Dosis von 0,5 zur Erzeugung eines tiefen und ununterbrochenen Schlafes von 6 Tagen Dauer als ausreichend, wobei wir das Medikament nur einmal täglich gaben. In allen Fällen, wo die Schlaftherapie angewandt wurde, konnte bei den Hunden eine Reparation der nervalen Funktionen erreicht werden. Der narkotische Schlaf „erwies tatsächlich bei allen Hunden — unabhängig von ihrem nervalen Typ, ihrem Alter und ihrer Erschöpfung — durchaus seinen wesentlichen Nutzen“ (PETROWA). Besonders deutlich war sein Einfluß auf trophische Hautstörungen: Geschwüre, Ekzeme, Papillome und Haarausfall. Alle Hunde, die mit narkotischem Schlaf behandelt worden waren, wurden danach bedeutend widerstandsfähiger gegen verschiedene nervale Traumen als in den vorangegangenen Jahren.

Gleichzeitig mit der Erprobung des narkotischen Dauerschlafes brachte PETROWA in anderen Versuchen schwache, monotone Reize, kontinuierliches Erlöschen bedingter Reflexe, langsam flackerndes blaues Licht und schwache mechanische Hautreize durch die sogenannte „Kassalka“ zur Anwendung und erzielte beim Hunde einen tiefen Schlaf (nach ihren Worten, einen hypnotischen Schlaf), von dem sie ebenfalls für therapeutische Zwecke ausführlichen Gebrauch machte. Die Behandlung wurde zuweilen mit kleinen Dosen Sympathomimetin kombiniert (insbesondere bei den experimentellen Phobien). Dabei ging PETROWA von der Beobachtung aus, daß die Hunde bei schweren nervalen Zuständen als Folge einer Erschöpfung der Hirnrindenzellen Erscheinungen der Grenz- und Überbelastungshemmung erkennen ließen, die leicht in Schlaf übergingen. Sie führte daher bei den Hunden täglich in einem Zeitraum von drei Wochen bis zu drei Monaten einen zusätzlichen 2½- bis 3stündigen (hypnotischen) Schlaf durch, und erreichte bei den neurotisierten Hunden auf diese Weise eine gute Reparation der höheren Nerventätigkeit.

KAMENSKI gewährte seinen Hunden unmittelbar vor dem Versuch oder in der Mitte des Versuches die Möglichkeit eines natürlichen Schlafes, der gewöhnlich 20 bis 30 Minuten dauerte, und stellte dabei einen günstigen Einfluß auf die Hirnrindendynamik und auf die Leistungsfähigkeit der Großhirnrinde des Tieres fest.

[1] Arbeiten in der Sitzung anläßlich des 10jährigen Todestages PAWLOWS 1948, S. 150.

Die zahlreichen therapeutischen Maßnahmen, die in der Behandlung experimenteller Neurosen und verwandter Zustände angewandt werden, benötigen für ihren präzisen, zweckentsprechenden Gebrauch Differentialindikationen, d. h. sie machen Anweisungen dafür erforderlich, in welchen Fällen gerade die Anwendung der einen dieser Maßnahmen und in welchen Fällen die Anwendung der anderen am wirksamsten ist. Hieran knüpft sich gewissermaßen auch die zukünftige Arbeit auf diesem Gebiete. Vorläufig läßt sich nur sagen, daß bei funktionellen Störungen der höheren Nerventätigkeit der Tiere besonders günstige Resultate im wesentlichen nach Anwendung folgender Maßnahmen beobachtet werden: a) bei der Anwendung von Bromsalzen ($NaBr$, $CaBr_2$, KBr) unter Berücksichtigung typologischer Besonderheiten; b) bei ihrer Kombination mit Koffein; c) bei Förderung der Schutzhemmung (narkotischer Dauerschlaf, hypnotischer Schlaf und, schließlich, bei Verlängerung des natürlichen Schlafes).

Wie wir schon erwähnt haben, hat ASRATJAN während des vergangenen Krieges die narkotische Schlaftherapie bei experimentellen Traumen des Rückenmarkes und des Gehirnes der Hunde mit großem Erfolg angewandt. Dieser Arbeit, wie auch den Untersuchungen PETROWAS, lag die PAWLOWsche Konzeption der Schutz- und Heilhemmung zugrunde.

Als wir die experimentellen Untersuchungen unserer Laboratorien auf dem Gebiete der Pathophysiologie der Neurotoxikosen beschrieben, haben wir bereits erwähnt, daß gewöhnlich auf der Höhe der Intoxikation und zuweilen bei den ständig durch sie hervorgerufenen Nachwirkungen deutlich ausgeprägte Zeichen der Schutz- und Überbelastungshemmung auftreten. Dieser Umstand regte uns zu dem Versuch der künstlichen Vertiefung einer solchen Hemmung für therapeutische Zwecke an. Der erste dieser Versuche wurde von uns in Fällen der Meskalinvergiftung bei Meerschweinchen unternommen. Hier kam es anfangs (in der akuten Periode) zu deutlich ausgeprägten Erscheinungen der irradiierenden Hemmung, später aber mehrere Monate lang zu chronischen Veränderungen der höheren Nerventätigkeit, welche hauptsächlich die Merkmale von Phasenzuständen aufwiesen. Der narkotische Dauerschlaf (für die Dauer von drei Tagen) wurde mit Hilfe von Amital-Natrium durchgeführt (Versuche CHOSAKS). Bei den meisten Versuchstieren konnte auf diese Weise eine vollständige und dauerhafte Reparation der bedingt-reflektorischen Tätigkeit bewirkt werden, die sich auch in den folgenden vier Monaten weiter beobachten ließ. Bei einem Teil der Tiere stellte sich die Genesung nur nach zwei Kuren mit narkotischem Dauerschlaf ein. Gute Ergebnisse wurden in einer Anzahl von Fällen an weißen Ratten erzielt, die mit Tetraäthylblei vergiftet worden waren und bei denen ebenfalls ein dreitägiger Amital-Natriumschlaf durchgeführt wurde (Versuche GORSCHELEWAS). Wir haben bereits darauf hingewiesen, daß bei an „Pasteurellainfektion" erkrankten weißen Ratten diese sich lange hinziehende und gewöhnlich tödlich endende Infektion mit der Entwicklung allmählich fortschreitender Störungen der Hirnrindentätigkeit einhergeht. Sie führen letzten Endes zu einem völligen Verschwinden der bedingten Verbindungen, wobei zunächst eine Reihe von Phasenzuständen durchlaufen werden. Wenn man hier einen dreitägigen narkotischen

(Amital-)Schlaf erzeugt und ihn noch zwei- bis dreimal wiederholt, so läßt sich in vielen Fällen eine mehr oder weniger lange, doch meistens nur vorübergehende Reparation der bedingt-reflektorischen Tätigkeit erzielen. Gelegentlich erreicht man aber auch in einigen Fällen ihre endgültige Wiederherstellung mit völliger Genesung der Tiere (Versuch ISERGINAS und FADDEJEWAS).

In der letzten Zeit wurden in unseren Laboratorien nicht nur bei der Vergiftung der Tiere mit Staphylokokken- und Streptokokkentoxinen (GORSCHELEWA, KOTLJAREWSKI), sondern auch bei einigen allergischen Zuständen (CHOSAK) gute Ergebnisse unter dem Einfluß des Amital-Dauerschlafes erzielt.

Wenn auch an der günstigen Wirkung des narkotischen Dauerschlafes auf die Arbeit der höchsten Abschnitte des Zentralnervensystems kein Zweifel besteht, so ist doch sein Einfluß auf den Verlauf somatischer Erkrankungen noch nicht völlig geklärt und bedarf weiterer Erforschung.

Zwar berechtigen unsere Versuche mit der Anwendung des narkotischen Dauerschlafes bei den experimentellen Neurotoxikosen und bei den Infektionskrankheiten der Tiere noch nicht zu einem endgültigen Urteil, doch handelt es sich bereits um vielversprechende Resultate, die eine Reihe von experimentell-therapeutischen Möglichkeiten eröffnen. Die PAWLOWsche Vorstellung von einer künstlichen Förderung und Vertiefung der Schutzhemmungsvorgänge für Heilzwecke findet in diesen Versuchen eine weitere praktische Verwirklichung.

11. Zusammenhänge zwischen experimenteller Pathologie und experimenteller Therapie der höheren Nerventätigkeit

Wir sehen zu Anfang der zwanziger Jahre dieses Jahrhunderts in der Schule PAWLOWS den Beginn der Entwicklung der Lehre über die pathologischen Zustände der höheren Nerventätigkeit, die durch schädigende funktionelle Einwirkungen hervorgerufen werden. Allmählich weitete sie sich aus und vergrößerte ständig ihren Aufgabenkreis, wobei überall enge Verbindungen mit den Fragen der experimentellen Therapie geknüpft wurden. Dies geschah nicht zufällig, denn die gesamte wissenschaftliche Tätigkeit PAWLOWS verfolgte dieses Ziel.

Schon als er im Jahre 1900 in einer seiner Vorträge über die Errungenschaften der Physiologie des tierischen Organismus (auf dem Gebiete der Vagotomie) sprach, erklärte er: „Unser Einfluß auf den tierischen Organismus bedeutet noch eine weitere Zunahme unseres Wissens. Nach einer Periode der analytischen Arbeit treten wir jetzt zweifellos in eine Periode der synthetisierenden Arbeit ein... Diese Synthese äußert sich in zwei physiologischen Untersuchungsmethoden. Auf der einen Seite ist man emsig bemüht, die Tätigkeit des gesamten Organismus und die seiner Teile unter streng normalen Bedingungen und im Zusammenhang mit diesen Bedingungen zu erforschen... Auf der anderen Seite aber erwachsen Probleme, die mit dem Ziel des Ausgleiches, und der Beseitigung des

Schadens, der dem Organismus durch verschiedene ernste Störungen zugefügt wird, gelöst werden müssen...".[1]

35 Jahre später schreibt PAWLOW (1935) in einer seiner letzten Arbeiten über die experimentelle Pathologie der höheren Nerventätigkeit: „Selbstverständlich wird sich unser Einfluß auf das Nervensystem mit zunehmenden Kenntnissen in noch größerem Maße erweitern, wenn wir nicht nur in der Lage sind, das Nervensystem zu schädigen, sondern es im Anschluß daran auch willkürlich heilen können. Dann darf es erst als sicher erwiesen gelten, daß wir mit diesen Prozessen umgehen können und sie tatsächlich unserem willkürlichen Einfluß unterliegen, d. h., wir sind nicht nur in der Lage, Erkrankungen hervorzurufen, sondern können sie in vielen Fällen auch vollständig, gewissermaßen wunschgemäß, beseitigen".[2]

Welch bemerkenswertes Beispiel einer einwandfreien und strengen Konsequenz in der unerschütterlichen und beharrlichen Durchführung einer 35 Jahre währenden wissenschaftlichen Tätigkeit für den gleichen wertvollen Gedanken, das gleiche hohe Prinzip!

Seinen Beitrag, auf den wir hier hingewiesen haben, schließt PAWLOW mit folgenden Worten ab: „Sie sehen also, daß sich unsere Arbeitsmethode, nämlich die Methode der objektiven Betrachtung von Erscheinungen der höheren Nerventätigkeit im Tierversuch auch auf pathologischem Gebiet durchaus bewährt, je weiter wir sie erproben. Jetzt werden von uns, nach meiner Ansicht berechtigt, Versuche unternommen, das gleiche Prinzip auch bei der höheren Nerventätigkeit des Menschen anzuwenden, die man im allgemeinen als psychische Tätigkeit bezeichnet."[3]

[1] Sämtl. Arbeiten, Bd. I, Ausgabe der Akademie der Wissenschaften der UdSSR, S. 262–263.

[2] Zwanzigjährige Erfahrungen mit dem objektiven Studium der höheren Nerventätigkeit (des Verhaltens) der Tiere, Sämtl. Werke, Bd. III/2, Berlin, 1953, S. 520.

[3] Ebenda, S. 527.

KAPITEL III

Untersuchungen auf dem Gebiete der klinischen Pathophysiologie der höheren Nerventätigkeit

1. Die Hauptabschnitte des Weges I. P. Pawlows zur Klinik der Nerven- und Geisteskrankheiten

Wir wissen, daß die Fragen der experimentellen Psychopathologie des Tieres Pawlow schon sehr lange interessiert hatten und von ihm bereits in der ersten Arbeit aufgeworfen wurden, die der eben erst geborenen Lehre über die höhere Nerventätigkeit gewidmet war (1903).

Doch zu den Fragen der menschlichen Psychopathologie und im Zusammenhang damit zur großen und kleinen Psychiatrie[1] gelangte Pawlow erst beträchtlich später, obwohl dieses Gebiet, nach seinen Worten, bereits seit langem sein Interesse erregt hatte.

Im Jahre 1919 erschien seine Arbeit „Die Psychiatrie als Helferin der Physiologie der Großhirnhemisphären", die von ihm im gleichen Jahre als Vortrag vor der Leningrader Psychiatrischen Gesellschaft gehalten wurde.

In dieser Arbeit schreibt er folgendes: „Aus meinen früheren Arbeiten über den Blutkreislauf und die Verdauung gewann ich die feste Überzeugung von dem großen Wert des Dienstes, den die klinische Kasuistik — die unendliche Zahl verschiedenster pathologischer Variationen und Kombinationen von Funktionen des Organismus — dem physiologischen Denken erweisen kann. Während ich mich viele Jahre mit der Physiologie der Großhirnhemisphären beschäftigte, habe ich schon lange und oft daran gedacht, das Gebiet der Psychiatrie bei der Erforschung dieser Physiologie zu Hilfe zu nehmen... Im Sommer 1918", fährt Pawlow fort, „erhielt ich schließlich eine Möglichkeit, die Krankheitsbilder einer Anzahl Geisteskranker zu erforschen, und, wie mir scheint, hat mich meine alte Hoffnung nicht getäuscht. Zum Teil sah ich ausgezeichnete Beispiele schon mehr oder weniger erforschter physiologischer Vorgänge, zum Teil eröffneten sich vor mir neue Seiten der Hirnfunktion. Dabei entstanden neue Fragen, die dem Laboratorium beträchtliche Aufgaben stellten."[2]

Auf den sehr interessanten Inhalt dieser Arbeit, die das Ergebnis eines Besuches Pawlows in einem der Leningrader psychiatrischen Krankenhäuser darstellt, kommen wir noch später zurück. Vorläufig soll nur betont werden, daß er bei seiner ersten Begegnung in den neuro-psychiatrischen Erkrankungen des Menschen vor allen Dingen eine Quelle von Hilfsmaterial für die Erforschung der Physiologie der höheren Abschnitte des Zentralnervensystems sah. Dies geht

[1] Bekanntlich umfaßt das Gebiet der kleinen Psychiatrie hauptsächlich die Lehre über die allgemeinen Neurosen.

[2] Zwanzigjährige Erfahrungen mit dem objektiven Studium der höheren Nerventätigkeit (des Verhaltens) der Tiere, Sämtl. Werke, Bd. III/1, Berlin, 1953, S. 253.

besonders deutlich aus den Schlußworten seines Beitrages hervor: „Mir scheint, es braucht kaum besonders betont zu werden, daß die bei dem Kranken durchgeführte physiologische Analyse für die Hirnphysiologie viele neue und einer Laboratoriumsuntersuchung zugängliche Fragen stellt."

Bekanntlich begann sich Anfang der zwanziger Jahre in den Laboratorien PAWLOWS die Lehre über die experimentellen Neurosen zu formen. Im Zusammenhang damit wandte er sich immer häufiger den Fragen der Psychopathologie zu. Dies veranlaßte ihn u. a. erneut zu einem Besuch in der psychiatrischen Klinik.

Im Herbst 1931 wurden auf Wunsch PAWLOWS seinen Laboratorien zwei Spezialkliniken angegliedert, eine psychiatrische Klinik und eine Nervenklinik (ihrem Wesen nach eine Klinik der Neurosen), von denen jede wiederum über ein Laboratorium für die experimentelle Untersuchung der höheren Nerventätigkeit der Kranken verfügte.

Bei den regelmäßigen — täglichen — Visiten in dieser Klinik und den dabei vorgenommenen systematischen Untersuchungen verschiedener Formen neuropsychischer Erkrankungen (allgemeiner Neurosen und Psychosen) sammelte PAWLOW auf der einen Seite Material für neue experimentelle Untersuchungen in seinen Laboratorien, wobei er in Tierversuchen verschiedene Störungen der Hirnrindentätigkeit des Menschen nachbildete, auf der anderen Seite aber erforschte er gleichzeitig die spezifischen Besonderheiten der menschlichen Hirnfunktionen, wobei er sich auf das umfangreiche experimentelle Material dieser Laboratorien stützte und sich um eine pathophysiologische Begriffsbestimmung und Deutung der neuro-psychischen Störungen des Menschen bemühte.

Bei Erhebung der anamnestischen Daten hat PAWLOW stets den Begleitumständen aus der Vergangenheit des Kranken, d. h. den Bedingungen seiner individuellen Entwicklung, den Besonderheiten seiner gesellschaftlichen und familiären Verhältnisse, den Besonderheiten seines Berufslebens, seiner sozialen Eingliederung, den durchgemachten somatischen Erkrankungen, den psychogenen Schwierigkeiten und psychischen Traumen und den Besonderheiten der prämorbiden Persönlichkeit große Aufmerksamkeit geschenkt (vor allen Dingen bei den Neurosen).

Gerade hier in der Klinik der neuro-psychischen Erkrankungen bot sich die Möglichkeit, mit den verschiedenen pathologischen Störungen der höheren Nerventätigkeit des Menschen vertraut zu werden. PAWLOW wies besonders eindringlich auf die wesentliche zusätzliche Aufgabe der menschlichen Gehirnfunktion im Vergleich zur Nerventätigkeit der Tiere hin, worüber er erstmalig schon im Jahre 1927 in seinen letzten Vorlesungen über die Arbeit der Großhirnhemisphären sprach.[1] „Dieser neue Zusatz ist die Sprachfunktion des Menschen, die", nach seinen Worten, „ein neues Prinzip in die Tätigkeit der Großhirnhemisphären gebracht hat. Wenn unsere Empfindungen und Vorstellungen von der Außenwelt für uns die ersten und dabei konkreten Signale der Wirklichkeit sind, so bilden die Sprache, und speziell die kinästhetischen Reize, die von den Sprachorganen der

[1] PAWLOW spricht in dieser Vorlesung über die „großartige Signalfunktion der Sprache".

Hirnrinde übermittelt werden, eine zweite Ordnung von Signalen, die Signale der Signale. Sie stellen eine Abstraktion der Wirklichkeit dar und gestatten die Verallgemeinerung, die unser übriges *speziell menschliches, höheres Denken bildet*, das zuerst die allgemeine menschliche Erfahrung und schließlich die Wissenschaft begründet hat, das Instrument der höchsten Orientierung des Menschen sowohl der Umwelt als auch in sich selbst."[1]

Auf diese Weise wurde vorzugsweise in der Klinik der Grundstein für die Lehre vom ersten und zweiten Signalsystem der menschlichen Hirnrinde gelegt. Zu dieser Lehre werden wir noch wiederholt zurückkehren und uns zunächst auf eine von PAWLOW im Jahre 1935 gegebene Charakteristik dieser Systeme beschränken.

„In der sich entwickelnden Tierwelt haben die Mechanismen der Nerventätigkeit auf der Stufe des Menschen an Umfang außerordentlich zugenommen. Für ein Tier wird die Wirklichkeit fast ausnahmslos nur durch Reize und deren Spuren in die Großhirnhemisphären signalisiert. Diese Reize gelangen unmittelbar zu besonderen Zellen der optischen, akustischen und der anderen Rezeptoren des Organismus. Sie haften dann als Eindruck, Empfindung und Vorstellung der Außenwelt in uns, sowohl als Eindruck der allgemeinen, natürlichen wie unserer sozialen Umwelt, ausgenommen das gesprochene und geschriebene Wort. Es handelt sich um das erste Signalsystem der Wirklichkeit, das wir mit den Tieren gemeinsam haben. Das Wort bildet nun ein zweites, für uns typisches Signalsystem der Wirklichkeit und wird zum Signal der ersten Signale. Die zahlreichen Wortreize haben uns einerseits der Wirklichkeit entfremdet, und dies muß von uns ständig beachtet werden, damit wir unsere Beziehungen zur Wirklichkeit nicht verzerren. Auf der anderen Seite aber hat gerade das Wort uns zu Menschen gemacht, worauf wir hier nicht ausführlicher eingehen können. Es unterliegt allerdings keinem Zweifel, daß die für die Arbeit des ersten Signalsystems festgestellten Grundgesetze ebenfalls für das zweite Signalsystem gelten müssen, weil es sich um die Arbeit des gleichen Nervengewebes handelt."[2]

Als PAWLOW in seinen Kliniken die verschiedenen Formen der neurotischen und psychotischen Störungen erforschte, war er unaufhörlich bemüht, ihre pathogenetischen nervalen Mechanismen zu erschließen und zu verstehen. Er versuchte die pathologischen Veränderungen der höheren nervalen Prozesse, die den krankhaften psychischen Erlebnissen sowie den krankhaften Störungen des Verhaltens und den Äußerungen der Kranken zugrundeliegen, aufzufinden und aufzuklären.

Mit anderen Worten, er war bemüht, ein „psychopathologisches Muster auf dem pathophysiologischen Grundstoff zu formen" (wobei seine eigene Äußerung über die Wechselbeziehungen der Psychologie und der Physiologie hier mit etwas anderen Worten ausgedrückt worden ist).

Wie wir später sehen werden, interessierte er sich gleichzeitig auch lebhaft für Fragen einer Besserung und wissenschaftlich begründeten Reorganisation der

[1] Zwanzigjährige Erfahrungen mit dem objektiven Studium der höheren Nerventätigkeit (des Verhaltens) der Tiere, Sämtl. Werke, Bd. III/2, Berlin, 1953, S. 466.

[2] Ebenda, S. 543—544.

allgemeinen Wartung, der Pflege und des Tageslaufs der neuro-psychischen Kranken und kümmerte sich besonders um die Ausarbeitung neuer pathogenetisch begründeter Behandlungsmethoden.

2. Die Grundrichtlinien der Arbeit Pawlows auf dem Gebiete der klinischen Pathophysiologie der höheren Nerventätigkeit

Bereits in den ersten Jahren seiner klinischen Arbeit unternahm Pawlow den Versuch, diejenigen Störungen zu systematisieren, welche er abhängig von ihrer Lokalisation in den verschiedenen Abschnitten und funktionellen Systemen des Hirnes beobachtete.

Die erste Instanz für die komplizierten Wechselbeziehungen des Organismus mit der Umwelt, in der verschiedene primäre Störungen der Nerventätigkeit auftreten können, ist die den Großhirnhemisphären zunächst gelegene subkortikale Region, deren Funktion sich in komplizierten unbedingten Reflexen (Instinkten) äußert. Die Störungen dieser Funktionen äußern sich vor allem in einer eng an diese gebundenen, doch auch verständlicherweise stets mit einer Beteiligung der Großhirnrinde einhergehenden, emotionellen, affektiven Tätigkeit, die daher in manchen Fällen vorwiegend von seiten ihrer subkortikalen, in anderen Fällen jedoch hauptsächlich von seiten ihrer kortikalen Grundlage gestört sein kann („somatogen“ und „psychogen“).

Die folgende Instanz ist das erste Signalsystem als Repräsentant des bildlichen, gegenständlichen, konkreten, emotionellen Denkens, das unter dem Einfluß der unmittelbaren (asymbolischen, wortlosen) Einwirkungen der Außenwelt, aber auch des inneren Milieus des Organismus in Aktion tritt. Störungen dieses Systems können durch unmittelbare, äußere, emotiogene oder affektogene Einflüsse, aber auch von höheren oder niederen Instanzen aus hervorgerufen werden. Im letzten Falle können diese Störungen unter dem Einfluß krankhafter Zustände irgendeines inneren Organes oder ganzer Organsysteme entstehen, welche in die entsprechenden Hirnrindenzellen des ersten Signalsystems vorübergehende oder beständig anhaltende, ungewöhnliche oder übermäßig starke pathologische Erregungen senden.

Die letzte und gleichzeitig die höchste Instanz ist schließlich das zweite Signalsystem mit seinem „speziell menschlichen höheren Denken“, d. h. mit seinem wortgebundenen Denken, das eine Abkehr von der Wirklichkeit und eine Verallgemeinerung (Abstraktion) zuläßt. Nach den Worten Pawlows ist es „der höchste Regulator des menschlichen Verhaltens“.

Die hier beobachteten pathologischen Störungen können sowohl unter dem Einfluß äußerer Einwirkungen als auch durch Einwirkungen entstehen, die von den ersten beiden Instanzen herrühren.

Es ist völlig unmöglich, sich eine isolierte Schädigung irgendeiner dieser Instanzen vorzustellen. Man könnte in solchem Falle höchstens von einem primären Ausgangspunkt der Störungen oder von einem Ort überwiegender Störungen sprechen, muß aber dabei stets berücksichtigen, daß man gewöhnlich mit pathologischen Veränderungen der funktionellen Wechselbeziehungen zwischen allen drei Instanzen, d. h. mit dynamischen Verschiebungen zu tun hat, die sich mehr oder minder auf alle diese funktionellen Systeme ausbreiten.

Man darf auch niemals vergessen, daß Störungen in diesen Systemen sowohl auf neurogenem (reflektorischem) Wege entstehen, wobei sie in den Sinnesorganen und in den Endrezeptoren der Haut oder der inneren Organe (d. h. extero-, intero- und propriorezeptiv) beginnen können, als auch auf neuro-humoralem, „automatischem" Wege über das Blut oder den Liquor cerebro-spinalis, aber auch auf neurotropem Wege bei Dissoziationen trophischer Einflüsse.

„Wenn wir menschliche Verhältnisse betrachten", erklärt PAWLOW, „so müssen wir neben den verschiedenen äußeren Ursachen auch die verschiedenen inneren Voraussetzungen berücksichtigen, die selbstverständlich nicht nur verschiedene Grade, sondern auch verschiedenen Verlauf, wenn auch ein und derselben krankhaften Grundstörung, zur Folge haben ... Selbstverständlich können außer den angeborenen Anlagen auch Fälle eines schwachen, gebrechlichen Nervensystems vorkommen, wie es z. B. infolge ungünstiger Lebensereignisse, traumatischer Schädigungen, Infektionen, Intoxikationen und starker Schicksalsschläge des Lebens entstehen kann."[1]

Wie wir weiter sehen werden, rufen die Erscheinungen der irradiierenden Hemmung in einem evolutionär höher stehenden funktionellen System — sofern sich diese Hemmung nicht auf die untergeordneten Instanzen, auf die niederen Systeme ausbreitet — ein Absinken der regulierenden Einflüsse auf eben jene niederen Systeme hervor und führen dann zu einer Befreiung, Enthemmung, positiven Induktion und gleichzeitig zu einer in solchen Fällen nicht selten zu beobachtenden Dissoziation der Funktionen in diesen untergeordneten Systemen.

Auf dem Gebiete der Pathophysiologie der höheren Nerventätigkeit des Menschen muß man entsprechend den Grundprinzipien PAWLOWS vor allem auf die Notwendigkeit der Untersuchung folgender Vorgänge hinweisen:

1. der pathologischen Veränderungen von Stärke, Gleichgewicht und Beweglichkeit des Erregungs- und Hemmungsprozesses; krankhafter Besonderheiten der nervalen Erregung, aber auch der inneren, aktiven bzw. bedingten Hemmungsprozesse sowie der passiven oder unbedingten Hemmung (der äußeren, negativ induzierten und der Überbelastungs- und Schutzhemmung); von Abweichungen der Schlafhemmung von der Norm; Störungen der Beweglichkeit und der Wechselwirkung von Hirnrindenprozessen;

2. pathologischer Veränderungen der funktionellen Wechselbeziehungen zwischen kortikaler und subkortikaler Funktion, d. h. absteigender (von dem Kortex zum Subkortex) oder aufsteigender (von dem Subkortex zum Kortex) pathologischer Irradiationen des Erregungs- und Hemmungsprozesses; des anormalen Charakters der Induktionsverhältnisse, z. B. bei pathologischer Erregung in den

[1] Zwanzigjährige Erfahrungen mit dem objektiven Studium der höheren Nerventätigkeit (des Verhaltens) der Tiere, Sämtl. Werke, Bd. III/2, Berlin, 1953, S. 486—487.

subkortikalen Gebieten — eine induzierte Hemmung der Großhirnrinde; bei krankhafter kortikaler Erregung — eine Hemmung der subkortikalen Gebiete; bei pathologischer Hemmung der Hirnrinde — eine Enthemmung und Dissoziation subkortikaler Funktionen usw.;

3. pathologischer Veränderungen in der dynamischen Wechselwirkung zwischen dem ersten und zweiten Signalsystem der Großhirnrinde, bald im Sinne eines krankhaften Überwiegens des einen über das andere System, bald im Sinne eines verschiedenen Dissoziationstyps ihrer gemeinsamen Tätigkeit, wobei diese Dissoziationen in einzelnen Fällen ein diffuses, in anderen Fällen jedoch ein spezielleres, verhältnismäßig lokalisiertes Wesen zeigen.

Besonders muß man die Bedeutung einer Untersuchung der bei den Neurosen so häufigen und hartnäckigen Störungen des Schlafes betonen. Eine der am meisten charakteristischen und bei Neurotikern mit deutlich ausgeprägter Trägheit der Hirnrindenprozesse am häufigsten anzutreffenden Störungen ist die Schwierigkeit des Einschlafens und gleichzeitig die Schwierigkeit des Erwachens. Hierin äußert sich die pathologische Trägheit der Schlafhemmung, die sich langsam entwickelt, doch auch ebenso langsam wieder nachläßt. Gleichzeitig kommt es zu einer Trägheit des Erregungsprozesses. Auch davon ist die Schwierigkeit eines Wechsels vom Wachzustand zum Schlaf abhängig.[1]

Als Pawlow in der Klinik den mannigfaltigen psychischen Dysfunktionen begegnete, sah er in den verschiedenen Symptomen, Syndromen und Erkrankungen die Äußerungen qualitativ unterschiedlicher, allgemeiner oder verhältnismäßig lokalisierter Störungen der höheren Nerventätigkeit, die gewöhnlich auch mit somatischen Störungen einhergehen. Gleichzeitig war er ständig bemüht, auch die Besonderheiten des Nerventyps der Kranken aufzuzeichnen. Doch sah er diese letzte Aufgabe als besonders schwierig an, und seine Äußerungen über die Typen der höheren Nerventätigkeit des Menschen zeugen von seiner großen Zurückhaltung.

„Da unser allgemeines Verhalten und auch das der höheren Tiere in der Norm (gemeint sind gesunde Organismen) vom höchsten Abschnitt des Zentralnervensystems — den Großhirnhemisphären zusammen mit den am nächsten gelegenen subkortikalen Abschnitten dirigiert wird, so muß die Erforschung dieser höheren Nerventätigkeit am normalen Individuum mit der Methode der bedingten Reflexe auch zu einem Erkennen der Grundtypen der Nerventätigkeit führen, die das Verhalten des Menschen und der höheren Tiere gestalten ... Bevor wir uns mit unserem Tatsachenmaterial beschäftigen, müssen wir bei einer sehr wesentlichen und vorläufig noch fast unüberwindlichen Schwierigkeit bei der Tpyenbestimmung der Nerventätigkeit verweilen. Das Verhalten von Mensch und Tier wird nicht nur durch die angeborenen Eigenschaften ihres Nervensystems bestimmt, sondern auch durch jene Einflüsse, die während des Lebens fortwährend auf den Organismus einwirkten und einwirken, d.h., es ist die Folge einer ständigen Erziehung

[1] A. G. Iwanow-Smolenski, Grundprobleme der Pathophysiologie der höheren Nerventätigkeit, 1933, S. 415—416 und 459.

oder Lehre im wahrsten Sinne des Wortes. Dies wird dadurch bedingt, daß sich neben den oben erwähnten Eigenschaften des Nervensystems stets noch eine weitere, außerordentlich wichtige Eigenschaft bemerkbar macht, nämlich seine ungewöhnliche Plastizität. Wenn also vom individuellen Typ des Nervensystems die Rede ist, so muß man ständig auch alle jene Einflüsse ergründen und berücksichtigen, die auf den betreffenden Organismus vom Tage der Geburt an bis zur Gegenwart eingewirkt haben."[1]

Wenn schon die Typenbestimmung des Nervensystems der Tiere nicht immer eine leichte Aufgabe ist, so wird diese Aufgabe beim Menschen sehr kompliziert und bietet bis zu ihrer Lösung außerordentliche Schwierigkeiten.

Vor allen Dingen tritt die Bedeutung der Stärke des Nervensystems in der menschlichen Gesellschaft, verglichen mit der Bedeutung des sozialen Wertes der Persönlichkeit, beträchtlich in den Hintergrund. Auch sind diese beiden Begriffe — die nervale Kraft und der soziale Wert — bei weitem nicht gleichbedeutend, und sie harmonieren nicht in allen Fällen miteinander.

Obwohl man also den positiven Wert des starken und insbesondere des ausgeglichenen Nervensystems für die menschliche Persönlichkeit nicht abstreiten darf, sollte man jedoch niemals die führende Rolle des sozialen Persönlichkeitswertes vergessen. Dies gilt selbstverständlich auch durchweg für die Bewertung von Vertretern des schwachen Typs der höheren Nerventätigkeit.

Außerdem ergibt sich noch eine andere, nicht minder wichtige, jedoch ebenfalls recht komplizierte Frage über die Kriterien der Stärke des Nervensystems beim Menschen. Man muß nämlich vor allen Dingen auf die Belastungsfähigkeit des Nervensystems durch ungünstige äußere Bedingungen und schwierige Lebenssituationen achten und gleichzeitig auch seine Fähigkeit berücksichtigen, zwischen ähnlichen schwierigen Aufgaben die richtige Entscheidung zu treffen, die Fähigkeit, einen Ausweg aus komplizierten Situationen zu finden und in solchen Fällen nicht mit einer nervalen Entgleisung zu reagieren. Jedoch kann man die Richtigkeit einer Entscheidung in dieser oder jener schwierigen Lebenssituation für den Menschen wiederum unmöglich ohne die soziale Korrektur, ohne die soziale Bewertung des gefundenen Ausweges beurteilen.

Man darf auch niemals vergessen, daß in schwierigen Situationen nicht nur die Vertreter des schwachen, sondern je nach Art der Aufgabe auch die Vertreter des starken Typs der höheren Nerventätigkeit entgleisen können. Dies erfordert eine korrekte Bewertung aller Besonderheiten der betreffenden schwierigen Situation.

Ferner ist auch eine gebührende Beachtung von Besonderheiten zurückliegender Erfahrungen und Erlebnisse im Zusammenhang mit früher durchgemachten nervalen Entgleisungen, im Zusammenhang mit einer dauernden oder vorübergehenden Schwächung des Nervensystems, insbesondere durch wiederholte nervale Traumen (funktioneller oder grobmechanischer Art) erforderlich. Doch müssen

[1] Zwanzigjährige Erfahrungen mit dem objektiven Studium der höheren Nerventätigkeit (des Verhaltens) der Tiere, Sämtl. Werke, Bd. III/2, Berlin, 1953, S. 493—494.

ebenfalls die Folgen der verschiedenen somatischen und nervalen Erkrankungen beachtet werden.

Dabei ist es notwendig, die Eindrücke der Vergangenheit auch im entgegengesetzten Sinne zu bewerten, nämlich im Sinne einer Übung zur Bewältigung von Schwierigkeiten verschiedener Art und einer Anerziehung sozialer Ziele und gesellschaftlicher Gewohnheiten, welche die Überwindung dieser Schwierigkeiten erleichtern.

Auf diese Weise wird die Stärke des Nervensystems beim Menschen erheblich verschleiert. Sie ist wesentlich von den Besonderheiten der zurückliegenden Erfahrungen und von der erziehenden sozialen Umwelt abhängig. Alles Erwähnte gilt in vollem Maße auch für solche Indikatoren der Stärke des Nervensystems, wie die Leistungsfähigkeit und die gute Beständigkeit der sozial-ethischen Erziehungshemmungen (d. h. die Fähigkeit, unter bestimmten Umständen inadäquate emotionelle und aktive Reaktionen zu unterdrücken), also das, was gewöhnlich unter Zurückhaltung und Selbstbeherrschung verstanden wird. Im übrigen begeben wir uns hier in den Bereich der regulativen Wechselbeziehungen zwischen Erregungs- und Hemmungsprozessen, in den Bereich ihres Gleichgewichtes, das bei der Untersuchung der höheren Nerventätigkeit des Menschen bedeutend besser zutage tritt als die Stärke des Nervensystems.

Einen besonders deutlichen Ausdruck im menschlichen Verhalten finden die Züge einer erhöhten Erregbarkeit oder das Gegenteil, einer erhöhten Hemmbarkeit, obgleich man selbstverständlich auch hier den kompensierenden, ausgleichenden Einfluß der früheren Erfahrung und die Bedeutung sozialer Korrekturen niemals außer acht lassen darf.

Etwas schwerer offenbaren sich die typologischen Besonderheiten der Beweglichkeit nervaler Prozesse, die sich am besten in jenen Fällen bemerkbar machen, wo ein rascher Übergang von der einen Tätigkeitsform in die andere erforderlich wird. Völlig irrig wäre aber die Annahme, daß die Schwierigkeit der Anpassung an eine neue Situation allein von einer Unzulänglichkeit der Beweglichkeit kortikaler Prozesse abhängig sei. Hier wie auch in allen vorhergehenden Fällen ist es vor allen Dingen erforderlich, die Besonderheiten der zurückliegenden Erfahrungen zu ergründen — der Anpassungsfähigkeit bei einem Wechsel der Lebensweise und der Lebensumstände oder, das Gegenteil, das Fehlen der Erfahrungen in den Wechselfällen alltäglicher Existenzbedingungen.

Große Bedeutung hat ebenfalls der Charakter der Wechselbeziehungen zwischen Erregungs- und Hemmungsprozessen. Ist eine erhöhte Hemmbarkeit vorhanden, so wird die hemmende Wirkung neuer Ereignisse beim Übergang in neue, ungewohnte Verhältnisse eine rasche und adäquate Anpassung verhindern.

Schließlich müssen auch die Besonderheiten des Wechsels selbst, die Besonderheiten der neuen Verhältnisse erforscht werden. Wenn dadurch auch die alten Fähigkeiten und Gewohnheiten nicht wesentlich verändert werden, so wird dennoch die Bildung einer beträchtlichen Anzahl qualitativ neuer Fähigkeiten und ungewohnter neuer Einstellungen erforderlich, und es entstehen auf diese Weise zweifellos Schwierigkeiten für die Vertreter des gehemmten Typs.

Wenn diese neuen Verhältnisse im Vergleich mit den früheren die Notwendigkeit zur Bildung einer Anzahl neuer Hemmungsqualitäten bedingen und eine erhebliche Anstrengung der inneren aktiven Hemmungen allgemein erforderlich machen (wobei, wie wir sahen, Zurückhaltung und Selbstbeherrschung übermäßig angestrengt werden), so wird die Anpassung an solche Verhältnisse für die Vertreter des erregbaren Typs besonders erschwert werden. Wenn schließlich der Wechsel des Milieus mit einem wesentlichen Bruch und einer Veränderung der gewohnten Lebens- und Wirkungsweise einhergeht, so ist dieses neue Milieu die entscheidende Ursache für das Zutagetreten von Besonderheiten der Beweglichkeit nervaler Prozesse. Dadurch treten in manchen Fällen die positiven Eigenschaften, in anderen Fällen jedoch die Trägheit dieser Prozesse zutage.

Man darf also nicht vergessen, daß die Adaptation an die neuen Lebensbedingungen nicht nur vom Charakter der Anpassungsmechanismen abhängig ist, die für das betreffende Nervensystem typisch sind, sondern auch von den Besonderheiten der neuen Situation im Vergleich mit der alten.

Außerdem muß der Adaptationsprozeß in solchen Fällen, nach den Worten Pawlows, „auf der einen Seite im Zusammenhang mit den Lebenseinflüssen auf den Organismus, auf der anderen Seite aber auch mit der Einwirkung des Organismus auf die Außenwelt bewertet werden“.[1]

Man muß erwähnen, daß sich die Adaptation der verschiedenen Typen der höheren Nerventätigkeit des Menschen an das neue Milieu nicht nur auf die passive Anpassung an die Verhältnisse beschränkt (dies ist für den gehemmten Typ ganz besonders typisch), sondern auch auf die aktive Angleichung dieses Milieus durch den Menschen an seine Aufgaben. Dabei sind ihm die Besonderheiten seiner früheren Erfahrungen und seiner sozialen Anlagen behilflich.

Bei seiner Erforschung der Typen der höheren Nerventätigkeit des Menschen führte Pawlow, wie wir sehen werden, zwei weitere neue Kriterien für die Typendifferenzierung an: die Besonderheiten der Wechselbeziehungen kortikaler und subkortikaler Funktionen auf der einen Seite und die Besonderheiten der Wechselwirkungen des ersten und zweiten Signalsystems auf der anderen Seite.

3. Die Ansichten Pawlows über die Typen der höheren Nerventätigkeit des Menschen

Nach diesen einleitenden Bemerkungen soll jetzt von den Ansichten Pawlows über die Typen der höheren Nerventätigkeit des Menschen die Rede sein.

Wir wollen noch einmal daran erinnern, daß Pawlow die Erforschung der Typen der höheren Nerventätigkeit ganz besonders beim Menschen als schwierige, mitunter sogar als unüberwindlich schwierige Aufgabe ansah. Erinnern wir uns auch daran, daß er als wichtigste Eigenschaft des Nervensystems die ihm wesenseigene „hohe Plastizität“ ansah. Deswegen ist es nach seiner Meinung vor der

[1] Zwanzigjährige Erfahrungen mit dem objektiven Studium der höheren Nerventätigkeit (des Verhaltens) der Tiere, Sämtl. Werke, Bd. III/2, Berlin, 1953, S. 322.

Typenbestimmung des Nervensystems erforderlich, alle jene Einflüsse zu ergründen, die auf das zu charakterisierende Objekt einwirken und eingewirkt haben.

Als er die hippokratische Klassifikation der Temperamente mit den verschiedenen Typen der höheren Nerventätigkeit des Menschen verglich, äußerte sich PAWLOW (1927) in folgender Weise: „Das melancholische Temperament entspricht eindeutig dem gehemmten Typ des Nervensystems. Für den Melancholiker bewirkt offensichtlich jedes Ereignis eine Hemmung seiner Handlungen, da er an nichts glaubt, auf nichts hofft und in allem nur Böses und Gefährliches sieht und erwartet. Der cholerische Typ ist der deutlich kämpferische Typ; er ist hitzig, leicht und schnell reizbar."[1] Wie wir bereits wissen, nannte PAWLOW den erregbaren Typ besonders gern den „zügellosen".

„Gehen wir nun zur Charakteristik der dazwischenliegenden, mittleren, ausgeglichenen Typen über — der gesunden, widerstandsfähigen und wirklich lebenskräftigen Nerventypen", fährt er fort. „Der Phlegmatiker ist der ruhige, stets ausgeglichene, beständige und hartnäckige, unermüdliche Arbeiter des Lebens. Der Sanguiniker ist der feurige, sehr produktive, tätige Mensch, jedoch nur dann, wenn es für ihn auch viel Interessantes gibt, d. h., es müssen ständig Anreize vorhanden sein. Ist das jedoch nicht der Fall, so wird er uninteressiert und faul... Wir gestatten uns, mit unseren Vermutungen und Betrachtungen etwas weiter zu gehen und wollen dabei die Klinik der Nerven- und Geisteskrankheiten berühren... Es erscheint uns nämlich durchaus wahrscheinlich, daß auch bei den in die Klinik eingelieferten Patienten der größte Teil zu den extremen, unausgeglichenen Typen oder Temperamenten gehört...."[2]

Wir haben gesehen, wie sich im weiteren Entwicklungsprozeß der Typenlehre der höheren Nerventätigkeit und der Lehre über die experimentellen Neurosen herausstellte, daß auch die Vertreter der starken, ausgeglichenen Typen des Nervensystems von Überanstrengungen der Rindenprozesse und von nervalen Entgleisungen und den nach ihnen entstehenden mehr oder weniger langen pathologischen Zuständen betroffen werden können.

„Was die großen Persönlichkeiten betrifft", schreibt PAWLOW in einer seiner Arbeiten, „so sind sie selbstverständlich auch stark. Dennoch kommen auch hier Entgleisungen vor, weil der Maßstab ihrer Lebenstätigkeit umfangreicher ist, denn jeder Stärke ist schließlich eine Grenze gesetzt."[3]

Wir konnten uns auch davon überzeugen, daß solche pathologischen Zustände auf der Basis vegetativ-endokriner Störungen, somatischer Erkrankungen und allgemein auf der Basis verschiedenartiger pathologischer Vorgänge im inneren Milieu des Organismus besonders leicht auftreten und besonders schwer verlaufen.

Unter den ungünstigsten Bedingungen befindet sich dabei, nach PAWLOW, ein Nervensystem, „das bei der Auseinandersetzung mit schwierigen Lebenssituationen nur über einen geringen Vorrat von Erregungssubstanz verfügt und daher

[1] Zwanzigjährige Erfahrungen mit dem objektiven Studium der höheren Nerventätigkeit (des Verhaltens) der Tiere, Sämtl. Werke, Bd. III/2, Berlin, 1953, S. 351—352.

[2] Ebenda, S. 351—352.

[3] Ebenda, S. 511.

leicht in den Hemmungszustand und seine verschiedenen Phasen gerät oder sich sogar ständig in irgendeiner dieser Phasen befindet".[1]

Da PAWLOW der Ansicht war, daß die Vertreter des schwachen und unausgeglichenen Typs der höheren Nerventätigkeit, die er allerdings nicht zu den pathologischen Typen, sondern zu den äußersten Varianten der Norm zählte, am leichtesten von neuropsychischen Erkrankungen betroffen werden können, lehnte er auch die von KRETSCHMER aufgestellte Konstitutionslehre ab.

„Die Klassifikation der Nerventypen KRETSCHMERs hat fast allgemeine Anerkennung gefunden, besonders bei den Psychiatern", schreibt er im Jahre 1935, „doch muß sie als fehlerhaft und unzureichend angesehen werden. Die KRETSCHMERschen Typen wurden an stationär behandelten Kranken ermittelt. Gibt es nicht aber auch völlig gesunde Menschen, und sollen denn alle Menschen ständig den Keim von Nerven- und Geisteskrankheiten in sich tragen?"[2]

Da PAWLOW der Ansicht war, daß die von KRETSCHMER beschriebenen typologischen Varianten „nur einen Teil aller menschlichen Typen" darstellen, äußerte er die Vermutung, daß die Zyklothymen dem erregbaren, unbeherrschten Typ des Nervensystems, die Schizothymen aber dem schwachen, gehemmten Typ am nächsten stehen. „Da es bei dem ersten Typ keinen entsprechenden Einschränkungs- und Reparationsprozeß, keinen Hemmungsprozeß gibt", erklärt er, „überschreitet sein Erregungsprozeß häufig die Grenzen der Leistungsfähigkeit der Großhirnrindenzellen beträchtlich. Dies hat eine Störung des regulativen Wechsels zwischen normaler Arbeit und normaler Ruhe zur Folge... Beim zweiten Typ sind beide Prozesse schwach entwickelt. Für ihn ist daher sowohl das individuelle als auch das soziale Leben mit seinen schweren Krisen nahezu unerträglich. Gerade junge, noch unentwickelte Organismen werden von diesen Krisen besonders stark betroffen... Der Wesenszug des Schizothymen, nach KRETSCHMER seine Neigung zur Absonderung und Verschlossenheit seit frühester Jugend, enthält an sich nichts Spezielles, wird aber für das schwache Nervensystem zum allgemeinen Indikator der außergewöhnlichen Schwierigkeiten gerade im sozialen Milieu; daher rührt auch seine Neigung, sich von ihm abzusondern. Man muß aber erwähnen, daß die Verschlossenheit und Absonderung von der Gesellschaft durchaus nicht ein Charakterzug ist, der für die Schizothymen allein, d. h. für die schwachen Menschen bezeichnend ist. Es gibt auch verschlossene und starke Menschen, jedoch auf völlig anderer Grundlage. Hier handelt es sich um Menschen mit einer angespannten und dabei einseitig subjektiven Lebensart, die früh von der Macht einer bestimmten Neigung ergriffen werden, sich auf eine Aufgabe konzentrieren und von einer Idee gepackt und hingerissen werden. Für sie sind andere Menschen nicht nur unnötig, sondern werden sogar als störend empfunden, weil sie von ihrem eigentlichen Lebensinteresse ablenken."[3]

[1] Zwanzigjährige Erfahrungen mit dem objektiven Studium der höheren Nerventätigkeit (des Verhaltens) der Tiere, Sämtl. Werke, Bd. III/2, Berlin, 1953, S. 333.

[2] Ebenda, S. 510.

[3] Ebenda, S. 510–511.

Bei Vorhandensein einer gewissen Ähnlichkeit zwischen den psychischen Konstitutionstypen, die von KRETSCHMER beschrieben worden sind, auf der einen Seite und einigen Typen der höheren Nerventätigkeit auf der anderen Seite existiert aber auch ein unversöhnlicher und wesentlicher Unterschied: Für KRETSCHMER sind seine psychischen Konstitutionstypen ausschließlich genotypisch und erblich determiniert, also angeboren, für PAWLOW ist die Typenbildung der höheren Nerventätigkeit jedoch von „der Erziehung oder der Schule im weitesten Sinne",[1] von den im Laufe des Lebens erworbenen Eigenschaften und von den verschiedensten durch das äußere — soziale — Milieu verursachten Einflüssen, aber auch nicht unwesentlich von der Bedeutung verschiedener erblicher Voraussetzungen abhängig.

Es wäre auch völlig verfehlt, die Begriffe „zyklothym" und „schizothym" auf der einen Seite und den erregbaren und hemmbaren Typ des Nervensystems auf der anderen Seite gleichzusetzen. Die beiden letzten Begriffe sind beträchtlich umfassender. Wir möchten noch einmal betonen, daß es sich hier nach PAWLOW nicht um pathologische Typen, sondern lediglich um extreme Varianten normaler Typen der höheren Nerventätigkeit handelt, allerdings um die am wenigsten widerstandsfähigen und anpassungsfähigen und die am meisten anfälligen und gebrechlichen.

Wie wir bereits bemerkten, hat PAWLOW wiederholt die Bedeutung jenes „besonderen Zusatzfaktors" betont, den die Hirntätigkeit des Menschen während des Evolutionsprozesses erworben hat. Natürlich unterließ er es nicht, auch hier die Fragen über die Typen des menschlichen Nervensystems in Betracht zu ziehen und zu erörtern.

„Das Leben weist ausgezeichnet auf zwei Kategorien von Menschen hin: Es gibt Künstler und Denker", erklärt er, „und zwischen ihnen existieren deutliche Unterschiede. Die einen — die Künstler in allen Spielarten: die Dichter, die Musiker, die Maler usw., sie ergreifen die Wirklichkeit ganz und gar und schöpfen das lebendige Sein aus dem vollen, ohne jede Spaltung und ohne jede Absonderung. Die anderen — die Denker — zerstückeln und töten es gewissermaßen. Sie formen daraus irgendein imaginäres Gerippe, sammeln dazu seine Bestandteile und bemühen sich, diese auf ihre Weise zu beleben, was ihnen allerdings nicht völlig gelingt."[2]

Man muß jedoch darauf aufmerksam machen, daß es jetzt nicht darum geht, alle Menschen in zwei Kategorien einzuteilen, sondern lediglich um die Feststellung, daß man unter ihnen zwei charakteristische Gruppen und Kategorien antrifft.

Es ist nicht schwierig festzustellen, daß in diesen Kategorien Menschen mit einigen Besonderheiten in den Wechselbeziehungen zwischen dem ersten und zweiten Signalsystem der Großhirnrinde vertreten sind. Bei den einen überwiegt deutlich das erste (die Künstler), bei den anderen indessen das zweite

[1] Zwanzigjährige Erfahrungen mit dem objektiven Studium der höheren Nerventätigkeit (des Verhaltens) der Tiere, Sämtl. Werke, Bd. III/2, Berlin, 1953, S. 493.
[2] Ebenda, S. 450.

Signalsystem (die Denker). Keineswegs handelt es sich aber hier um pathologische Abweichungen. Gemeint sind lediglich normale typologische Variationen des Menschen, die sich in einer unterschiedlichen sozialen Umgebung gebildet haben.

„Die Tiere standen bis zum Auftreten der Gattung homo sapiens mit der Umwelt nur durch unmittelbare Eindrücke der mannigfaltigen Lebenserscheinungen in Verbindung, die auf ihre verschiedenen Rezeptorenapparate einwirken und in die entsprechenden Zellen des Zentralnervensystems fortgeleitet werden. Diese Eindrücke waren die einzigen Signale der äußeren Objekte. Bei der Entwicklung des Menschen erschienen und vervollkommneten sich die Signale des zweiten Grades, die Vorsignale dieser primären Signale als gesprochenes, gehörtes und sichtbares Wort. Diese neuen Signale begannen schließlich alles auszudrücken, was die Menschen sowohl aus der äußeren als auch aus ihrer eigenen inneren Welt wahrnahmen und wurden von ihnen nicht nur beim Verkehr untereinander benutzt, sondern auch dann, wenn sie mit sich selbst allein waren. Dieses Überwiegen der neuen Signale hatte natürlich eine erhebliche Bedeutung des Wortes zur Folge, obwohl die Worte nur die zweiten Signale der Wirklichkeit waren und blieben... Doch bevor wir in diesem wichtigen und umfassenden Thema weiter fortfahren, muß festgestellt werden, daß sich die Masse der Menschen auf Grund dieser beiden Signalsysteme und infolge der uralten, ständig wirkenden, verchiedenartigen Lebensgewohnheiten, in Künstlertypen, Denkertypen und mittlere Typen einteilen läßt. Die letzteren kombinieren die Arbeit der beiden Systeme in idealer Weise."[1]

Mit anderen Worten, bei den einen äußert sich das Überwiegen eines der grundlegenden kortikalen Systeme, bei den anderen ist jedoch ein deutlich ausgeprägtes Überwiegen nicht festzustellen. Im Grunde genommen handelt es sich dabei um Menschen mit deutlichem Überwiegen des bildlich-emotionellen oder des abstrakt-wortgebundenen Denkens und um Menschen ohne eine solche einseitige Dominante, bei denen dann die eine wie die andere Denkform in gleicher Weise entwickelt ist. Die Korrelationen mit den erregten, gehemmten und ausgeglichenen Typen sind im wesentlichen eine Angelegenheit zukünftiger Arbeit, obwohl auch PAWLOW diese Frage bereits berührt hat.

Wie wir weiter sehen werden, haben die Besonderheiten der Wechselwirkung zwischen dem ersten und zweiten Signalsystem das Interesse PAWLOWS auch in den Fragen über die Pathophysiologie der höheren Nerventätigkeit beansprucht.

4. Die Bedeutung der Lehre von den experimentellen Neurosen für die allgemeinen Neurosen des Menschen

Als PAWLOW mit der Erforschung der allgemeinen Neurosen des Menschen unter klinischen Bedingungen begann, bemühte er sich zuerst um ein Verständnis der pathogenetischen nervalen Mechanismen, die ihrer Entstehung zugrunde

[1] Zwanzigjährige Erfahrungen mit dem objektiven Studium der höheren Nerventätigkeit (des Verhaltens) der Tiere, Sämtl. Werke, Bd. III/2, Berlin, 1953, S. 551.

liegen, zweitens, um eine Ordnung in den für die verschiedenen neurotischen Zustände charakteristischen Störungen der Neurodynamik im pathologischen Substrat der verschiedenen neurotischen Bilder und schließlich, drittens, um den Entwurf von Wegen für eine pathogenetisch begründete Therapie dieser Störungen.

Erklärlicherweise ging er dabei vor allen Dingen von jenem großen und wertvollen experimentellen Material aus, das ihm seine Laboratorien zur Verfügung stellten. Dabei sah er in der Überanstrengung der Hirnrindenprozesse, in den nervalen Entgleisungen und experimentellen Neurosen gewissermaßen einfachste Schemen jener Störungen der höheren Nerventätigkeit, mit denen er in der Klinik vertraut wurde.

„Ich bin allerdings überzeugt", so erklärte er im Jahre 1931, „daß die Lösung oder wenigstens eine wesentliche Voraussetzung zur Lösung vieler wichtiger Fragen über die Ätiologie, die natürliche Systematik, den Mechanismus und schließlich die Behandlung der Neurosen des Menschen in den Händen des mit dem Tierversuch arbeitenden Wissenschaftlers liegt."[1]

Die zu Anfang der dreißiger Jahre entstehende Literaturpolemik zwischen Pawlow und einem der größten ausländischen Psychiater — dem Psychoanalytiker P. Schilder — erwies deutlich, daß es auf jenem neuen Wege zur Erforschung der Neurosen, auf dem Pawlow voranschritt, nicht leicht wurde, eine allgemeine Sprache mit den Klinikern und ein adäquates Verständnis zu finden.

Obwohl er nicht abstritt, daß in den experimentell beim Hunde hervorgerufenen pathologischen Zuständen „sämtliche Erscheinungen der Neurose vorhanden waren" war Schilder doch der Ansicht, daß man, von diesen Befunden ausgehend, die menschlichen Neurosen nicht verstehen, doch bei Verwendung der psychoanalytischen Mechanismen die experimentellen Neurosen des Hundes sehr wohl deuten könne.

Wenn ein Astrologe längst vergangener Tage Gelegenheit hätte mit unseren astronomischen Erkenntnissen vertraut zu werden, so würde er sie vermutlich als völlig überflüssig ansehen, da ihn seine gewohnten und ihm leicht verständlichen Deutungen durchaus befriedigen würden.

In seinem Erwiderungsartikel äußerte sich Pawlow in folgender Weise: „Beim Menschen muß man vor allen Dingen folgendes genau klären: Worin besteht gegebenenfalls die Abweichung von der Norm? Ist doch das Verhalten bei verschiedenen Menschen in der Norm außerordentlich unterschiedlich. Aus diesem Grunde muß man gemeinsam mit dem Kranken oder ohne ihn oder sogar gegen seinen Widerstand unter dem Chaos der Lebensbeziehungen jene plötzlich oder allmählich wirkenden Bedingungen und Umstände aufspüren, mit denen der Ursprung der krankhaften Abweichung, der Ursprung der Neurose, tatsächlich in Zusammenhang steht. Weiter muß man verstehen, warum diese Bedingungen und Umstände bei unseren Kranken ein derartiges Resultat hervorrufen, während sie bei einem anderen Menschen ohne den geringsten Einfluß sind. Und weiter

[1] Zwanzigjährige Erfahrungen mit dem objektiven Studium der höheren Nerventätigkeit (des Verhaltens) der Tiere, Sämtl. Werke, Bd. III/2, Berlin, 1953, S. 432.

noch, warum führen sie bei dem einen Menschen denn zu diesem Krankheitskomplex, bei einem anderen aber zu einem völlig anderen. Ich erwähne nur die wesentlichsten, sozusagen die Gruppenfragen und übergehe die große Vielzahl speziellerer Probleme. Gibt es nun immer eine völlig befriedigende Antwort auf diese Fragen?

Wenn man auf einer absolut gründlichen Analyse bestehen will, darf man sich nicht mit halben Lösungen zufrieden geben. Selbstverständlich spiegeln sich die eintretenden Abweichungen im Verhalten unseres Kranken, in seinem Nervenmechanismus, wider. Wer wollte das abstreiten? Aus diesem Grunde ist es erforderlich, auf die Frage einzugehen: Wie, in welcher Art und warum erfolgten unter den erwähnten Bedingungen die Veränderungen in den normalen Prozessen seines Nervensystems?

Sind diese Forderungen etwa nicht sachlich? Wo findet man aber die Erfüllung dieser Forderungen?"[1]

Und tatsächlich kann die Klinik der Neurosen und insbesondere P. SCHILDER auf diese Fragen keine Antwort geben, da die klinische Lehre über die Neurosen bisher ohne irgendeine Mitwirkung der Physiologie und Pathologie der höheren Abschnitte des Zentralnervensystems entstanden ist.

„Beim Menschen steht bei der Kompliziertheit seiner Lebensumstände und bei der Vielseitigkeit seiner Reaktionen sowohl im Hinblick auf eine Analyse wie auch im Hinblick auf reparative Vorgänge", fuhr PAWLOW fort, „stets die sehr schwierige Frage im Vordergrund: Welche Lebensumstände führten bei dem betreffenden Nervensystem zu einer Überbeanspruchung, und wo und wann begegneten sich die für dieses Nervensystem unerträglichen Forderungen zur Aktion und zur Hemmung."[2]

Bei der Beobachtung der Neurosen beschäftigte sich PAWLOW mit einer Reihe verschiedener Fragen. Ihn interessierte die Frage, ob sich Neurosen stets nur auf der Basis einer nervalen Unausgeglichenheit entwickeln oder ob sie auch bei den Vertretern der ausgeglichenen Typen entstehen können.

Sowohl die Laboratoriumsversuche als auch die klinischen Beobachtungen veranlaßten ihn zu einer bejahenden Antwort auf die letzte Frage: Bei ausgesprochen schwierigen Bedingungen im äußeren aber auch im inneren Milieu des Organismus (verschiedene somatische Erkrankungen) können auch bei den Vertretern des starken, ausgeglichenen Nervensystems Neurosen vorkommen. Jedoch läßt sich ihre Entwicklung am häufigsten bei einem schwachen und unausgeglichenen Nervensystem beobachten.

PAWLOW interessierte weiter die Frage nach den hauptsächlichen und grundlegenden Bedingungen im Innern des Organismus, die ein normales Funktionieren des Zentralnervensystems gewährleisten und in beträchtlichem Maße seine Beständigkeit und Widerstandsfähigkeit gegenüber äußeren Schwierigkeiten und

[1] Zwanzigjährige Erfahrungen mit dem objektiven Studium der höheren Nerventätigkeit (des Verhaltens) der Tiere, Sämtl. Werke, Bd. III/2, Berlin, 1953, S. 399—400.

[2] Ebenda, S. 401.

denjenigen verhängnisvollen Situationen bestimmen, die eine Überanstrengung der Hirnrindenprozesse hervorrufen und zur nervalen Entgleisung führen. Mit anderen Worten, er wollte ergründen, um welche grundlegenden Bedingungen im inneren Milieu des Organismus es sich handelt, die eine erhöhte Anfälligkeit des Gehirnes gegenüber funktionellen nervalen Traumen verhüten (d. h. gegenüber psychischen Traumen).

Im engen Zusammenhang damit ergibt sich noch eine weitere Frage: In welchem Maße ist die ursprüngliche Unausgeglichenheit des Nervensystems eine primäre Erscheinung, d. h. wieweit wird sie durch die äußeren Bedingungen der ontogenetischen individuellen Entwicklung, von erworbenen Eigenschaften und angeborenen Voraussetzungen verursacht, und in welchem Maße ist sie sekundärer Art, d. h., wie weit ist sie außer dem Nervensystem von den Besonderheiten des Funktionierens anderer physiologischer Systeme des Organismus abhängig?

Daher rührte auch das ständige Interesse PAWLOWS nicht nur für die Umwelt eines jeden Neurosefalles, sondern auch für den somatischen Zustand des Kranken. Stets hatte er die enge Verbindung der höheren Nerventätigkeit mit der allgemeinen somato-physiologischen Tätigkeit des Organismus vor Augen, wie es im Einfluß anderer physiologischer Systeme auf die Arbeit des Nervensystems und in noch höherem Grade, im vielgestaltigen Einfluß des Nervensystems auf das innere Milieu des Organismus zu erkennen ist. Der Gedanke einer ständigen Wechselwirkung des Nervalen und des Somatischen, der Gedanke des Nervismus hat ihn auch hier niemals verlassen.

„Es besteht selbstverständlich kein Zweifel daran, daß die Grundgesetze der Nerventätigkeit bei Mensch und Tier sowohl in der Norm wie auch im pathologischen Zustand die gleichen sein müssen", erklärte PAWLOW (1935) in einem seiner letzten Abschnitte, mit denen er die „Zwanzigjährigen Erfahrungen mit dem objektiven Studium der höheren Nerventätigkeit (des Verhaltens) der Tiere" abschloß. „Tatsächlich verhält es sich so", fuhr er fort, „daß eben alle unsere komplizierten Vorgänge und Eindrücke auf der gleichen physiologischen Grundlage beruhen. Besonders dann, wenn man die Neurosen des Tieres den menschlichen gegenüberstellt, fällt dies jedem Beobachter deutlich auf, der sich nur ernsthaft mit ihnen beschäftigt. Daraus ergibt sich die im höchsten Grade lehrreiche Schlußfolgerung, daß es für ein echtes wissenschaftliches Verständnis unserer neuropathologischen Symptome und für den erfolgreichen Kampf mit ihnen erforderlich ist, sich von der bei uns so tief verwurzelten Abgrenzung des Psychischen vom Somatischen zu trennen. Sowohl im Hinblick auf die pathogenen Faktoren als auch im Hinblick auf die darauf erfolgenden Reaktionen mit allen ihren Folgen ist es immer und überall erforderlich, von einer physiologischen Grundlage auszugehen, d. h., es ist notwendig, die gesamte Psychogenie und Symptomatik in die physiologische Sprache zu übersetzen."[1]

[1] Zwanzigjährige Erfahrungen mit dem objektiven Studium der höheren Nerventätigkeit (des Verhaltens) der Tiere, Sämtl. Werke, Bd. III/2, Berlin, 1953, S. 555.

Auf die Frage, in welchem Zusammenhang die Unausgeglichenheit der höheren Nerventätigkeit mit der Arbeit der anderen physiologischen Systeme steht, geben nicht nur die klinischen Beobachtungen, sondern in hohem Maße auch die experimentellen Ergebnisse am Versuchstier Auskunft (ein beträchtlicher Teil dieser Ergebnisse wurde erst nach dem Tode PAWLOWS in den von seinen Schülern geleiteten Laboratorien ermittelt).

Denken wir nur an die Versuche mit den thyreoidektomierten oder kastrierten Hunden, die den erheblichen Einfluß des endokrin-vegetativen Systems auf die Arbeit der höchsten Abschnitte des Zentralnervensystems erwiesen haben. Erinnern wir uns daran, daß ein an diesem System experimentell hervorgerufener Schaden in einzelnen Fällen unmittelbar, in anderen Fällen jedoch erst nach einiger Zeit eine völlige Dysfunktion in der höheren Nerventätigkeit hervorrief.

Als Folge verschiedener somatischer Erkrankungen, und insbesondere der Erkrankungen infektiösen Ursprungs, sieht man beim Menschen nicht selten eine ausgesprochene Schädigung des endokrin-vegetativen Systems. Dabei handelt es sich um einzelne innersekretorische Organe, um Organe, welche die zentrale Regulation der vegetativen Funktionen dirigieren, um sympathische Ganglien und dergleichen, oder auch um feinere und kompliziertere funktionelle Dissoziationen dieser Systeme, welche auf die Arbeit der höchsten Gehirnabschnitte einen nicht weniger deutlichen Einfluß ausüben.

Auf der anderen Seite aber haben wir gesehen, daß die Überanstrengungen nervaler Prozesse als Folge „schwieriger Aufgaben" und experimentell hervorgerufener nervaler Entgleisungen beträchtliche Störungen in der Tätigkeit des vegetativen Nervensystems und in der Arbeit der inneren Organe hervorriefen, die Entwicklung von Tumoren begünstigten und den Verlauf bereits vorhandener Erkrankungen (Intoxikationen) erschwerten.

Auch wurde auf jene Tatsache aufmerksam gemacht, daß einige Zeit nach der Kastration ein Ausgleich der durch sie hervorgerufenen Störungen der höheren Nerventätigkeit erfolgte, wodurch wiederum die hohe Elastizität dieser Funktionen betont wird, welche in der Lage sind, die dem tierischen Organismus zugefügten, verschiedenartigen Defekte zu kompensieren.

Auf diese Plastizität hat PAWLOW in seinen Arbeiten mehrfach hingewiesen.

Obwohl die durch Kastration hervorgerufenen Störungen, insbesondere bei den Vertretern der starken, ausgeglichenen Typen, völlig verschwanden, so stellten wir in diesen Fällen dennoch fest, daß das Nervensystem gewöhnlich mehr als früher (vor der Operation) zu neurodynamischen Zerrüttungen, nervalen Entgleisungen und experimentellen Neurosen neigte, wodurch sich gewissermaßen seine erhöhte Anfälligkeit, Gebrechlichkeit und Verletzbarkeit gegenüber äußeren schädigenden Faktoren und gegenüber jedem funktionell-nervalen (psychischen) Trauma äußerte. Es ist durchaus möglich, daß die durch die Kastration hervorgerufenen pathologischen Bedingungen im inneren Milieu des Organismus, zu ihrer Kompensation, zu ihrem erfolgreichen Ausgleich und zur „Herstellung und Erhaltung der Ordnung" in diesem inneren Milieu, von den höchsten Abschnitten des Nervensystems einige, wenn auch äußerlich unbemerkte

Anstrengungen der nervalen Prozesse fordern, deren Anpassungsmechanismen dadurch ständig angespannt werden.

Diese dem Nervensystem vom inneren Milieu des Organismus ständig aufgebürdete Last äußert sich in seiner eingeschränkten Kompensationsfähigkeit gegenüber äußeren, schwierigen Situationen.

Selbstverständlich sind diese Überlegungen in ihren grundsätzlichen Wesenszügen auch für die Neurosen des Menschen gültig. Auf der einen Seite muß man die Neurose im engen Zusammenhang mit dem Einfluß verschiedener Störungen im inneren Milieu des Organismus auf das Nervensystem betrachten (besondere Aufmerksamkeit verdienen in diesem Zusammenhang die Störungen im endokrin-vegetativen System oder anderen physiologischen Systemen), auf der anderen Seite aber auch die Einflüsse funktionell-nervaler (psychischer) Traumen. Dabei kann es sich um ein chronisches, allmählich das Nervensystem anstrengendes, und letzten Endes auch überanstrengendes Trauma handeln, oder auch um eine akute, plötzliche Läsion vom Charakter einer neurodynamischen Zerrüttung, die das mehr oder weniger deutliche und stürmische Bild einer nervalen Entgleisung im inneren Milieu des Organismus, d. h. in diesen oder jenen inneren Organsystemen und vor allem im vegetativen Nervensystem hervorruft.

Im Grunde genommen vermißt man die sogenannten „Organneurosen", besser gesagt, die verschiedenartigen allgemeinen Dissoziationen der vegetativen Nerventätigkeit (zuweilen lediglich mit der Betonung einer Funktionsstörung dieses oder jenes Organs), die bald mehr oder weniger beständigen Charakter haben, bald in Form verschiedener vegetativer Krisen auftreten, in keinem Falle der allgemeinen Neurosen des Menschen, wobei sich das gewohnte und dem erfahrenen Kliniker gut bekannte Bild bietet[1].

Die durch PAWLOW der Neuroseklinik gegebenen Fragestellungen waren also durchaus aktuell. Zu ihrer Lösung boten ihm die in seinen Laboratorien durchgeführten experimentellen Untersuchungen eine entscheidende Hilfe.

Zieht man auch jene Untersuchungen in Betracht, die erst nach seinem Tode von seinen Schülern und ihren Mitarbeitern durchgeführt wurden, so muß man zugeben, daß die allgemeinen Neurosen eine Erkrankung darstellen, welche den Organismus als Ganzes in Mitleidenschaft zieht. Auf Grund ihrer Ätiologie und Pathogenese sind sie in manchen Fällen das Resultat eines vorwiegend funktionell-nervalen (psychischen) Traumas, d. h., sie haben psychogenen Charakter, wenn sie unter dem Einfluß einer akuten oder chronischen Überanstrengung der höheren nervalen Prozesse entstanden sind. In anderen Fällen entwickeln sie sich im Zusammenhang mit somatischen Erkrankungen und haben infolgedessen auch vorwiegend somatischen Charakter.

Jedoch sind diese Neurosen meistens das Ergebnis einer gemeinsamen Wirkung beider Faktoren, d. h. einer Schädigung sowohl psychischen als auch somatischen

[1] Wie die bei uns durchgeführten experimentell-klinischen Untersuchungen S. L. SINKEWITSCHS (1946) und T. W. STROKINAS (1947) ergaben, kamen vegetative Störungen ausnahmslos in allen von ihnen untersuchten Fällen allgemeiner Neurosen des Kindes vor (55 Fälle).

Ursprungs, um so mehr, als ja im ersten Falle das vegetative Nervensystem in irgendeiner Form stets an der Erkrankung beteiligt ist (und mit ihm allgemein das innere Milieu des Organismus). Aber auch im zweiten Falle findet man nicht selten eine besondere Gebrechlichkeit der höheren Nerventätigkeit und ihre erhöhte Anfälligkeit gegenüber psychischen Traumen.

In der Neuroseklinik interessierte sich PAWLOW allerdings hauptsächlich für die Erkrankungen psychischen Ursprungs.

Zu allem was bisher hier über die Neurosen des Menschen und des Tieres erwähnt worden ist, muß man noch folgendes hinzufügen: Als Besonderheit der menschlichen Neurosen gilt ein wesentlicher zusätzlicher Faktor, der sowohl an ihrer fortschreitenden als auch an ihrer rückläufigen Entwicklung teilnimmt und über den die höhere Nerventätigkeit des Menschen im Gegensatz zu der des Tieres allein verfügt, nämlich das zweite Signalsystem und seine Wechselwirkung mit dem ersten Signalsystem. Die Mitwirkung dieses Faktors ist nicht nur für die Pathogenese und Symptomatik der Neurosen von Bedeutung, sondern ebenfalls für ihre Prophylaxe und Therapie, was bereits von PAWLOW selbst zuerst festgestellt worden ist. Die im Laufe der individuellen Entwicklung — in der Familie, in der Schule, in den gesellschaftlichen Verhältnissen und den Arbeitsverhältnissen erworbene und durch soziale Einflüsse geformte Lebenserfahrung der Persönlichkeit ist untrennbar mit dem gesprochenen und geschriebenen Wort verbunden oder, nach den Worten PAWLOWS, mit dem „großartigen Signalsystem der Sprache“,[1] die sich im zweiten Signalsystem des Gehirnes widerspiegelt und sich dort einprägt. Doch bestehen ebenfalls Verbindungen mit dem ersten Signalsystem. Das Wort übt einen wesentlichen Einfluß auf die Entstehung und den Verlauf von Krankheiten aus, wobei in manchen Fällen ihre Entstehung verhindert und in anderen Fällen ihr Stillstand bewirkt werden kann. Man darf ebenfalls nicht vergessen, daß auch alle psychotherapeutischen Maßnahmen auf die höhere Nerventätigkeit des Kranken einwirken und sie ebenfalls über das zweite Signalsystem verändern.

Bereits die Versuche PLATONOWS haben erwiesen, daß man durch Verbalsuggestion in Hypnose die Arbeit der inneren Organe und verschiedener Stoffwechselprozesse verändern kann. Jedoch sind die Grenzen und Möglichkeiten eines Einflusses durch das zweite Signalsystem auf das vegetative Nervensystem noch beträchtlich ausgedehnter. Wie die experimentellen Ergebnisse unserer Laboratorien zeigen (1933 bis 1935), kann das Wort beim Menschen zum bedingten Reiz für die Beschleunigung oder Verlangsamung des Herzrhythmus, für die Erhöhung des Blutdruckes, für die Verengung oder Erweiterung der Pupillen usw. ausgearbeitet werden. Dies gelingt im völligen Wachzustand nicht nur dann, wenn das Wort vom Experimentator ausgesprochen wird, sondern auch dann, wenn es der Proband selbst äußert (KOTLJAREWSKI, KOSIN, FADDEJEWA u. a.).

[1] Vorlesungen über die Arbeit der Großhirnhemisphären, Sämtl. Werke, Bd. IV, Berlin, 1953, S. 339.

PAWLOW hat mehrfach seine wissenschaftlichen Auffassungen geändert und vervollkommnet, wobei ihm seine Laboratoriumserfahrung zu einem pathophysiologischen Verständnis der Pathogenese und Symptomatik menschlicher Neurosen verhalf. Dies äußert sich auch in der Entwicklungsgeschichte seiner Konzeptionen.

Die experimentellen Laboratoriumsergebnisse zeigen, daß die krankhaften Abweichungen der normalen Hirnfunktionen bei den nervalen Entgleisungen in zwei Grundrichtungen erfolgen. In manchen Fällen wird der Hemmungsprozeß (die innere Hemmung) erheblich geschwächt, in anderen Fällen wird der Erregungsprozeß besonders in Mitleidenschaft gezogen.

„Wenn wir uns jetzt auf Grund dieser Beobachtungen der Pathologie des Menschen zuwenden", erklärt PAWLOW bereits im Jahre 1923, „so findet man hier auf der einen Seite die Neurastheniker, die einer mangelhaften Hemmung unterworfen sind, und auf der anderen Seite die verschiedenen Formen der Hysterie, bei der die Hemmung in Form von Anästhesien, Paralysen, außerordentlicher Suggestibilität usw. überwiegt. Mir scheint nun, daß diese pathologischen Zustände mit jenen Abweichungen von der Norm übereinstimmen, die wir auch an unseren Versuchstieren beobachtet haben."[1]

Doch bereits acht bis zehn Jahre später (1931—1933) hatten sich die Auffassungen PAWLOWS, im wesentlichen unter dem Einfluß seiner klinischen Untersuchungen, beträchtlich gewandelt.

Später begann er bei der Neurasthenie zwei Formen zu unterscheiden: die eine mit Überwiegen einer Schwächung der inneren Hemmungen (Hypersthenie), die andere mit deutlicher Minderung des Erregungsprozesses (Hyposthenie). Gleichzeitig verwarf er auch seine frühere, vereinfachte Deutung der Hysterie[2] und gab eine ausführliche und völlig neue pathophysiologische Deutung der Symptomatologie dieser Erkrankung (er widmete dieser Frage eine besondere umfangreiche Arbeit).

Im Jahre 1935 schrieb PAWLOW in einer Arbeit, die speziell den Fragen der experimentellen Pathologie der höheren Nerventätigkeit gewidmet war: „Wenn man die Deutung der von uns hervorgerufenen krankhaften nervalen Zustände auf den Menschen übertragen will, so finden sich zahlreiche Parallelen zu den sogenannten psychogenen Erkrankungen. Den gleichen Überanstrengungen, den gleichen Zusammenstößen des Erregungsprozesses mit dem Hemmungsprozeß begegnet man auch in unserem Leben. Es hat mich z. B. jemand tief gekränkt, und ich konnte aus irgendeinem Grunde nicht mit dem entsprechenden Wort, geschweige denn mit der entsprechenden Handlung antworten und mußte diesen Kampf, diesen Konflikt zwischen Erregungs- und Hemmungsprozeß in mir selbst ausfechten ... Es gibt aber, abgesehen von diesen Neurosen, infolge der außergewöhnlichen Kompliziertheit unseres Gehirnes im Vergleich mit den höheren

[1] Zwanzigjährige Erfahrungen mit dem objektiven Studium der höheren Nerventätigkeit (des Verhaltens) der Tiere, Sämtl. Werke, Bd. III/2, Berlin, 1953, S. 304.

[2] Ebenda, S. 438.

Tieren noch weitere, speziell menschliche Neurosen, zu denen ich die Psychasthenie und die Hysterie zähle."[1]

Im gleichen Jahre 1935 zog er gewissermaßen das Resumée aus seiner Arbeit auf dem Gebiete der Neurosen, indem er erklärte: „Es entspricht den natürlichen Verhältnissen am besten, wenn man die beschriebenen Neurosen des Hundes den Neurasthenien des Menschen gegenüberstellt, um so mehr, als ja einige Neuropathologen die Existenz zweier Formen der Neurasthenie behaupten, nämlich „einer erregten und einer depressiven Form. Hierzu gehören auch einige traumatische Neurosen und ebenfalls ... einige reaktive pathologische Zustände. Es ist auch begreiflich, daß die Anerkennung der beiden Signalsysteme der menschlichen Wirklichkeit besonders zum Verständnis des Mechanismus der beiden menschlichen Neurosen, der Hysterie und der Psychasthenie, beiträgt. Wenn die Menschen je nach dem Vorherrschen des einen Systems über das andere in überwiegende Verstandesmenschen und überwiegende Künstler eingeteilt werden können, so wird verständlich, daß in pathologischen Fällen, bei allgemeiner Unausgeglichenheit des Nervensystems, die ersten zu Psychasthenikern, die zweiten aber zu Hysterikern werden."[2]

5. *Allgemeiner Überblick über die Forschungen* Pawlows *und seiner Mitarbeiter aus der Neuroseklinik*

Die allgemeinen und lokalen Störungen der höheren Nerventätigkeit, die von Pawlow und seinen Mitarbeitern bei der Erforschung der experimentellen pathologischen Zustände der höheren nervalen Funktionen beschrieben worden sind und die als Ergebnis einer schädigenden funktionellen Einwirkung auf das Nervensystem entstehen, behalten ihre Bedeutung im Prinzip auch bei den neuropsychischen Erkrankungen des Menschen, insbesondere aber bei den Neurosen.

Wie wir bereits erwähnten, hat sich Pawlow für alle drei der sogenannten großen allgemeinen Neurosen (die Psychoneurosen — Neurasthenie, Hysterie und Psychasthenie) interessiert.[3]

Letzten Endes gehören zum Begriff der Neurasthenie drei verschiedene, von Pawlow beschriebene pathologische Zustände. Wie schon erwähnt, kam er auf Grund seiner klinischen Beobachtungen zu der Schlußfolgerung, daß man auf der einen Seite jene neurasthenischen Zustände unterscheiden muß, bei denen die Schwächung der inneren Hemmungsprozesse (Hypersthenie) im Vordergrund

[1] Zwanzigjährige Erfahrungen mit dem objektiven Studium der höheren Nerventätigkeit (des Verhaltens) der Tiere, Sämtl. Werke, Bd. III/2, Berlin, 1953, S. 518—519.

[2] Ebenda, S. 518—519.

[3] Es muß erwähnt werden, daß die Lehre über die Neurosen im Laufe der letzten zwanzig bis dreißig Jahre mehrfach „umgeplant" worden ist. Im Zusammenhang damit entstanden eine Anzahl verschiedener Klassifikationen, von denen jedoch nicht eine einzige allgemeine Anerkennung gefunden hat. Von den dabei beschriebenen Formen haben sich die Neurasthenie, die Hysterie und die Psychasthenie als die am meisten beständigen Formen erwiesen.

steht und auf der anderen Seite jene, wo die Erscheinungen der überwiegenden Hemmung und Schwächung des Erregungsprozesses und die Erniedrigung der Hirnrindenerregbarkeit (Hyposthenie) dominieren. Auch als er später die Symptome der pathologischen Labilität des Erregungsprozesses beschrieb, hat er mehrfach darauf hingewiesen, daß diesen Erscheinungen in der klinischen Neurologie die Zustände der Erregungsschwäche entsprechen,[1] d. h. die Zustände, welche gerade für die Neurasthenie am meisten charakteristisch sind.

Die neurasthenischen Zustände entstehen als Ergebnis einer akuten oder dauernden Überanstrengung nervaler Prozesse (unter den Bedingungen einer psychischen und physischen Erschöpfung, unter dem Einfluß geistiger und emotioneller Übermüdung und in schwierigen Konfliktsituationen). Am häufigsten begegnet man ihnen bei den Vertretern des gehemmten und erregten Typs (d. h. bei denjenigen, die eine schwache und unausgeglichene Nerventätigkeit besitzen), und bei denen ein nennenswertes Überwiegen des ersten oder zweiten Signalsystems nicht festzustellen ist, d. h. die nach PAWLOW zum „mittleren Menschentyp" gehören.[2]

Größte Aufmerksamkeit schenkte PAWLOW der „hypersthenischen Form", die nach seiner Meinung beim erregbaren Typ am häufigsten anzutreffen ist. Es lassen sich viele seiner interessanten Bemerkungen über die Ursache und die Besonderheiten des Verlaufes dieser Krankheitsform anführen: „Der Neurastheniker kann auf der einen Seite eine beachtliche Arbeitsleistung entwickeln und ein außergewöhnliches Lebenswerk zum Erfolg führen. Viele große Menschen waren Neurastheniker. Doch erlebt der Neurastheniker neben den Perioden angestrengter Schaffenskraft häufig Zeiten eines ausgesprochen kraftlosen Zustandes."[3] „Es ist praktisch berechtigt, die Neurastheniker, zumindesten aber viele von ihnen als starke, sogar für sehr schwere Arbeit geeignete Menschen zu bezeichnen ... Daß die Neurastheniker gleichzeitig Perioden der Kraftlosigkeit, der vorübergehenden Untauglichkeit durchmachen, ist begreiflich, sind sie doch zu anderen Zeiten ständig erregt und produktiv. Für die Verschwendungssucht des Nervensystems muß eben Schadenersatz geleistet werden. Man könnte sagen, daß sie über eine andere, eben längere Periodizität im Wechsel zwischen Arbeit und Ruhe verfügen, als dies normalerweise der Fall ist und daß bei ihnen daher im Vergleich zu gewöhnlichen, ausgeglichenen Menschen die Perioden der Erregung und Hemmung so stark ausgeprägt sind."[4]

Daher neigte PAWLOW ähnlich wie der bedeutende sowjetische Psychiater KANNABICH dazu, manche Fälle der Neurasthenie mit den Zyklothymien zu vergleichen.

[1] Zwanzigjährige Erfahrungen mit dem objektiven Studium der höheren Nerventätigkeit (des Verhaltens) der Tiere, Sämtl. Werke, Bd. III/2, Berlin, 1953, S. 515, 549, 552.

[2] Ebenda, S. 551.

[3] Ebenda, S. 352.

[4] Vorlesungen über die Arbeit der Großhirnhemisphären, Sämtl. Werke, Bd. IV, Berlin, 1953, S. 332.

Es erscheint uns durchaus möglich zu sein, daß alle drei hier erwähnten neurasthenischen Syndrome nur verschiedene aufeinanderfolgende Stadien eines einheitlichen pathologischen Prozesses darstellen.

Im ersten Stadium erfolgt eine Schwächung des in evolutionärer Hinsicht jüngsten und anfälligsten Prozesses — der inneren aktiven oder bedingten Hemmung, die nach PAWLOW eine spezifische Besonderheit der Großhirnrinde ist. Hier äußert sich die Schwächung der im Laufe der individuellen Entwicklung ausgearbeiteten inneren Hemmungen in primitiven, den gesellschaftlichen Forderungen nicht entsprechenden emotionellen und affektiven Reaktionen (Unbeherrschtheit, Reizbarkeit, Wutausbruch), also in einer Schwächung jener Hemmungsdisziplinen des Verhaltens, die wir mit Zurückhaltung, Selbstbeherrschung, Reserve usw. bezeichnen.

Im zweiten Stadium beginnt der Erregungsprozeß zu leiden. Die Hirnrinde zeigt vermehrte Aktivität, ist jedoch rasch erschöpfbar. Diese pathologische Labilität der nervalen Erregung (die leicht entsteht, jedoch rasch erschöpfbar ist) wird klinisch als „Reizschwäche" charakterisiert. Gemeinsam mit ihr bemerkt man gewöhnlich auch eine erhöhte Ermüdbarkeit.

Im dritten Stadium haben die Erscheinungen der Überbelastungshemmung bereits entschieden das Übergewicht. Die Überbelastungshemmung bewahrt die Hirnrindenzellen vor übermäßiger Verausgabung, sichert ihnen den Ruhezustand und begünstigt gleichzeitig die Prozesse des Reparationsstoffwechsels.

Die erhöhte Hemmbarkeit und die deutlich erniedrigte Aktivität der Hirnrinde ergeben das klinische Bild der „allgemeinen Asthenie".

Abhängig vom Charakter der „psychogen" und „somatogen" erschöpfenden Einflüsse und Besonderheiten und abhängig vom Typ der höheren Nerventätigkeit kann irgendeines der Stadien besonders deutlich und anhaltend in Erscheinung treten, andere brauchen wiederum überhaupt nicht aufzutreten oder haben rudimentären Charakter. So kommt es vor, daß sich z. B. bei verhältnismäßig schwachen schädigenden Einwirkungen (am meisten beim erregbaren Typ) die gesamte Erkrankung lediglich auf das erste Stadium beschränkt. Bei großer Intensität dieser Einwirkungen (besonders beim gehemmten Typ) entwickelt sich dagegen fast unmittelbar das dritte Stadium. Weitere Untersuchungen müssen die Richtigkeit dieser Beobachtung erweisen.

Es muß bemerkt werden, daß bei allen neurasthenischen Syndromen gewöhnlich deutlich ausgeprägte Störungen der vegetativen Funktionen vorhanden sind, wobei irgendein System der inneren Organe zuweilen besonders betroffen ist. Offensichtlich ist in manchen Fällen die Ursache aller dieser Störungen eine Schwächung der hemmungsregulierenden Großhirnrindeneinflüsse auf das System der subkortikalen vegetativen Zentren. Dies äußert sich in den Erscheinungen einer Befreiung, Enthemmung und Dissoziation vegetativer Funktionen. In anderen Fällen aber gilt die Irradiation der Hemmung von der Hirnrinde auf die subkortikalen Gebiete als auslösender Faktor.

Auf Grund seiner langen klinischen Beobachtungen und Forschungen gab PAWLOW eine außerordentlich interessante und originelle vergleichende pathophysiologische

Charakteristik der Psychasthenie und Hysterie. Wie wir bereits erwähnten, sah er beide als speziell menschliche Erkrankungen der höheren Nerventätigkeit an, weil bei ihnen die Störung der dynamischen Wechselbeziehungen zwischen dem ersten und zweiten Signalsystem der Großhirnrinde eine führende Rolle spielt.

Im psychasthenischen Charakter sah er eine Verschärfung, eine extreme Variante des geistigen Typs, und beim hysterischen Charakter bezog er das gleiche auf den künstlerischen Typ.

Bei der im Vordergrund stehenden erhöhten Verstandestätigkeit des Psychasthenikers, bei dem Überfluß aller im Laufe des Lebens erworbenen, häufig völlig unnötigen Hemmungen, bei der außerordentlichen Blässe seiner Instinkte und Triebe sah er im Verhalten solcher Kranker ein Überwiegen der Hirnrindentendenzen über die subkortikalen Tendenzen. Bei der übermäßig ausgeprägten, lebhaften und rastlosen, erhöhten Affektivität der Hysteriker, die häufig mit einer Insuffuzienz der inneren, aktiven Hemmungen einhergeht, bei den schlecht verhehlten und deutlich verstärkt in Erscheinung tretenden instinktiven Leidenschaften, läßt sich kaum die Tendenz eines Überwiegens der subkortikalen Tätigkeit über die kortikale Tätigkeit übersehen.

In den schweren Zweifeln und Schwankungen, die den Psychastheniker bei seiner Unfähigkeit des Handelns häufig bestürmen, insbesondere bei ungewöhnlichen und ungewohnten, neuen Bedingungen, in der endlosen „Überlegerei", welche bei ihnen an Stelle einer raschen und entschiedenen Handlung und jeder unmittelbaren Äußerung einer Emotion getreten ist, in der fruchtlosen Klügelei, in dem verstandesmäßig-wortgebundenen „klugen Wiederkäuen", in der Armut eines lebendigen, bildhaften, emotionellen Denkens — in allen diesen für den Psychastheniker so charakteristischen Besonderheiten, von denen die meisten bereits von PIERRE JANET erwähnt worden sind, der die Psychasthenie zuerst als selbständige Krankheit beschrieben und entwickelt hatte, in all dem sah PAWLOW ein pathologisches Überwiegen des zweiten Signalsystems über das erste.

In dem deutlich emotionell saturierten, konkret-bildhaften Denken der Hysteriker, in ihrer Neigung, die verstandesmäßige Einstellung zum realen Dasein durch Phantasmen zu ersetzen, in den für sie oft charakteristischen unüberlegten, affektiv-impulsiven Handlungen erblickte PAWLOW dagegen ein pathologisches Überwiegen des ersten Signalsystems über das zweite.

Infolgedessen sah er ein deutlich ausgeprägtes krankhaftes Überwiegen der Hirnrindentätigkeit über die subkortikale Tätigkeit und des zweiten Signalsystems über das erste als charakteristisch für die Psychasthenie an, für die Hysterie dagegen — ein pathologisches Überwiegen der subkortikalen Tätigkeit über die kortikale Tätigkeit und des ersten Signalsystems über das zweite.

„Beim Psychastheniker fällt die allgemeine Schwäche natürlich wieder auf das eigentliche Fundament der Wechselbeziehungen des Organismus mit der Umwelt — auf das erste Signalsystem und seinen emotionellen Hintergrund", schrieb PAWLOW in einer seiner letzten Arbeiten. „Und daher", fuhr er fort, „das Fehlen des Wirklichkeitsgefühls, die ständige Empfindung der Unzulänglichkeit des

Lebens, die völlige Lebensuntauglichkeit zusammen mit ständigem fruchtlosen und entstellten Grübeln in Form von Zwangsideen und Phobien."

Daher erklärte PAWLOW bei der Gegenüberstellung des Hysterikers mit dem Psychastheniker: „Beim Hysteriker äußert sich die allgemeine Schwäche natürlich besonders im zweiten Signalsystem, das ohnehin beim künstlerischen Typ dem ersten Signalsystem auch den ersten Platz einräumt, während beim normal entwickelten Menschen das zweite Signalsystem der höchste Regulator des menschlichen Verhaltens ist. Daher rührt das Chaos in der Tätigkeit des ersten Signalsystems und des emotionellen Hintergrundes in Form krankhafter Phantasien mit Neigung zu unbeherrschten Emotionen bei einer tiefen Störung des allgemeinen nervalen Gleichgewichtes (bald Paralysen, bald Kontrakturen, bald Krampfanfälle, bald Lethargien) und, insbesondere, der Persönlichkeitssynthese."[1]

PIERRE JANET, der, wie wir bereits erwähnten, zu Anfang des Jahrhunderts als erster die Psychasthenie als selbständige nosologische Einheit beschrieben hat, sah als eines der Grundsymptome dieser Erkrankung die Zwangserscheinungen an, die er in Zwangsideen, Zwangsbewegungen und Zwangsemotionen — vorwiegend Zwangsfurcht oder Phobien — einteilte.

Die Bezeichnung „Zwang" wurde diesen krankhaften Zuständen keineswegs deswegen zuerkannt, weil sie für die Umgebung den Eindruck des Zwanges hervorriefen, sondern hauptsächlich deswegen, weil sie von dem Kranken selbst, der gewöhnlich qualvoll mit diesen Zuständen kämpfte, als Zwang empfunden werden.

Einige Autoren haben schon seit langem das Syndrom der Zwangszustände als selbständige Erkrankung angesehen. Auch PAWLOW neigte in seinen letzten Lebensjahren dazu. Weil diese pathologischen Erscheinungen jedoch für die Psychasthenie charakteristisch sind, was auch PAWLOW, wie eben erwähnt wurde, nicht abstritt, wollen wir uns an dieser Stelle mit ihnen beschäftigen.

Nach unserer Vorstellung lassen sich alle Zwangserscheinungen ihrem Wesen nach in zwei Gruppen einteilen, die sich jedoch nur wenig voneinander unterscheiden. Auf der einen Seite gibt es die Zwangserscheinungen der Erregung (in der intellektuellen Sphäre handelt es sich um Zwangsideen, Zwangsvorstellungen, Zwangserinnerungen, Zwangswünsche, Zwangsassoziationen; in der emotionellen Sphäre meistens um Zwangsfurcht — einige Phobien kommen auch in der motorischen Sphäre vor — Zwangsbewegungen, Zwangshandlungen). Auf der anderen Seite handelt es sich um Zwangshemmungen, die den Kranken daran hindern, irgendeine bestimmte Bewegung durchzuführen oder unter irgendwelchen ganz bestimmten Bedingungen zu handeln (z. B. das Fürchten hoher oder tiefer Orte, das Fürchten enger Räume — Klaustrophobie —, das Fürchten offener Räume [Platzangst] — Agarophobie, das Fürchten des Auftretens vor einer Zuhörerschaft, bei Schülern — vor der Klasse, bei Artisten — vor dem Zuschauerraum u. ähnl.).

Nun lösen diese Zwangshemmungen bei Durchführung einer bestimmten Handlung häufig eine allgemeine motorische Unruhe (emotionelle Unruhe), vegetative

[1] Zwanzigjährige Erfahrungen mit dem objektiven Studium der höheren Nerventätigkeit (des Verhaltens) der Tiere, Sämtl. Werke, Bd. III/2, Berlin, 1953, S. 552.

Erregungen (Beschleunigung des Pulses und der Atmung, Erbleichen oder Erröten des Gesichtes, Verstärkung der Schweißabsonderung usw.), zuweilen aber auch eine panische Flucht aus. Mit anderen Worten, die Vorgänge der Zwangshemmung sind auch häufig mit den Erscheinungen einer unüberwindlichen, schweren Zwangserregung vergesellschaftet.

Es muß auch erwähnt werden, daß sich in manchen Fällen (und es sind nicht wenige) die Zwangszustände im zweiten Signalsystem konzentrieren, wo sie sich in Form von Wortvorstellungen und Wortassoziationen oder in Form eines gedanklich-wortgebundenen „geistigen Wiederkäuens" äußern (was besonders charakteristisch für die Psychasthenie ist). In anderen Fällen haben sie mehr emotionell-bildhaften Charakter, d. h. sie spielen sich vorwiegend im ersten Signalsystem ab, wo sie sich mitunter als aufdringliche, quälende, bildhaft-konkrete und ungewöhnlich klare Zwangserinnerungen äußern, welche gewöhnlich irgendeine, den Kranken psychisch verletzende Situation reproduzieren. (Dies ist für die Hysterie und für einige psychogene reaktive Zustände besonders typisch.)

Die hier beschriebenen pathologischen Erscheinungen kann man, mit den Worten Pawlows gesagt, „noch durch einige beschreibende Zusätze erläutern: Beständigkeit, ungewöhnliche Trägheit, verstärkte Konzentration, außergewöhnlicher Tonus".

Die pathologische Grundlage der Zwangszustände bilden nach Pawlow die Erscheinungen der pathologischen Trägheit nervaler Prozesse. Als einfachste Nachbildung, gewissermaßen als grobes Modell der Zwangszustände sah er einzelne Fälle von „isolierten kranken Punkte" an, die, wie wir wissen, bei den Tieren durch Überanstrengungen des Erregungs- oder Hemmungsprozesses bei neurodynamischen Zerrüttungen und als Ergebnis nervaler Entgleisungen experimentell hervorgerufen werden konnten.

Es machen sich nämlich auf der Basis der von Pawlow beschriebenen deutlich ausgeprägten *allgemeinen* krankhaften Störungen der höheren Nerventätigkeit bei der Psychasthenie, welche sich als Abweichungen in den Wechselwirkungen der kortikalen und subkortikalen Tätigkeit und als Abweichungen in den Wechselwirkungen des ersten und zweiten Signalsystems äußern, besonders häufig lokale Störungen in Form verschiedener Zwangserscheinungen — als Erscheinungen der pathologischen Trägheit bemerkbar.

Bei denjenigen Krankheitsformen, die zu den sogenannten Zwangsneurosen gehören, sind die allgemeinen Störungen, welche für die Psychasthenie so charakteristisch sind, zuweilen sehr schwach ausgeprägt. Sie entgehen vielfach der Aufmerksamkeit des Arztes oder fehlen sogar völlig. Dies bedeutet jedoch nicht, daß in solchen Fällen allgemeine Hirnrindenstörungen überhaupt nicht vorkommen. Auf Grund unserer Beobachtungen haben sie hier meistens das Wesen einer ausgedehnten, ausstrahlenden induzierten Hemmung (der negativen Induktion), die durch den funktionellen Herd der konzentrierten, pathologisch trägen nervalen Erregung hervorgerufen wird. Auf der anderen Seite äußern sie sich im Gegenteil aber auch in Erscheinungen einer krankhaft verstärkten positiven Induktion, die zusammen mit den lokalen Störungen unter den Zeichen der pathologischen Hemmungsträgheit auftreten.

Folglich stehen im Gegensatz zur Psychasthenie bei der Zwangsneurose gerade die lokalen Störungen im Vordergrund, was im wesentlichen mit der von PAWLOW gegebenen Deutung dieser Frage übereinstimmt. Wir halten es jedoch für erforderlich, zu betonen, daß auch in diesem Falle die lokalen Störungen keinen völlig isolierten Charakter haben, sondern ebenfalls mit einigen allgemeinen Störungen in der Tätigkeit der höchsten Abschnitte des Zentralnervensystems in engem Zusammenhang stehen.

Die geheilten Zwangszustände, insbesondere die geheilten Phobien, können vielfach nicht endgültig beseitigt werden, denn das Zurückdrängen dieser lokalen Störungen, die das Wesen einer pathologischen Trägheit des Erregungsprozesses zeigen, und ebenso auch das Zurückdrängen der Zwangshemmungen (Erscheinungen der pathologischen Trägheit des Hemmungsprozesses) erweist sich in vielen Fällen nicht als dauerhaft. Beim Eintreten schwieriger Lebenssituationen drängt die anfällige, unbeständige Hemmung unter dem Einfluß der nervalen Entgleisung wieder hervor und die Zwangserscheinungen machen sich erneut bemerkbar (das gleiche gilt auch für die Enthemmung von Zwangshemmungen). Ein ähnliches Wiederauftreten irgendwann erlebter „Schrecken" unter dem Einfluß einer Überanstrengung der Hirnrindenprozesse wurde von PETROWA beschrieben („Tiefenphobie" und andere Phobien).

Wir gehen jetzt zur pathophysiologischen Analyse der Hysterie über. Wie wir bereits erwähnten, beschäftigte sich PAWLOW in einer besonderen Arbeit mit dieser Erkrankung und nahm auch in verschiedenen anderen Veröffentlichungen dazu Stellung.

Zuerst sah er die Hysterie als Hemmungsneurose an, als Erkrankung, die sich in pathologisch verstärkten und ausgedehnten Hemmungserscheinungen äußert und die für den schwachen, gehemmten Typ charakteristisch ist. Jedoch löste er sich mit zunehmender klinischer Erfahrung immer mehr von dieser ursprünglichen Auffassung. Damals (1927) nahm er an, daß der „grundlegende allgemeine Wesenszug der menschlichen Hysterie ... die Hirnrinde von geringer Stärke sei",[1] doch hat er später seine Auffassung beträchtlich geändert.

Da er in seinen letzten Lebensjahren in den hysterischen Neurosen nicht so sehr eine Schwäche kortikaler Funktionen sah als eine Störung der regulativen, adäquaten Wechselbeziehungen zwischen kortikaler und subkortikaler Tätigkeit im Sinne eines deutlich ausgeprägten Überwiegens der letzteren, sprach er später nur noch von einer relativen Schwäche der Hirnrindentätigkeit im Vergleich zur subkortikalen Tätigkeit, über eine gewisse Dysfunktion in den höheren Abschnitten des Zentralnervensystems. Diese Dysfunktion läßt sich allerdings in jedem beliebigen Nervensystem durch mehr oder weniger dauernde oder plötzlich entstehende Überanstrengungen der Hirnrindenprozesse hervorrufen, welche die Hirnrinde

[1] Zwanzigjährige Erfahrungen mit dem objektiven Studium der höheren Nerventätigkeit (des Verhaltens) der Tiere, Sämtl. Werke, Bd. III/2, Berlin, 1953, S. 352.

schwächen und damit zu einem Überwiegen der subkortikalen Tätigkeit führen.

Wenn PAWLOW auch annahm, daß die hysterische Neurose am häufigsten bei den Vertretern des schwachen, gehemmten Typs beobachtet wird und dort auch am schwersten verläuft, war er doch gleichzeitig der Ansicht, daß „einzelne hysterische Reaktionen, wie allgemein-physiologische Reaktionen überhaupt, bei äußerst starken Reizen, z. B. bei außerordentlichen Schicksalsschlägen, auch bei den mehr oder weniger starken Typen angetroffen werden können".[1] Jedoch beobachtet man hier gewöhnlich eine verhältnismäßig rasche und völlige Rückkehr zur Norm.

Daher kann die hysterische Neurose bei den Vertretern der schwachen und starken, der unausgeglichenen und ausgeglichenen Typen vorkommen, jedoch nur unter der notwendigen Voraussetzung, daß infolge verschiedener schädigender Einwirkungen eine Dissoziation, eine funktionelle Divergenz zwischen kortikaler und subkortikaler Tätigkeit mit deutlichem Überwiegen der letzteren und gleichzeitig auch eine Divergenz zwischen den beiden Signalsystemen zustande kommt.

„Gewöhnlich behalten die Großhirnhemisphären als das höchste Organ der Beziehungen des Organismus zur Umwelt, und infolgedessen als ständiger Kontrolleur der ausführenden Funktionen des Organismus, die untergeordneten Abschnitte des Gehirnes mit ihren instinktiven und reflektorischen Funktionen unter ihrem ständigen Einfluß. Daraus folgt, daß mit einer Beseitigung oder Schwächung der Großhirnrindenfunktion eine mehr oder weniger chaotische subkortikale Tätigkeit in ursächlichem Zusammenhang stehen muß, welche das erforderliche Maß und die Übereinstimmung mit den Bedingungen der betreffenden Umstände verloren hat ...", erklärt PAWLOW. „Der wache und tätige Zustand der Großhirnhemisphären ist mit einer ununterbrochenen Analyse und Synthese äußerer Reize und Umweltseinflüsse gleichbedeutend. Dabei kommt es zu einer negativen Induktion des Subkortex, d. h., die Großhirnrinde hemmt im allgemeinen die subkortikalen Funktionen, indem sie wahlweise nur jener Funktion freien Lauf läßt, welche die örtlichen und zeitlichen Bedingungen gerade erfordern. Dagegen führt der gehemmte Zustand der Hemisphären zu einer Befreiung oder positiven Induktion des Subkortex, d. h., er befreit und enthemmt ihre allgemeinen Funktionen. Es gibt folglich eine ausreichende physiologische Begründung dafür, daß bei den Hysterikern durch die akute und heftige Hemmung der Hirnrinde unter dem Einfluß der ihre Kräfte übersteigenden Erregungen — und dies sind bei ihrer Schwäche nicht wenige — verschiedene affektive Ausbrüche und Krampfanfälle vorkommen können, die bald als mehr oder weniger bestimmte instinktive und reflektorische Handlungen, bald in völlig chaotischer Form erfolgen, je nach der näher oder ferner gelegenen Lokalisation und Verschiebung der Hemmung in Kortex und Subkortex".[2]

[1] Versuch einer physiologischen Interpretation der Symptomatologie bei der Hysterie, Ausgabe der Akademie der Wissenschaften der UdSSR, 1932, S. 34—35.

[2] Ebenda, S. 17—18.

Außer solchen extremen, in der akuten, äußersten Form vor sich gehenden Störungen bekundet sich das ständige Überwiegen der subkortikalen Tendenzen nach Ansicht PAWLOWS in der für Hysteriker gewöhnlich typischen erhöhten Emotionsfähigkeit. Die starke und dauernde emotionelle Spannung erhöht die Erregbarkeit der Hirnrinde bis zu ihrer funktionellen Grenze und führt zur Entwicklung von Erscheinungen der Überbelastungshemmung. Auf der anderen Seite ruft der funktionelle Herd der emotionellen Erregung eine Ausbreitung der negativen Induktion (induzierte Hemmung) hervor, die ebenfalls mitunter zur Hemmungsirradiation auf subkortikale Abschnitte führt, wobei ein Summationseffekt der Überbelastungshemmung zustandekommt. Dies alles begünstigt bei der Hysterie die Bereitschaft zur Entstehung von hypnotischen Phasen, von Intermediärzuständen zwischen Wachen und Schlafen in den höheren Abschnitten des Zentralnervensystems, vertieft diese Zustände noch mehr und ist gleichzeitig auch die Ursache einer erhöhten Suggestibilität der Hysteriker.

„Was bedeutet Suggestion und Autosuggestion?“ fragt PAWLOW und antwortet: „Hier handelt es sich um die konzentrierte Erregung eines bestimmten Punktes oder Bezirkes der Großhirnhemisphären durch einen bestimmten Reiz, eine Empfindung oder deren Spur — der Vorstellung, die bald durch eine Emotion, d. h. einen Reiz aus dem Subkortex bewirkt, bald von außen provoziert, bald mit Hilfe innerer Verbindungen, Assoziationen und Erregungen hervorgerufen wird, welche dabei einen dominierenden, ungesetzmäßigen und nicht zu überwindenden Einfluß ausüben. Sie existiert und wirkt, d. h. sie geht in verschiedenen motorischen Akten in Bewegung über, nicht weil sie durch verschiedene Assoziationen, d. h. durch Verbindungen mit vielen gegenwärtigen und ehemaligen Reizen, Empfindungen und Vorstellungen unterhalten wird — dann wäre dies ein zweckmäßiger und vernünftiger Akt wie er auch in der normalen und starken Hirnrinde vorkommt —, sondern weil sie bei der schwachen Hirnrinde, bei dem schwachen, niedrigen Tonus mit einer starken, konzentriert wirkenden, negativen Induktion einhergeht, durch die sie von allen anderen Einflüssen isoliert wird. So ist der Mechanismus der hypnotischen und posthypnotischen Suggestionen zu deuten. Wir haben während der Hypnose auch in der gesunden und starken Hirnrinde als Folge der irradiierenden Hemmung einen erniedrigten positiven Tonus. Wenn an einen bestimmten Punkt einer solchen Hirnrinde als Reiz ein Wort oder Befehl des Hypnotiseurs gelangt, so konzentriert dieser Reiz den Erregungsprozeß in dem entsprechenden Punkt. Dies hat unmittelbar eine negative Induktion zur Folge, die sich infolge des geringen Widerstandes auf die gesamte Hirnrinde ausbreitet. Aus diesem Grunde scheint das Wort, der Befehl von allen Fremdeinflüssen völlig isoliert zu sein und wird zum absoluten, unüberwindlichen, oft auf verhängnisvolle Weise wirkenden Reiz, auch dann noch, wenn der Betreffende später in den Wachzustand zurückgekehrt ist.“[1] Auf die hier beschriebene Weise verändert die Suggestion und Autosuggestion nicht nur das äußere

[1] Versuch einer physiologischen Interpretation der Symptomatologie bei der Hysterie, Ausgabe der Akademie der Wissenschaften der UdSSR, 1932, S. 21—22.

Verhalten, sondern ruft auch verhältnismäßig leicht Veränderungen in den vegetativen Funktionen, in der Arbeit der inneren Organe und in den Stoffwechselprozessen hervor (da sie alle auch in der Norm von der Hirnrindentätigkeit abhängig sind).

Die Tatsache, daß man dem Hypnotisierten ganz gegensätzliche Realitäten suggerieren und dementsprechende Reaktionen hervorrufen kann (z. B. einen Widerwillen gegen süß, als ob es bitter sei, die Wahrnehmung einer blauen Farbe als gelb u. ähnl.), faßt PAWLOW als Äußerung der paradoxen Phase auf, da in diesem Falle schwächere (Wort-)Reize eher einen Effekt ergeben, als starke (unmittelbare, natürliche) Reize.

Die im hypnotischen Zustand hervorzurufende Echokinesie und Echolalie sah er als Enthemmungserscheinungen bei einer Hemmung höherer Funktionen an. „In deutlicher Form tritt während der Hypnose der Nachahmungsreflex wieder hervor", erklärt er, „mit dessen Hilfe sich bei uns allen in der Kindheit das komplizierte individuelle und soziale Verhalten gebildet und geformt hat."[1] Auch diesen Zustand sah er als eine der hypnotischen Phasen an.

Wir wissen bereits, daß er auch die Erscheinungen der Katalepsie als Zeichen der hypnotischen Phase deutete. Der hypnotische Zustand ist nach PAWLOW ein unvollständiger Schlaf der höchsten Abschnitte des Zentralnervensystems, unvollständig infolge seiner geringen Tiefe (Übergangs- und Intermediärphasen zwischen Wachzustand und Schlaf) und unvollständig auch hinsichtlich seiner Lokalisation, da er sich z. B. bald nur auf den motorischen Analysator, bald aber nur auf bestimmte Schichten und Abschnitte des Hirnstammes ausdehnt.

Das Phantasieren der Hysteriker und die bei ihnen nicht selten vorkommenden Dämmerzustände führte PAWLOW ebenfalls auf Intermediärzustände zwischen Wachen und Schlafen zurück. Auch die hysterischen Analgesien, Anästhesien, Parästhesien und Paralysen sah er als Hemmungssymptome, als Äußerungen des unvollständigen lokalen Schlafes an.

Starke Reize und emotiogene Wahrnehmungen rufen bei Hysterikern eine außerordentlich konzentrierte Erregung mit starker negativer Induktion hervor, die in der Hirnrinde lange (und nicht selten auch ständig) manifestiert und fixiert wird (auf Grund desselben Mechanismus wie auch in der Hypnose).

Als besonders bezeichnend für die Hysterie sah PAWLOW folgende Störungen an: „Die besondere Neigung zu den verschiedenen Stufen des hypnotischen Zustandes, weswegen sogar auch die normalen Reize des täglichen Lebens übermäßig stark empfunden werden und mit einer ausstrahlenden Überbelastungshemmung einhergehen (paradoxe Phase), weiter die übermäßige Haftfähigkeit und Neigung zur Konzentration nervaler Prozesse in einzelnen Punkten der Hirnrinde infolge Überwiegen des Subkortex und schließlich, die außerordentliche Kraft und Ausbreitungsfähigkeit der negativen Induktion, d. h. der Hemmung, infolge geringen Widerstandes durch den positiven Tonus der übrigen Hirnrindenabschnitte."[2]

[1] Vorlesungen über die Arbeit der Großhirnhemisphären, Sämtl. Werke, Bd. IV, Berlin, 1953, S. 340.

[2] Versuch einer physiologischen Interpretation der Symptomatologie bei der Hysterie, Ausgabe der Akademie der Wissenschaften der UdSSR, 1932, S. 32—33.

Wenn wir nun die Fragen über die pathophysiologische Grundlage der allgemeinen Neurosen abschließen, müssen wir, wenn auch nur kurz, bei den lokalen Störungen verweilen, die häufig nach den hysterischen Reaktionen oder nach anderen psychogenen reaktiven Zuständen als ihre mehr oder weniger dauernden Folgen zurückbleiben.

An diese Zustände erinnert PAWLOW selbst: „Auch beim Menschen sind verschiedene nervale Krankheitszustände bekannt, bei denen die normale Nerventätigkeit nur solange gewährleistet ist, wie sie nicht mit Komponenten der starken und komplizierten Reize in Berührung gerät, die früher einmal eine Nervenerkrankung auslösten, obwohl diese Komponenten sehr unbedeutend sein können. Zuweilen genügen dazu schon Andeutungen dieser Reize durch Worte".[1]

Die durch Überanstrengung der kortikalen Prozesse entstandenen neurodynamischen Zerrüttungen und nervalen Entgleisungen ergeben das Bild verschiedener Neurosen, bzw. verschiedener neurotischer und psychogener Reaktionen, jedoch erfolgt letzten Endes die Genesung. In der Hirnrinde bleibt aber noch lange ein „kranker Punkt", besser gesagt, eine pathologische dynamische Struktur zurück, in der das damals überstandene psychische Trauma, die damals erlebte schwere Lebenssituation haften geblieben ist. Es genügt schon die geringste Erinnerung, der Einfluß einer unvorsichtigen Berührung der „kranken Stelle", um das neurotische Bild erneut zu manifestieren, allerdings gewöhnlich nur für kurze Zeit. Auf diese Weise wird die nach der überstandenen Erkrankung noch lange bestehenbleibende lokale Störung leicht zum Ausgangspunkt eines Rezidivs und zum Anlaß für einen neuen Ausbruch der Erkrankung. Die regulativen Beziehungen des Erregungs- und Hemmungsprozesses in der Hirnrinde geraten in Unordnung, es entstehen Erscheinungen der irradiierenden Hemmung und Phasenzustände, die das ursprüngliche Bild der nervalen Entgleisung wieder zum Vorschein bringen. Im Grunde genommen handelt es sich dann aber um verhältnismäßig kompensierte Formen der Erkrankung. Einfachen Modellen solcher Fälle sind wir schon mehrfach begegnet, besonders in den Versuchen RIKMANS und PETROWAS.

Nachdem wir die grundlegenden Zielsetzungen und die Hauptrichtungen der Forschungsarbeit PAWLOWS in der Neuroseklinik ausführlich erwogen hatten, versuchten wir seinerzeit auf Grund dieser Beobachtungen die Arbeit in der gleichen Richtung fortzusetzen, weil uns dazu Mittel und Möglichkeiten zur Verfügung standen.

Dabei handelt es sich um Formulierungen grundlegender Forschungsaufgaben auf dem Gebiete der Pathophysiologie der höheren Nerventätigkeit des Menschen, die Charakteristik von Besonderheiten der Adaptation an neue Lebensumstände bei den verschiedenen Typen des Nervensystems, Beobachtungen über Entwicklungsdynamik und Aufeinanderfolge im Wechsel neurasthenischer Syndrome, um den Versuch einer Systematik und pathophysiologischen Analyse der

[1] Vorlesungen über die Arbeit der Großhirnhemisphären, Sämtl. Werke, Bd. IV, Berlin, 1953, S. 335.

Zwangszustände, einige Überlegungen über die hysterischen Neurosen und ihre Folgen usw.

Abschließend verweilen wir kurz bei den Untersuchungen derjenigen Neuroseklinik, in der PAWLOW arbeitete, weiter auch bei den Untersuchungen über die Erforschung der höheren Nerventätigkeit der Kranken in den der Klinik angeschlossenen Laboratorien.

In diesen Lobaratorien wurde eine Anzahl von Untersuchungsmethoden zur experimentellen Erforschung der höheren Nerventätigkeit des Menschen ausgearbeitet, z. B. eine Methodik der fotochemischen Augenreflexe, der bedingten Blinzelreflexe usw. (ANDREJEW, DOLIN, MAJOROW u. a.). Jedoch bestand die Hauptaufgabe in einer Erforschung der pathologischen Formen des Schlafes. Als wichtigste Methode diente dabei die Bestimmung der Chronaxie (MAJOROW) und zum Teil auch die graphische Registrierung von Veränderungen des Muskeltonus (PACHOMOW) im Schlaf, sowie die Registrierung der Lidbewegung (B. W. ANDREJEW).

Die Erforschung der motorischen Chronaxie offenbarte mit der Vertiefung des Schlafes eine Anzahl aufeinanderfolgender Veränderungen in Form folgender Phasen: Phase der verkürzten Chronaxie (Divergenzphase), Phase der verlängerten Chronaxie, Phase des Ausgleichs der Chronaxie der Antagonisten, Phase des gegensätzlichen Verhaltens der Chronaxie der Antagonisten auf hohem Niveau (MAJOROW).

Besonderes Interesse galt den Erscheinungen der Hypnose. Es wurde die Verflachung des hypnotischen Schlafes im Augenblick der Wortsuggestion (ANDREJEW), das Nachlassen der Großhirnrindenfunktionen während des hypnotischen somnolenten Zustandes (SUSLOWA), und die Unterdrückung vegetativer Funktionen während des langen und tiefen hypnotischen Schlafes demonstriert (SCHRAIBER). Schließlich wurden die Kranken durch Suggestion auf bestimmte Altersetappen des von ihnen durchlaufenen Lebensweges zurückgerufen und dabei die in der Großhirnrinde haften gebliebenen individuellen Persönlichkeitserfahrungen erforscht (DOLIN, MAJOROW).

BIRMAN untersuchte ausführlich die nervalen Mechanismen der Suggestionsempfänglichkeit bei den verschiedenen Neurosen und zeigte, daß sie nicht nur von den Besonderheiten der Hirnrindendynamik (der erhöhten Hemmbarkeit), sondern auch von den Wechselbeziehungen zwischen Kortex und Subkortex abhängig sind. Nach seiner Meinung ist die Bestimmung der Suggestionsempfänglichkeit sowohl in der Norm wie auch bei den Neurosen einer der Wege zur Bestimmung des Typs der höheren Nerventätigkeit beim Menschen.

Es wurde weiter der günstige Einfluß kleiner Bromdosen (Brom-Natrium in 0,5- bis 2%iger und 5%iger Lösung) bei der Behandlung des Neurotikers gezeigt, wobei allerdings eine sehr feine und streng individuelle Dosierung erforderlich war (BIRMAN).

„In unserer Klinik haben die Neuropathologen festgestellt...", erklärt PAWLOW, „daß zur erfolgreichen Behandlung vielfach gerade die Verminderung und nicht die Erhöhung der Bromdosen erforderlich ist, wobei man bis auf zehntel, ja bis auf hundertstel Gramm je Dosis herabgehen muß."[1]

Später ist die kombinierte Behandlung mit Brom-Koffein in der Klinik angewandt worden. Nach dem Kriege machte man bei der Behandlung der Neurotiker mit gutem Erfolg auch von der Schlaftherapie Gebrauch (BIRMAN).

Während des Krieges und insbesondere während der Leningrader Blockade wurde man in der Klinik auf die Traumen der Kriegszeit und auf die Hypertonie aufmerksam. Die Erforschung der krankhaft fixierten Abwehrreaktionen und der Abwehrhaltung des Kopfes oder des gesamten Körpers bei den Kriegstraumen erwies, daß diesen Symptomen eine pathologische Fixierung des Erregungsprozesses im motorisch-kinästhetischen Analysator der Großhirnrinde zugrunde liegt (MAJOROW). Ebenfalls wurde die Bedeutung psychischer Traumen für die Ätiologie der Hypertonie betont, die auf eine „Trägheit vegetativer Zentren der Gefäßregulation" zurückgeführt werden kann (GAKKEL).

Auf diese Weise hat man in einer Reihe von klinischen Untersuchungen die weitere Ausarbeitung der PAWLOWschen Gedanken auf dem Gebiet der Pathophysiologie und Therapie der Neurosen und den verwandten pathologischen Zuständen der höheren Nerventätigkeit fortgesetzt.

6. Die Grundziele der pathophysiologischen Arbeit PAWLOWS in der Psychiatrischen Klinik

Es soll nun von der Arbeit PAWLOWS in seiner Psychiatrischen Klinik die Rede sein. „Über die Aufklärung des Mechanismus der Neurosen hinaus", erklärt er, „liefert die physiologische Erforschung der höheren Nerventätigkeit den Schlüssel zum Verständnis verschiedener Erscheinungen in den Krankheitsbildern der Psychosen."[2]

In der Psychiatrischen Klinik weilte das Interesse PAWLOWS bald bei den einzelnen Symptomen oder Symptomenkomplexen und Syndromen, bald bei den einzelnen Erkrankungen im ganzen gesehen.

Stets bemühte er sich um die Ergründung des neuro-dynamischen Substrates und um die pathophysiologische Deutung der von ihm erforschten „psychotischen Störungen", die bisher gewöhnlich nur nach psychopathologischen Gesichtspunkten beschrieben worden sind.

Eine der Besonderheiten der pathophysiologischen Auffassung dieser Vorgänge bestand für PAWLOW darin, daß er nicht selten gemeinsame Merkmale dort feststellte, wo der Kliniker nur Unterschiedliches sah. Dies soll selbstverständlich nicht bedeuten, daß er Unterschiede nicht wahrnahm und nicht bemüht war sie zu ergründen. Doch sah er z. B. das Gemeinsame in so unterschiedlichen

[1] Zwanzigjährige Erfahrungen mit dem objektiven Studium der höheren Nerventätigkeit (des Verhaltens) der Tiere, Sämtl. Werke, Bd. III/2, Berlin, 1953, S. 521.

[2] Ebenda, S. 546.

Erscheinungen wie den motorischen Stereotypien und den Halluzinationen, oder in den Erscheinungen des Negativismus, einigen Formen des Wahns usw.

Wir wollen zunächst bei der pathophysiologischen Behandlung einzelner Symptome verweilen.

„Ich bin der Ansicht, daß es durchaus vorstellbar ist", erklärt PAWLOW, „daß der eigentliche pathophysiologische Vorgang bei den Stereotypien, Iterationen, Perseverationen symptomatisch betrachtet ein und derselbe ist. In diesen Fällen lassen sich Erscheinungen feststellen, die sich auch in unseren Versuchen bemerkbar machten und die wir mit dem Terminus „pathologische Trägheit" bezeichneten. Die Stereotypien, die Iterationen und Perseverationen sind mit einer pathologischen Trägheit in der motorischen Großhirnrindenzone gleichbedeutend (sowohl was die allgemeine Skelettmotorik, als auch was die spezielle Sprachmotorik anbelangt)... dabei soll selbstverständlich die Möglichkeit einer Entstehung eben solcher pathologischer Zustände auch in den tieferen Abschnitten des Zentralnervensystems nicht ausgeschlossen werden... Die pathologische Trägheit in der motorischen Sphäre äußert sich bald in bestimmten Bezirken, bald ergreift sie das ganze Skelettmuskelsystem, wie dies bei manchen Katatonikern beobachtet werden kann, bei denen eine beliebige Muskelgruppe, sobald sie einmal passiv in Bewegung gesetzt worden ist, diese Bewegung unzählige Male wiederholt."[1]

Jedoch können die Erscheinungen der pathologischen Trägheit des Erregungsprozesses, wie bereits erwähnt worden ist, nicht nur in der motorischen Sphäre, sondern auch in der sensorischen Sphäre beobachtet werden, d. h. in den verschiedenen Gebieten (Analysatoren) der Großhirnrinde, welche die exterorezeptiven oder interorezeptiven Reize wahrnehmen. Das gilt nicht nur für das erste sondern beim Menschen selbstverständlich auch für das zweite Signalsystem.

Hierzu erklärte PAWLOW, als er über die Entstehungsursachen der pathologischen Trägheit sprach, von denen später noch die Rede sein wird: „Die erwähnten Ursachen können zu einer Konzentration der pathologischen Trägheit des Erregungsprozesses in verschiedenen Instanzen der Großhirnrinde führen. Bald erfolgt dies in den Zellen, welche die Erregung sowohl aus äußeren als auch aus inneren Faktoren unmittelbar wahrnehmen (im ersten Signalsystem), bald in den verschiedenen Zellen (den kinästhetischen, akustischen und optischen) des Sprachsystems (des zweiten Signalsystems), wobei sich diese Vorgänge in beiden Instanzen durch unterschiedliche Intensitätsgrade auszeichnen: einmal in Form einer Vorstellung, dann aber auch, durch Steigerung der Intensität, bis zur Stärke einer realen Empfindung (Halluzination)."[2]

Auf diese Weise deutet PAWLOW die Halluzinationen ebenfalls als Erscheinungen der pathologischen Trägheit, wobei die lokalen Störungen bald im ersten Signalsystem (als Bild-Halluzinationen), bald im zweiten Signalsystem (als

[1] Zwanzigjährige Erfahrungen mit dem objektiven Studium der höheren Nerventätigkeit (des Verhaltens) der Tiere, Sämtl. Werke, Bd. III/2, Berlin, 1953, S. 483—484.

[2] Ebenda, S. 487.

Wort-Halluzinationen), bald in beiden Systemen gleichzeitig (als komplizierte Bild-Wort-Halluzinationen) vorkommen können. Jedoch liegen den Halluzinationen nicht in allen Fällen die Erscheinungen der pathologischen Trägheit des Erregungsprozesses zugrunde. Darauf müssen wir später noch zurückkommen.

Wie bereits erwähnt wurde, war PAWLOW der Ansicht, daß auch die Zwangszustände als Äußerungen der pathologischen Trägheit anzusehen sind, doch ist bedauerlicherweise nicht erläutert worden, wo er sich ihre Lokalisation in der Großhirnrinde tatsächlich vorgestellt hat. Wir glauben indessen nicht fehl zu gehen, wenn wir auf eine Bemerkung PAWLOWs über die „dynamischen Strukturkomplexe" zurückgreifen. Dabei erklärte er, daß auch den Zwangszuständen die Erscheinungen der pathologischen Trägheit zugrunde liegen, die in den komplizierten dynamischen Strukturen der kortikalen Verbindungen vor sich gehen, welche verschiedene Gebiete und Systeme der Großhirnrinde miteinander vereinigen. Diese Vorgänge spielen sich nun in den verschiedenen Fällen bald in dem einen, bald in dem anderen Großhirnrindensystem ab. Vermutlich gilt dies bis zu einem gewissen Grade auch für die noch komplizierteren Halluzinationen.

Folglich verändert sich je nach den verschiedenen Lokalisationen der Erscheinungen pathologischer Trägheit auch der Charakter der von ihnen hervorgerufenen neuro-psychischen Störungen.

Eine Anzahl verschiedener psychopathologischer Symptomenkomplexe und Syndrome finden ihre pathophysiologische Deutung, wenn man von der Konzeption PAWLOWs über Tiefe und Ausdehnung des Hemmungsprozesses in den motorischen Abschnitten des Großhirnes ausgeht.

Wir wissen bereits, daß sich die Hemmung bei der Entwicklung von Phasenzuständen im motorisch-kinästhetischen Analysator konzentrieren kann, wobei sie alle anderen Gebiete der Großhirnrinde freiläßt, sich dann aber auch auf die verschiedenen Schichten des Hirnstammes ausdehnt (auf die subkortikalen motorischen Zentren).

„Wir müssen uns vorstellen", erklärt PAWLOW, „daß die vom motorischen Analysator ausgehende Bewegung, wie grundsätzlich jede Bewegung, auf zwei einander entgegengesetzten Innervationen beruht: einer positiven und einer negativen, einer Bewegung zum Gegenstand hin und vom Gegenstand fort. Dies entspricht den Verhältnissen bei Beugung und Streckung der Gliedmaßen."[1] Es ist verständlich, daß sich diese beiden Bewegungen in Induktionsverhältnissen befinden müssen, d. h., wenn die eine in Erregung gerät, so wird die andere gleichzeitig gehemmt.

Wenn wir uns nun vorstellen, daß die motorisch-kinästhetische Zone der Hirnrinde (und möglicherweise auch die niedergelegenen motorischen Abschnitte) in den Zustand der ultraparadoxen Phase übergeht, so werden dann jene Bedingungen, die früher eine positive motorische Reaktion hervorgerufen haben,

[1] Zwanzigjährige Erfahrungen mit dem objektiven Studium der höheren Nerventätigkeit (des Verhaltens) der Tiere, Sämtl. Werke, Bd. III/2, Berlin, 1953, S. 396.

eine negative Reaktion bewirken, während diejenigen, welche die negative Reaktion erzeugten, dagegen eine positive Reaktion zur Folge haben werden.

Mit anderen Worten, man findet bei der ultraparadoxen Phase im motorisch-kinästhetischen Analysator Erscheinungen des *Negativismus*.

Bei völliger Hemmung dieses Gebietes läßt sich ein *stuporöser Zustand* beobachten, der je nachdem, in welcher Schicht des Hirnstammes sich die Hemmungen ausbreiten und welche motorisch-koordinierenden Instanzen betroffen sind, mit Erscheinungen der *Katalepsie* (flexibilitas cerea), mit allgemeiner angespannter muskulärer Erstarrung oder allgemeiner Hypotonie einhergeht.

Bei bestimmter Tiefe der ausstrahlenden Hemmung (in einem der hypnotischen Phasenzustände), die das erste und zweite Signalsystem befällt, erfolgt eine Befreiung und Enthemmung der in der Kindheit vorhandenen physiologischen Nachahmungsreflexe, und es entstehen die Erscheinungen der *Echokinesie* und *Echolalie*.

Wie wir bereits erwähnten, bezeichnete PAWLOW die verschiedenen Arten der Dämmerzustände als Intermediärzustände zwischen Wachen und Schlafen (hypnotische Phasen). Wir ergänzen von uns aus, daß sich die Hemmung sowohl bei den Dämmerzuständen als auch bei den Verwirrungszuständen am wenigsten auf die motorische Sphäre ausdehnt (es kommt im Gegenteil in einigen Fällen sogar offensichtlich zu einer positiven Induktion derselben), sondern am meisten das zweite Signalsystem befällt, da es in evolutionärer Hinsicht das jüngere ist.

Es muß weiter erwähnt werden, daß der Charakter der Dämmer- und Verwirrungssyndrome in beträchtlichem Maße vom Zustand der subkortikalen Abschnitte abhängig ist, die bald gehemmt werden, bald das Bild eines stürmischen Erregungszustandes bieten.

Von den Psychosen interessierten PAWLOW in erster Linie die manisch-depressive Psychose, die Paranoia und besonders die Schizophrenie, die in der psychiatrischen Klinik mehr als alle anderen Erkrankungen seine Aufmerksamkeit in Anspruch nahm und von ihm auch am ausführlichsten und gründlichsten erforscht wurde.

Die Ansichten PAWLOWS über die manisch-depressive Psychose beruhten auf der Vereinigung von klinischen Beobachtungen mit experimentellen Laboratoriumsergebnissen, die gezeigt hatten, daß die bei Tieren künstlich hervorgerufenen pathologischen Zustände der höheren Nerventätigkeit nicht selten einen periodischen, zirkulären Charakter annehmen können.

PAWLOW war der Ansicht, daß bei Überanstrengungen des Nervensystems, welche durch ungünstige äußere Umstände oder innere somatische Störungen hervorgerufen werden können, die zirkulären Psychosen besonders charakteristisch für den erregbaren Typ sind. Da es bei diesem Typ „keinen ausreichenden Ausgleichs- und Reparationsprozeß, keinen ausreichenden Hemmungsprozeß gibt, überschreitet sein Erregungsprozeß häufig und auch erheblich die Leistungsgrenze der Großhirnrindenzellen. Dadurch kommt es zu einer Störung des regulären Wechsels zwischen normaler Arbeit und normaler Ruhe..., und dies kann unter besonders schwierigen Lebensumständen oder beim Eintreten verschiedener ungünstiger Umstände innerhalb des Organismus schließlich zur manisch-depressiven Psychose führen."[1]

Es ist interessant, daß Pawlow nicht von dem in der Psychiatrie allgemein üblichen Gesichtspunkt ausging, nach dem diese Erkrankung als endogene Psychose angesehen wurde, sondern die Bedeutung exogener Einflüsse betonte.

Die erhöhte Erregbarkeit des Nervensystems ist nach Pawlow der günstigste Boden für die Entstehung verschiedener Formen der Neurasthenie auf der einen Seite, sowie der Zyklothymie und der zirkulären Psychose auf der anderen Seite. Doch wenn bei der Neurasthenie die Unzulänglichkeit des Hemmungsprozesses die aktive (innere) Hemmung betrifft, so findet man bei der Zyklothymie und um so mehr bei der zirkulären Psychose in der Erregungsperiode (während der hypomanischen Phase) außer einer Schwächung der aktiven (bedingten) Hemmung nach den Äußerungen Pawlows, auch eine Unzulänglichkeit jener „Ausgleichs- und Reparationsprozesse", welche der Überbelastungshemmung beim Normalen entsprechen, die ihrerseits eine Art passiver (unbedingter) Hemmung darstellt.

Andere Psychosen, für die sich Pawlow interessierte, waren die Paranoia und einige paranoide Psychosen („der sensitive Wahn"), die der Schizophrenie nahestehen.

Wenn dies auch auf den ersten Blick etwas eigentümlich berühren mag, so läßt sich nach seiner Ansicht die Paranoia doch mit einer Zwangsneurose vergleichen (wir erinnern uns unter anderem, daß die Psychiater Ende des vergangenen und zu Anfang dieses Jahrhunderts von einer Psychose der Zwangsideen — der psychosis ideo-obsessiva sprachen). Bei beiden Erkrankungen überraschte Pawlow die eigenartige „Isolation und Zusammenhanglosigkeit" der Krankheitserscheinungen, die gewissermaßen das Wesen lokaler Störungen haben, und auf der Basis eines völlig erhaltenen und nicht selten verhältnismäßig hohen Intellektes bei Fehlen irgendwelcher Anzeichen des Persönlichkeitszerfalls oder eines Prozesses geistiger Schwächung entstehen. Außerhalb seines Wahnsystems (Verfolgungswahn und Größenwahn) kann der Paranoiker den Eindruck eines völlig gesunden Menschen hervorrufen (was selbstverständlich in vollem Umfange auch für den an Zwangserscheinungen leidenden Kranken Gültigkeit hat), nämlich dann, wenn das geführte Gespräch seine „kranken Punkte" nicht berührt.

Es versteht sich von selbst, daß die Unterschiede zwischen der Paranoia und der Zwangsneurose für den Kliniker sehr beträchtlich und tiefgründig sind (man denke nur an die durchaus kritische Einstellung des Zwangsneurotikers zu seiner Erkrankung im Gegensatz zum Paranoiker, an den Kampf *gegen* seine krankhaften Ideen, den der erste zu bestehen hat, und den Kampf *für* seine Wahnideen, den der letztere mit Hartnäckigkeit führt).

Da wir uns bereits ausführlich mit den Zwangsneurosen beschäftigt haben, als von den allgemeinen Neurosen die Rede war, wollen wir unsere Aufmerksamkeit jetzt nur auf die Paranoia richten.

[1] Zwanzigjährige Erfahrungen mit dem objektiven Studium der höheren Nerventätigkeit (des Verhaltens) der Tiere, Sämtl. Werke, Bd. III/2, Berlin, 1953, S. 510.

„...wenn die ‚pathologische Trägheit' als anerkannte Tatsache im Bereich motorischer Reaktionsabläufe gilt, so läßt sich kaum darüber streiten, daß die gleiche Annahme *auch* bezüglich aller Empfindungen, Gefühle und Vorstellungen durchaus zulässig und berechtigt ist", erklärt PAWLOW. „Wer möchte bezweifeln, daß die in der Norm vorkommenden, eben erwähnten Erscheinungen tatsächlich eine Funktionsäußerung nervaler Zellen sind? Folglich sind die Zwangsneurosen und die Paranoia mit pathologischen Zuständen, in diesem Falle mit der pathologischen Trägheit der entsprechenden Großhirnrindenzellen, gleichbedeutend."[1]

Wenn man der Auffassung PAWLOWS beipflichtet, so kann man sich vorstellen, daß dem Systemwahn des Paranoikers eine komplizierte pathodynamische Struktur von Hirnrinden-Assoziationen entspricht, die wahlweise in verschiedenen Gebieten der Großhirnrinde vorkommen kann und in hohem Maße affektiv geladen ist (was auf die starken subkortikalen Impulse zurückzuführen ist). Gerade in dieser Struktur kommt es nun zu den Erscheinungen der pathologischen Trägheit der Erregung und dabei zwangsläufig zu einer Schwächung der Hemmungsprozesse. Dieses ständige Nachlassen der aktiven Hemmung geht mit der Entwicklung eines systematischen Verfolgungswahnes parallel, der das Wesen einer pathologischen Dominante hat.[2] Zusammen mit dem schließlich erfolgenden Schwinden der Hemmungskorrekturen „äußert sich dann die absolute Macht der Idee, die jetzt nicht durch aktive Hemmung andere Assoziationen, andere Signale, also Sinnbilder der Wirklichkeit verdrängt, sondern durch passive Hemmung, im Prozeß der negativen Induktion alles ihr nicht Entsprechende ausschließt und sich auf diese Weise in eine phantastische Vorstellung einer imaginären Größe und eingebildeter Erfolge verwandelt".[3]

Auf diese Weise kommt es in der dynamischen Struktur, die dem Wahn zugrunde liegt, immer deutlicher zu Erscheinungen der pathologischen Trägheit des Erregungsprozesses, „um den sich (auf Grund des Gesetzes der Generalisation) alles ihm entsprechende, Ähnliche und Verwandte konzentriert und von dem sich (nach dem Gesetz der negativen Induktion) alles ihm Fremde abwendet".[4]

Dem paranoiden Wahn liegen also die Erscheinungen der pathologischen Trägheit der Erregung mit einer beständig wachsenden Schwächung der Hemmungskorrekturen zugrunde (der inneren aktiven Hemmung).

„Infolgedessen kommt es bei der Paranoia", nach den Worten PAWLOWS, „zu dominierenden, ungeregelten und beharrlichen Vorstellungen, Empfindungen und auch zu Handlungen, die den tatsächlichen, natürlichen und besonderen sozialen Beziehungen des Menschen nicht entsprechen und den Kranken daher in

[1] Zwanzigjährige Erfahrungen mit dem objektiven Studium der höheren Nerventätigkeit (des Verhaltens) der Tiere, Sämtl. Werke, Bd. III/2, Berlin, 1953, S. 484.

[2] Bereits im Jahre 1925 wurde von uns der Versuch unternommen, den pathogenetischen Mechanismus der Paranoia vom Gesichtspunkt der Lehre über die höhere Nerventätigkeit und der Lehre über die Dominante zu deuten.

[3] Zwanzigjährige Erfahrungen mit dem objektiven Studium der höheren Nerventätigkeit (des Verhaltens) der Tiere, Sämtl. Werke, Bd. III/2, Berlin, 1953, S. 489.

[4] Ebenda, S. 491.

schwierige, heftige und verhängnisvolle Konflikte sowohl mit der Natur als auch mit anderen Menschen und vor allen Dingen natürlich mit sich selbst bringen. Doch gilt das nur für die krankhaften Vorstellungen und Empfindungen, denn außerhalb dieser Sphäre denken und handeln auch diese Patienten wie völlig gesunde Personen, ja diese Menschen können in ihrer Intelligenz sogar höher als der allgemeine Durchschnitt stehen."[1]

Bei der Ätiologie und Pathogenese der Paranoia betont PAWLOW die Bedeutung von vorangegangenen Überanstrengungen des Erregungsprozesses und von Verschiebungen des Erregungs- und Hemmungsprozesses. Auf der anderen Seite erwähnt er die Möglichkeit einer anormalen Entwicklung oder temporären Störung instinktiver Funktionen und vermutet schließlich, daß auch die krankhaften Zustände „irgendeines inneren Organes oder ganzer Systeme in die entsprechenden Hirnrindenzellen vorübergehend oder auch dauernd einen ständigen oder übermäßig starken Reiz senden können, wobei auf diese Weise schließlich in ihnen die pathologische Trägheit — eine aufdringliche Vorstellung und Empfindung — hervorgerufen wird, obwohl dann die eigentliche Ursache bereits aufgehört hat zu wirken... Nicht selten und eher noch häufiger werden Fälle der pathologischen Trägheit deswegen hervorgerufen, weil unser ganzes Leben einem ununterbrochenen Kampf und einem Aufeinanderprallen unserer eigentlichen Bemühungen, Wünschen und Geschmacksrichtungen sowohl mit den allgemeinen natürlichen, wie mit den speziell sozialen Bedingungen gleichkommt".[2]

Als pathologische Trägheit deutet PAWLOW auch die seinerzeit von dem französischen Psychiater CLÉRAMBAULT beschriebenen Erscheinungen des „geistigen oder zerebralen Automatismus", zu denen einige Formen der Halluzination, das sogenannte „Lautwerden der Gedanken" und ähnliches gehören.

Als PAWLOW in der Klinik einige Fälle paranoider (Wahn-)Psychosen sah, wie sie in ähnlicher Weise seinerzeit von KRETSCHMER als „sensitiver Wahn" beschrieben worden sind, wurde er besonders im Zusammenhang mit der im Jahre 1932 erschienenen Arbeit PIERRE JANETS über „die Gefühle beim Verfolgungswahn" auf folgende Tatsache aufmerksam: Manche Wahnkranke, die hartnäckig die Wirklichkeit ignorieren und die wirklichkeitsnahen, gesunden, natürlichen Assoziationen verdrängen und hemmen, glauben dagegen, daß ihre früher aus irgendeinem Grunde von ihnen selbst oder von den Verhältnissen ihrer Umgebung zurückgewiesenen und daher unterdrückten und gehemmten Wünsche und Besorgnisse tatsächlich realisierbar seien und existieren.

Diese Kranken leben also, innerhalb der Grenzen irgendeines Komplexes von Wechselbeziehungen mit den Menschen ihrer Umgebung, nicht in Übereinstimmung mit den Erfordernissen der Wirklichkeit, sondern gehen von ihren früher gehemmten Wünschen und Befürchtungen aus, die ihnen jetzt im Bereich der Wirklichkeit erscheinen. So beginnt z. B. ein Mädchen, das sich früher leidenschaftlich ein

[1] Zwanzigjährige Erfahrungen mit dem objektiven Studium der höheren Nerventätigkeit (des Verhaltens) der Tiere, Sämtl. Werke, Bd. III/2, Berlin, 1953, S. 484—485.

[2] Ebenda, S. 486—487.

Kind gewünscht hat, jedoch Furcht hatte, es ohne Eheschließung zu empfangen und infolgedessen auf die Erfüllung dieses Wunsches verzichtete, weil sie seine Undurchführbarkeit einsah, plötzlich zu behaupten, daß sie schwanger sei, obwohl sie virgo intacta geblieben war. Ähnliche Formen des Wahns deutet PAWLOW als Erscheinung der pathologischen ultraparadoxen Phase: Die natürlichen, gesunden, durch die reale Wirklichkeit hervorgerufenen und diese in adäquater Weise widerspiegelnden Assoziationen werden verdrängt, unterdrückt und gehemmt, während die früher einmal verdrängten, unterdrückten und gehemmten Assoziationen enthemmt und auf anormale Weise verstärkt werden. Sie sind im Widerspruch mit der realen Wirklichkeit bestimmend für das Verhalten und die Äußerungen solcher Kranker.

„... es gibt solche Fälle", erklärt PAWLOW, „wo der Kranke das was er fürchtet und nicht wünscht, beharrlich als tatsächlich existierend ansieht. Ein Mensch wünscht z. B. ein Geheimnis zu hüten, lebt aber in der Einbildung, daß alle seine Geheimnisse ständig auf irgendeine Weise entdeckt werden; er wünscht allein zu sein, hat aber die Empfindung, daß noch jemand anwesend ist, obwohl er allein im Zimmer sitzt und sich von seinem Irrtum überzeugen könnte; er wünscht, daß er verehrt wird, hat aber tatsächlich ständig die Empfindung, daß er auf irgendeine Weise, durch Zeichen oder Worte oder den Gesichtsausdruck seiner Mitmenschen beleidigt wird. PIERRE JANET bezeichnete dies als „Bemächtigungsgefühle", da die Empfindung vorherrscht, daß der Betreffende von einem anderen Menschen beherrscht würde. Diese Erscheinungen finden nach meiner Meinung in der ultraparadoxen Phase ihre physiologische Deutung ...."[1]

Wie wir sehen, unterscheidet PAWLOW zwei verschiedene Formen des Wahns, wobei er von den pathologischen Störungen der Neurodynamik ausgeht, die dem Wahn zugrunde liegen. Auch kann die starke und anhaltende pathologische Erregung in verschiedenen kortikalen dynamischen Strukturen früher oder später infolge eines, wenn auch späten, krankhaften Nachlassens der Überbelastungshemmung noch zur Entwicklung von Phasenerscheinungen, und gleichzeitig auch zur ultraparadoxen Phase in der gleichen Struktur führen. Auf diese Weise geht eine Form des Wahns in die andere über.

„Dem Wahn liegen daher zwei physiologische Erscheinungen zugrunde", erklärt PAWLOW, „die pathologische Trägheit und die ultraparadoxe Phase, die getrennt voneinander bestehen, bald nebeneinander auftreten und bald einander abwechseln können."[2]

Wie er vorschlägt, sollten die Kliniker — Neurologen und Psychiater — auf entsprechenden Gebieten unbedingt mit folgenden pathophysiologischen Tatsachen von grundlegender Bedeutung rechnen: erstens, mit der Isolation funktionell pathologischer (der Ätiologie nach) Punkte der Großhirnrinde, wobei dies

[1] Zwanzigjährige Erfahrungen mit dem objektiven Studium der höheren Nerventätigkeit (des Verhaltens) der Tiere, Sämtl. Werke, Bd. III/2, Berlin, 1953, S. 526.

[2] Ebenda, S. 490.

wiederum nicht nur im „grob anatomischen Sinne, sondern ebenfalls im strukturell-dynamischen Sinne zu verstehen ist";[1] zweitens, mit den Erscheinungen der pathologischen Trägheit nervaler Prozesse in ähnlichen dynamischen Strukturen, und drittens, mit der in ihrem Bereich auftretenden ultraparadoxen Phase.[2] Dies sind die Worte PAWLOWS, mit denen er seine Arbeit abschließt, die als Versuch einer physiologischen Deutung der Zwangsneurose und der Paranoia anzusehen ist.

7. Die Untersuchungen PAWLOWS über Störungen der höheren Nerventätigkeit bei der Schizophrenie

Zur Pathophysiologie der Schizophrenie hat sich PAWLOW in einer Reihe seiner Arbeiten geäußert, wobei er dieses Problem in manchen Arbeiten nur kurz berührte, in anderen sich schon eingehender mit ihm beschäftigte und in wieder anderen die gesamte oder fast gesamte Arbeit dafür verwandte.

In einer seiner ersten dieser Frage gewidmeten Arbeiten gab er, bevor von der Schizophrenie die Rede war, eine kurze Einführung, welche das Verständnis seiner grundlegenden pathophysiologischen Ziele bei der Erforschung der in ihrer Pathogenese bisher noch so wenig erforschten und komplizierten Erkrankung wesentlich erleichterte, die ihrem Wesen nach als eine große Gruppe von nur in manchen Beziehungen einander ähnlichen Psychosen anzusehen ist.

Dissoziationen der Gehirntätigkeit kommen dabei nicht nur in den Großhirnhemisphären, sondern auch in den tiefergelegenen Abschnitten — in den Systemen der subkortikalen Zentren, aber auch gleichzeitig in den Wechselbeziehungen der Großhirnrinde mit den subkortikalen Hirnabschnitten vor. Dadurch entsteht eine Anzahl komplizierter und verschiedenartiger pathologischer Bilder.

„Man kann sich leicht vorstellen, wie bedeutend diese Mannigfaltigkeit für den Menschen sein muß."[3] Denn sogar in den Grenzen einer solchen Erkrankung, wie der Schizophrenie, ist dieser Unterschied recht erheblich. Dadurch wird die pathophysiologische Untersuchung beträchtlich erschwert.

„Auf der Grundlage der allgemeinen groben Funktionen, wie sie von den subkortikalen Zentren ausgeübt werden, formt die Hirnrinde gewissermaßen das Ornament der feineren Bewegungen, welche die vollkommene Harmonie mit den Lebensumständen sichern ... Der Subkortex übt seinerseits einen positiven Einfluß auf die Großhirnrinde aus, wobei er in seiner Eigenschaft als Energiequelle hervortritt."[4]

Doch dies ist nur bei optimalen dynamischen Beziehungen zwischen Hirnrinde und subkortikalen Gebieten der Fall. Wenn aber diese Beziehungen solchen

[1] Zwanzigjährige Erfahrungen mit dem objektiven Studium der höheren Nerventätigkeit (des Verhaltens) der Tiere, Sämtl. Werke, Bd. III/2, Berlin, 1953, S. 526.

[2] Ebenda, S. 491.

[3] Physiologie und Pathologie der höheren Nerventätigkeit, Medizinischer Staatsverlag, 1930, S. 27.

[4] Ebenda, S. 29.

Bedingungen unterworfen werden, die höher oder niedriger als das Optimum liegen, so entstehen Phasenerscheinungen in der Hirnrinde (Ausgleichsphase, paradoxe Phase, ultraparadoxe Phase und andere hypnotische Phasen) und entsprechend der Entfernung vom Optimum nach dieser oder jener Richtung entwickeln sich immer mehr Erscheinungen einer sich vertiefenden Hemmung. Die Deutung dieser Tatsache ist darin zu suchen, daß es bei einer Erregbarkeitserhöhung zu einer starken Aufladung des Kortex „durch den heftig erregten Subkortex kommt, wodurch wiederum die Empfindlichkeit der Zellen erhöht wird. Starke Reize überschreiten unter diesen Bedingungen das Maximum der Erträglichkeit und rufen in der Hirnrinde eine Hemmung hervor".[1] Das Gegenteil ist bei verminderter Erregbarkeit der Fall; d. h. wenn die aus dem Subkortex eintreffenden Impulse sinken, „so vermindert sich die Empfindlichkeit der Hirnrindenzellen am deutlichsten in denjenigen Zellen, die früher am stärksten arbeiteten. Dabei handelt es sich natürlich um solche Zellen, die für die Wahrnehmung starker Reize zuständig sind".[2]

„Wenn ich aus meiner Deutung der Wechselbeziehungen zwischen Hirnrindentätigkeit und Subkortex die Schlußfolgerung ziehe", erklärt PAWLOW, „so möchte ich feststellen, daß der Subkortex den Ausgangspunkt für die Energie der gesamten Nerventätigkeit darstellt, während die Hirnrinde die Rolle eines Regulators für diese blinde Kraft spielt, die sie in feiner Weise dirigiert und zügelt."[3]

Es muß allerdings betont werden, daß die Tätigkeit der Großhirnrinde beim Menschen ständig durch soziale Einflüsse reguliert wird, welche ihre Tätigkeit erregen, stören, hemmen und gleichzeitig auch die von ihr regulierten subkortikalen Funktionen beeinflussen können.

Als charakteristische Besonderheiten der Schizophrenie bezeichnet PAWLOW die erhöhte Hemmbarkeit der Großhirnrinde, die Zeichen der ausstrahlenden und dabei in ihrer Intensität und Lokalisation in den höheren Abschnitten des Gehirnes wechselnden Hemmung, die mit verschiedenen Erscheinungen einer Befreiung, Enthemmung und positiven Induktion älterer, primitiver und auch in evolutionärer Hinsicht rudimentärer Funktionen einhergeht; und schließlich die mit dieser Hemmung in engem Zusammenhang stehenden, bald allgemeineren, bald spezielleren (mit dem Charakter lokaler Störungen), Übergangs- und Intermediärzustände zwischen Wachen und Schlafen, mit anderen Worten, die sogenannten hypnotischen Phasen (die PAWLOW bekanntlich nach ihrer Intensität und Extensität unterscheidet).

In Verbindung mit dieser Besonderheit der Schizophrenie bringt PAWLOW (und gerade dies werden wir später noch sehen) eine andere, nicht minder charakteristische Eigenart dieser Erkrankung. „Beachten wir die allgemeine außerordentliche Schwäche der Großhirnrinde, sozusagen ihre krankhafte anomale Anfälligkeit" — schreibt PAWLOW in einer seiner letzten Arbeiten. Verschiedenartige

[1] Physiologie und Pathologie der höheren Nerventätigkeit, Medizinischer Staatsverlag, 1930, S. 30.
[2] Ebenda, S. 30—31.
[3] Ebenda, S. 31—32.

funktionelle Schwierigkeiten werden in einer solchen Hirnrinde „der isolierten funktionsuntüchtigen Punkte und Herde" oder mit anderen Worten, der pathologischen dynamischen Strukturen, Erscheinungen hervorrufen, die sich in einer Neigung zur Destruktion äußern. „Bei Schizophrenen machen sich unter dem Einfluß mehr oder weniger starker Lebenseindrücke, vermutlich auf der Grundlage einer organischen Erkrankung", wie sich PAWLOW äußert, „ständig und allmählich zunehmend immer mehr solcher leistungsunfähigen Punkte und Herde bemerkbar, und es kommt zu einem immer stärkeren Verfall der Großhirnrinde sowie zu einer Erschöpfung ihrer normalen Arbeitsverbindungen."[1]

Der erste Kontakt PAWLOWS mit der psychiatrischen Klinik (1918) begann bei der Erforschung katatoner Syndrome, und es muß betont werden, daß sich diese ersten Schritte auf dem für ihn neuen Gebiet als außerordentlich fruchtbar für die Entwicklung seiner weiteren Vorstellungen über die pathophysiologischen Grundlagen der Schizophrenie erwiesen.

Schon damals, im Jahre 1918, galt sein besonderes Interesse den Fällen des katatonen Stupors.

In einem dieser Fälle dauerten die Erscheinungen der völligen Bewegungslosigkeit und Schweigesucht — Mutismus — 22 Jahre und endeten mit einer Genesung, als der Kranke ungefähr 60 Jahre alt war. Wenn er sich an seinen stuporösen Zustand erinnerte, erklärte der Kranke, daß er alles, was in seiner Umgebung vor sich ging, gut verstand, jedoch nicht reagieren konnte, weil er, nach den Worten PAWLOWS, „eine schreckliche, unüberwindliche Schwere in der Muskulatur empfand, so daß ihm sogar das Atmen schwer wurde".

Nachdem er sich mit den Fällen einer in seinen Laboratorien mehrfach beobachteten partiellen, isolierten Hemmung des motorischen Analysators beschäftigt hat, erklärt PAWLOW: „Wir haben also genügend Grund, bei dem oben erwähnten Kranken als Folge einer krankheitsauslösenden Ursache ebenfalls eine konzentrierte, isolierte Hemmung der motorischen Sphäre der Großhirnrinde anzunehmen."[2]

Die Erscheinungen der Katalepsie und der tonischen Reflexe, die von ihm bei Zuständen des katatonen Stupors beobachtet worden sind, hat er schon damals als „Äußerungen der normalen Tätigkeit von tiefergelegenen Abschnitten des neuro-muskulären Apparates" bei einer Funktionshemmung der höhergelegenen Abschnitte des Großhirnes gedeutet.

Dieser Funktionsausfall hatte nach seinen Worten „ständig funktionellen, jedoch niemals organischen, pathologisch-anatomischen Charakter".[3]

Mit Interesse verweilte PAWLOW weiter bei der Tatsache, daß die betreffende Hemmung lediglich die motorischen nervalen Elemente ergreift und sich nur auf die motorischen Instanzen des Großhirnes ausdehnt.

Indem er nun die Frage stellt, wie man sich die Ursache der von ihm erforschten Störungen in der Arbeit des Nervensystems vorstellen soll, erklärt er: „In dieser Hinsicht sind natürlich verschiedene Vermutungen möglich. Es ist denkbar, daß

[1] Zwanzigjährige Erfahrungen mit dem objektiven Studium der höheren Nerventätigkeit (des Verhaltens) der Tiere, Sämtl. Werke, Bd. III/2, Berlin, 1953, S. 353.

[2] Ebenda Bd. III/1, S. 256.

[3] Ebenda Bd. III/1, S. 257.

es sich um eine bestimmte toxische Wirkung handelt, die sich auf ihre eigentliche Einflußsphäre im Zusammenhang mit der schon erwähnten Individualität der einzelnen Großhirnelemente beschränkt. Ein Erschöpfungszustand der Großhirnrindenelemente ist entweder infolge einer allgemeinen Erschöpfung des Organismus oder aber infolge einer speziell an das Gehirn gebundenen Überanstrengung und Erschöpfung denkbar. Es mag sein, daß sich diese Erschöpfung auf bestimmte Hirnelemente konzentriert; sie kann sich aber auch auf Grund einer überwiegenden Teilnahme dieser Elemente an einer die Erschöpfung verursachenden Arbeit entwickeln, oder wiederum auf die Besonderheiten in der Natur dieser Elemente zurückzuführen sein. Man muß schließlich auch an die Möglichkeit direkter oder indirekter (auf dem Wege über eine Veränderung des lokalen Blutkreislaufs oder infolge allgemeiner Ernährungsbedingungen) schädigender, reflektorischer und auch — bei den verschiedenen Großhirnelementen — elektiver Einflüsse denken. Infolgedessen kann bei der Ähnlichkeit oder sogar Identität des Mechanismus eines bestimmten Symptomenkomplexes die auslösende Ursache in den verschiedenen Fällen unterschiedlich sein."[1]

Es ist interessant, daß die von PAWLOW vor mehr als 30 Jahren geäußerte Vermutung über die Mannigfaltigkeit des Ursprunges katatoner Zustände später durch zahlreiche Beobachtungen und Experimente bestätigt worden ist. Heute wissen wir, daß katatone Zustände nicht nur durch solche spezifischen Erreger wie die Aklaloide Bulbokapnin und Meskalin hervorgerufen werden können, sondern auch durch bestimmte Dosen verschiedener Krampfmittel wie z. B. Cardiazol, verschiedene Insulindosen, Nebenschilddrüsenhormon usw.

Nicht weniger vielgestaltig ist offensichtlich auch die Ätiologie jener großen Gruppe von Erkrankungen, die unter dem allgemeinen Begriff der schizophrenen Psychosen zusammengefaßt wird.

Als PAWLOW sich erheblich später erneut den Fragen der Schizophrenie zuwandte und sich dann ausführlich mit ihrer Erforschung beschäftigte (bereits zu Beginn der dreißiger Jahre), hat er sich hauptsächlich auf die katatonen Syndrome konzentriert. Er achtete dabei weniger auf die paranoide Form (über seine pathophysiologische Konzeption der paranoiden Psychosen haben wir bereits gesprochen) und noch weniger auf die hebephrenen Formen.

Über die Verschiedenartigkeit der katatonen und zum Teil auch der hebephrenen Sypmtome äußert er sich in folgender Weise: „Die Hemmung, die stets zugleich mit dem Erregungsprozeß die verschiedenen Funktionen des Tieres während des Wachzustandes begleitet, schützt die aktivsten Zellen des Organismus, die Zellen der Großhirnrinde, und bewahrt sie vor übermäßiger Anstrengung ihrer Funktionen bei der Begegnung mit sehr starken Reizen und auch bei anhaltenden, wiederholten, wenn auch nicht sehr starken Reizen. Sie garantiert aber auch den Zellen nach der täglichen normalen Arbeit die erforderliche Ruhe in Form des Schlafes.

[1] Zwanzigjährige Erfahrungen mit dem objektiven Studium der höheren Nerventätigkeit (des Verhaltens) der Tiere, Sämtl. Werke, Bd. III/1, Berlin, 1953, S. 258.

Wir haben festgestellt, daß der Schlaf zweifellos eine Hemmung ist, die sich über die gesamte Großhirnrinde ausbreitet und zum Teil auch in tiefergelegene Abschnitte des Hirnes eindringt. Außerdem hatten wir die Möglichkeit, an unseren Versuchstieren auch die Intermediärphasen zwischen Wachzustand und Tiefschlaf, die hypnotischen Phasen, zu erforschen. Diese Phasen imponierten uns auf der einen Seite als verschiedene Grade der Hemmungsextensität, d.h. der mehr oder weniger ausgedehnten Ausbreitung der Hemmung sowohl auf die verschiedenen Gebiete der Großhirnrinde selbst als auch auf die verschiedenen anderen Hirnabschnitte, auf der anderen Seite jedoch begegneten wir ihnen als Intensitätsstufen der Hemmung in Form einer verschiedenen Hemmungstiefe unterschiedlicher Lokalisation. Es ist verständlich, daß bei der großen Kompliziertheit der menschlichen Hirnbildung die einzelnen hypnotischen Erscheinungen beim Menschen wesentlich weiter gehen als beim Tier. Doch ist es auch möglich, daß einige hypnotische Erscheinungen aus verschiedenen Gründen deutlicher beim Tier in Erscheinung treten als beim Menschen ... Da ich aber den gesamten Symptomenkomplex hypnotischer Prozesse vor Augen habe, wird weiterhin sowohl von den beim Menschen als auch bei unseren Versuchstieren beobachteten hypnotischen Erscheinungen die Rede sein.

Bei der Beobachtung der oben erwähnten schizophrenen Symptome gelangte ich zu der Schlußfolgerung, daß sie eine Äußerung des chronischen hypnotischen Zustandes darstellen ....“[1]

Wir betonen jedoch nochmals, daß die hypnotischen Phasen für Pawlow eine besondere Bedeutung hatten, nämlich die des partiellen, unvollständigen Schlafes, die der Übergangs- und Intermediärzustände zwischen völligem Wachsein und völligem Schlaf.

Pawlow bemerkte erstmalig ein interessantes und für die Kliniker praktisch wichtiges Symptom: In einigen Fällen des katatonen Stupors mit völliger Bewegungslosigkeit und Mutismus, wobei der Kranke auf die an ihn gerichteten Fragen absolut nicht reagierte, brauchte man lediglich die gleichen Fragen nicht mit lauter Stimme, sondern leise oder sogar flüsternd auszusprechen, und der Kranke begann auf diese Fragen zu antworten. Auf diese Weise ließ sich feststellen, daß man bei einigen stuporösen Zuständen Erscheinungen der *paradoxen Phase* beobachten kann.

Nicht selten sieht man in der Klinik, daß einige stuporöse Katatoniker des Abends oder des Nachts, unter den Bedingungen völliger Ruhe und bei Vermeidung akustischer oder optischer Reize in der Umgebung, enthemmt werden und beginnen, im Krankenzimmer umherzugehen, zu essen, zu trinken und mitunter sogar zu erzählen (ähnliches wurde ausführlich von Pierre Janet beschrieben).

Nach Pawlow äußert sich auch hierin die paradoxe Phase (Wirkung schwacher Reize).

[1] Physiologie und Pathologie der höheren Nerventätigkeit, Medizinischer Staatsverlag, 1930, S. 38–39.

Wir wissen bereits, daß er die für die Katatoniker so charakteristischen Erscheinungen des Negativismus als *ultraparadoxe Phase* in den motorischen Gehirnabschnitten und die Katalepsie als Freisetzung und Enthemmung der komplizierten unbedingten Reflexe des räumlichen Gleichgewichtes bei einer Hemmung der höhergelegenen motorischen Gehirnabschnitte ansah, so wie er die Erscheinungen der allgemeinen angespannten Muskelstarre als eine analoge Enthemmung der tonischen Reflexe betrachtete.

Auch haben wir bereits darüber gesprochen, in welcher Weise PAWLOW die Erscheinungen der Echopraxie und Echolalie deutete.

In den stürmischen Ausbrüchen einer motorischen katatonen Erregung („Unfug des Subkortex") sieht er die Kombination einer tiefen Hemmung verschiedener kortikaler Gebiete mit einer Enthemmung dem Kortex nahegelegener subkortikaler Zentren, während er in den Erscheinungen der hebephrenen Ausgelassenheit und Albernheit eine analoge Enthemmung ontogenetisch älterer funktioneller Gebiete der Hirntätigkeit bei einer Hemmung ihrer jüngeren funktionellen Gebiete erkennt. PAWLOW vergleicht alle diese Bilder mit den Anfangsstadien der Alkoholnarkose.

Er sieht also diese verschiedenartigen klinischen Bilder, die hauptsächlich bei den katatonen Formen der Schizophrenie beobachtet werden, als verschiedene, lange und chronisch verlaufende Übergangs- und Intermediärzustände zwischen Wachen und Schlafen an (hypnotische Phasen). „Natürlich liegt die eigentliche Ursache dieses hypnotischen Zustandes in einem schwachen Nervensystem, speziell in einer Schwäche der kortikalen Zellen begründet." Diese Schwäche kann verschiedene erbliche und erworbene Ursachen haben. „Über diese Ursachen läßt sich noch nichts sagen", erklärt PAWLOW im Jahre 1930 (wie wir sehen werden, hat er diese Ursachen später dennoch erläutert), und fährt fort: „Es ist jedoch begreiflich, daß ein solches Nervensystem bei der Begegnung mit schwierigen Situationen, am häufigsten in kritischen physiologischen und gesellschaftlichen Lebensabschnitten, nach einer das Maß der Kräfte überschreitenden Erregung zwangsläufig einem Erschöpfungszustand anheimfällt. Die Erschöpfung ist wiederum einer der wesentlichsten physiologischen Impulse für die Entstehung einer Hemmung wie des Schutzhemmungsprozesses. Von hier aus kommt es auch zu einem chronischen hypnotischen Zustand als Äußerung einer Hemmung verschiedenen Ausdehnungs- und Intensitätsgrades. Dieser Zustand ist also auf der einen Seite als pathologisch anzusehen, da er dem Patienten die Möglichkeit einer normalen Handlungsweise nimmt, auf der anderen Seite muß er jedoch auf Grund seines Mechanismus als physiologische Maßnahme bezeichnet werden, weil er die Hirnrindenzellen vor der drohenden Zerstörung infolge übermäßiger Beanspruchung bewahrt... Man darf annehmen, daß die Hirnrindenzelle völlig unbeschädigt bleibt, solange der Hemmungsprozeß wirksam ist. Sie hat also noch die Möglichkeit, sich von der übermäßigen Anstrengung zu erholen, d. h., die pathologische Veränderung in ihr ist noch rückbildungsfähig. Nach neuer Terminologie handelt es sich hier also lediglich um eine funktionelle Erkrankung."[1]

[1] Physiologie und Pathologie der höheren Nerventätigkeit, Medizinischer Staatsverlag, 1930, S. 43—44.

PAWLOW erinnert dabei daran, daß entsprechend den statistischen Untersuchungen KRAEPELINs der höchste Prozentsatz an Genesenen von allen Grundformen der Schizophrenie gerade auf die katatone Form entfällt. „Es ist also durchaus begründet", erklärt PAWLOW ebenfalls im Jahre 1930, „einige Symptome der Schizophrenie als Erscheinungen eines Hemmungszustandes der Großhirnrinde anzusehen, der die Nervenzellen wenigstens vorübergehend vor einer weiteren Erschöpfung schützt."[1]

Von diesem Gedankengang geht PAWLOW aus, wenn er in vielen Fällen der schizophrenen allgemeinen oder motorischen Erregung Erscheinungen einer zentralen Erregung sieht. Diese zentrale Erregung geht seiner Meinung nach von den destruktiven Prozessen infolge Unzulänglichkeit, Minderung oder völligen Schwindens der Schutzhemmungsmaßnahmen des Nervensystems aus. Natürlich sieht er in diesen Schutzhemmungsmaßnahmen keine „zielstrebige Aktion", sondern einen im Laufe der evolutionären Entwicklung ausgearbeiteten, phylogenetisch bedingten nervalen Abwehrmechanismus.

Es läßt sich unschwer feststellen, daß die soeben beschriebenen PAWLOWschen Konzeptionen für die Klinik sowohl prognostische als auch therapeutische Bedeutung haben. Davon soll noch später die Rede sein.

Im Jahre 1935, dem Jahre vor seinem Tode, faßte PAWLOW seine Ansichten über die Schizophrenie in folgender Weise zusammen:

„Man muß feststellen, daß sich bei den experimentellen Erkrankungen des Nervensystems fast stets auch einzelne Erscheinungen der Hypnose bemerkbar machen. Dies berechtigt zu der Vermutung, daß es sich hier um eine normale Maßnahme im physiologischen Kampf gegen ein krankhaftes Agens handelt. Aus diesem Grunde kann man die katatone Form oder Phase der Schizophrenie, die durchweg aus hypnotischen Symptomen besteht, als physiologische Schutzhemmung auffassen, welche die Tätigkeit des erkrankten Gehirnes einschränkt oder völlig ausschließt, um es so vor der drohenden Gefahr einer ernsten Störung oder endgültigen Zerstörung — durch irgendein bisher unbekanntes schädigendes Agens — zu schützen. Es ist in der Medizin durchaus bekannt, daß bei fast allen Krankheiten die Ruhe des von der Krankheit betroffenen Organes als erste therapeutische Maßnahme anzusehen ist. Daß eine solche Auffassung vom Mechanismus der Katatonie bei der Schizophrenie den Tatsachen entspricht, wird dadurch überzeugend bewiesen, daß nur diese Form der Schizophrenie mit einem recht beträchtlichen Prozentsatz von Rückbildungen zum Normalzustand einhergeht, obwohl der katatone Zustand mitunter viele Jahre lang (20 Jahre) bestehen bleiben kann. Unter diesem Gesichtspunkt sind die verschiedenen Versuche, auf die Katatoniker mit erregenden Maßnahmen und Mitteln einzuwirken, als durchaus schädlich anzusehen. Man darf im Gegenteil eine recht beträchtliche Erhöhung des Prozentsatzes von Genesungen erwarten, wenn zu der durch die Hemmung verursachten physiologischen Ruhe noch die willkürliche äußere Ruhe solcher

[1] Physiologie und Pathologie der höheren Nerventätigkeit, Medizinischer Staatsverlag, 1930, S. 34.

Kranker hinzugesellt wird, und sie nicht mehr den ununterbrochenen und starken Reizen der Umwelt und den Belästigungen durch andere mehr oder weniger unruhige Kranke ausgesetzt werden."[1]

In Übereinstimmung mit diesen Zielen richtete PAWLOW neben seinen Laboratorien auch eine psychiatrische Klinik ein, deren Äußeres weit eher an ein wohleingerichtetes Sanatorium als an eine psychiatrische Anstalt erinnerte.

Die gesamte innere Struktur und der Behandlungsplan der Klinik waren auf die Wahrung äußerster Ruhe für die darin behandelten Kranken abgestimmt.

Auf ähnlichen Prinzipien war auch die gesamte innere Abteilung der Klinik PROTOPOPOWS in Charkow aufgebaut, der diese Behandlungsprinzipien als „Schutztherapie" bezeichnete.

Es soll nun von der wissenschaftlichen Arbeit der psychiatrischen Klinik PAWLOWS sowohl zu seinen Lebzeiten als auch nach seinem Tode die Rede sein.

8. Die Grundrichtungen der Arbeit in der psychiatrischen Klinik PAWLOWS zu seinen Lebzeiten und nach seinem Tode

Die experimentellen und die experimentell-klinischen Untersuchungen der psychiatrischen Klinik, die den Laboratorien PAWLOWS angeschlossen war und in der er seine klinisch-pathophysiologischen Arbeiten durchführte, lassen sich in drei verschiedene Kategorien einteilen.

Die erste Kategorie besteht aus einer Anzahl experimenteller Untersuchungen, welche die Erforschung pathologischer Störungen der Hinrindendynamik bei einigen neuro-psychischen Erkrankungen zum Ziel haben, für die sich PAWLOW besonders interessierte.

Bei der zweiten Kategorie handelt es sich ebenfalls um experimentelle Untersuchungen, die speziell der Erforschung von neuro-dynamischen Störungen bei der Schizophrenie gewidmet sind.

Und schließlich besteht die dritte Kategorie in experimentell-klinischen Untersuchungen, die im engen Zusammenhang mit der in der Klinik durchgeführten Behandlung der Schizophrenie stehen.

Zur ersten Gruppe gehören die experimentellen Untersuchungen der Hirnrindendynamik bei der progressiven Paralyse (JAPONZEW), bei der mit neuropsychischen Störungen einhergehenden Epilepsie (WINOGRADOW), bei der Hysterie (FADDEJEWA und POWORINSKI), bei der manisch-depressiven Psychose, sowie bei verschiedenen Arten depressiver Zustände (FADDEJEWA), und schließlich bei den Involutionspsychosen (GOLOWINA).[2]

[1] Zwanzigjährige Erfahrungen mit dem objektiven Studium der höheren Nerventätigkeit (des Verhaltens) der Tiere, Sämtl. Werke, Bd. III/2, Berlin, 1953, S. 547.

[2] In all den zahlreichen Arbeiten wurde die Methode der etwas modifizierten „einfachen psychischen Reaktion" (die Sprechmethode IWANOW-SMOLENSKIS), verschiedentlich auch außerdem die elektro-dermatische Abwehrmethode (PROTOPOPOW) angewandt, wobei nicht nur die Bewegung, sondern ebenfalls Puls und Atmung registriert wurden. Außerdem fand das sogenannte Assoziations-Experiment Verwendung (vorwiegend zur Untersuchung des zweiten Signalsystems).

Abgesehen von den deutlichen Unterschieden in den Störungen der Hirnrindendynamik, die bei allen soeben erwähnten Erkrankungen festgestellt werden konnten, hatten diese Störungen einen deutlich ausgeprägten gemeinsamen Wesenszug, der sich darin äußerte, daß in allen Fällen die Schließungsfunktion der Großhirnrinde sogar in ihrer einfachsten Form deutlich gestört war. Es kam also zu einer Beeinträchtigung der Funktion der Schließung neuerworbener zeitweiliger bedingter Verbindungen, neuer Hirnrindenassoziationen, der Funktion der Adaptation an alle neuen Veränderungen, welche in der Umwelt vor sich gehen.

Wenn auch bei schweren Formen der Hysterie neue Hirnrindenverbindungen schnell entstanden, so zeichneten sie sich doch stets durch unzureichende Beständigkeit und unzureichende Ausgeglichenheit aus. Als besonders unbeständig erwiesen sich die inneren, aktiven Hemmungen, die besonders bei den affektiven Zuständen leicht zu enthemmen waren. Dafür waren die Erscheinungen der passiven Hemmung (der äußeren Hemmung und Überbelastungshemmung) gewöhnlich deutlich ausgeprägt. Sie äußerten sich in schnell auftretenden Ermüdungserscheinungen und Schlaf, aber auch in starker Ablenkbarkeit (Faddejewa und Poworinski).

In der depressiven Phase einer zirkulären Psychose entstanden neue Hirnrindenverbindungen außerordentlich langsam, innere Hemmungen dagegen rasch und leicht. Bei mäßigen Graden einer manischen Phase ließen sich neue Hirnrindenverbindungen und neue Assoziationen rasch, aktive Hemmungen jedoch nur mit großer Schwierigkeit hervorrufen. Bei hochgradigen manischen Zuständen beobachtete man das Auftreten der irradiierenden Überbelastungshemmung im zweiten Signalsystem (da es in evolutionärer Hinsicht jünger und anfälliger ist). Dies äußerte sich in einer merklichen Verlangsamung und Qualitätsminderung der Sprachassoziationen zusammen mit der Enthemmung einer deutlich affektiven Pantomimik. Weiter waren im ersten Signalsystem Erscheinungen der ultraparadoxen Phase mit einer Hemmung höherer kortikaler Funktionen und Enthemmung niederer, primitiver Funktionen zu bemerken (Faddejewa).

Als man auf experimentellem Wege die Besonderheiten der Störungen im ersten und zweiten Signalsystem und in deren Wechselbeziehungen sowie die Besonderheiten der Störung des vegetativen Nervensystems erforschte, gelang es nicht nur eine ganze Reihe gemeinsamer, sondern auch eine Anzahl unterschiedlicher Wesenszüge bei den depressiven Zuständen verschiedenen Ursprungs festzustellen (zirkuläre, schizophrene und reaktive Depressionen sowie Involutionsdepressionen). Dadurch wurde die Differentialdiagnose dieser Erkrankungen ermöglicht (Faddejewa).

Bei den Involutionsdepressionen waren neben einer auffälligen Verlangsamung bei der Bildung neuer Hirnrindenverbindungen und in gleicher Weise auch der inneren Hemmungen, deutlich ausgeprägte Phasenerscheinungen (Ausgleichsphase, paradoxe Phase), eine allgemeine pathologische Trägheit der Hirnrindenprozesse und eine besonders deutliche Störung im zweiten Signalsystem von Interesse (Golowina).

Wie wir bereits erwähnten, beschäftigte sich eine beträchtliche Zahl klinischer Arbeiten mit der Schizophrenie, insbesondere mit ihrer katatonen Form.

Die nächtliche Untersuchung des Muskeltonus bei stuporösen Katatonikern (mit Erscheinungen der Katalepsie oder allgemeiner gespannter Erstarrung) offenbarte eine ungewöhnliche Unbeständigkeit und Oberflächlichkeit ihres Nachtschlafes; im wesentlichen war die Grenze zwischen Wachzustand und Schlaf in den meisten Fällen völlig verwischt. Dort wo der Schlaf dennoch für kurze Zeit eintrat, bemerkte man stets auch ein gleichzeitiges Verschwinden der allgemeinen Störungen des Muskeltonus (WINOGRADOW, GOLOWINA, MAJOROW, NARBUTOWITSCH).

Untersuchungen der Funktion des vegetativen Nervensystems bei gehemmten Katatonikern (mit Hilfe verschiedener äußerer Reize und pharmakologischer Proben) ergaben bei ihnen häufig vegetative Dystonien, die Neigung zu invertierten Reaktionen, und nicht selten eine erniedrigte vegetative Aktivität mit Überwiegen des Parasympathikus (GOLOWINA, STSCHASTNY u. a.). Es entstand der Eindruck, daß sich hier die Phasenerscheinungen auch auf das System der vegetativen subkortikalen Zentren ausdehnen.

Die Schließungsfunktion der Hirnrinde war bei diesen Kranken in den meisten Fällen deutlich gestört. Das Aneignen oder Festigen neuer Hirnrindenverbindungen war völlig oder nahezu völlig unmöglich. Es ist interessant, daß es in manchen Fällen, wo es unmöglich ist, eine somatische bedingte motorische Reaktion zu bilden, verhältnismäßig leicht gelingt, eine bedingte vegetative Reaktion hervorzurufen (Atemreaktion oder Herz-Kreislaufreaktion).

Bei paranoiden Schizophrenen bilden sich relativ leicht kortikale positive Verbindungen und auch Hemmungsverbindungen, die allerdings häufig durch die pathodynamischen Wahn- und Halluzinationsstrukturen eine Induktionshemmung (negative Induktion) erfahren (SELGEIM, TRAUGOTT, GARZSCHTEIN).

Bei Katatonikern dehnt sich die Hemmung häufig auch auf die unbedingten Reflexe — die Abwehr- und Orientierungsreflexe — aus, wobei mitunter, bei Erhaltung der motorischen somatischen Komponente, die vegetative Komponente mit den in der Norm üblichen Veränderungen der Atmung und des Pulses völlig fehlt (NARBUTOWITSCH, FADDEJEWA, STSCHASTNY).

Gleichzeitig mit einer Hemmung der höheren unbedingten Reaktionen kann man nicht selten eine Enthemmung primitiver, rudimentärer Reflexe, der Greif-, Kriech- und Saugreflexe, beobachten (NARBUTOWITSCH). Mit dem Aufhören des stuporösen Zustandes verschwinden auch diese Reflexe. Dies spricht dafür, daß ihre Enthemmung funktionellen, temporären Charakter hat.

Die zuerst in dem unserer Klinik angeschlossenen Laboratorium durchgeführte kombinierte Untersuchung der Hirnrindendynamik und der peripheren Chronaxie (flexor digit. com.) ergab folgendes: Während bei gesunden Menschen die bedingte Erregung und bedingte Hemmung stets mit genau bestimmbaren Veränderungen der peripheren Chronaxie einhergeht, haben diese Veränderungen bei Schizophrenen unter den gleichen Umständen völlig chaotischen Charakter, wobei man bunte und unterschiedliche Resultate nicht nur von Versuch zu Versuch, sondern sogar im Verlauf eines einzelnen Versuches erhält (Je. A. JAKOWLEWA).

Bei einer gründlichen Beobachtung und experimentell-klinischen pathophysiologischen Untersuchung der schizophrenen Katatoniker und der paranoiden Schizophrenen bot sich die Möglichkeit, eine Anzahl neuer Tatsachen festzustellen (Iwanow-Smolenski):

a) der Zustand des katatonen Stupors enthält unabhängig von der scheinbaren äußeren Einseitigkeit recht unterschiedliche Variationen; diese Unterschiede sind von den verschiedenen Beziehungen zwischen den Störungen der somatischen und vegetativen Funktionen (die letzteren können sich im Zustand der Depression, der Erregung und der Dissoziation befinden), von der Hemmungsausdehnung auf verschiedene Tiefen und Schichten des Hirnstammes und von der verschiedenen Lokalisation der ausstrahlenden Hemmung in der Hirnrinde abhängig;

b) die ausstrahlende Hemmung der Großhirnrinde kann bei stuporösen Zuständen ein Doppelwesen zeigen: In manchen Fällen handelt es sich um eine weit ausgedehnte negative Induktion (induzierte Hemmung), die eine komplizierte dynamische Struktur, den Ausgangspunkt einer intensiven, ständigen und beharrlichen Erregung, an der Peripherie umgibt; diese Erregung spiegelt gewöhnlich irgendwelche affektive tiefe Eindrücke wieder, welche mit den zurückliegenden Lebenserfahrungen des Kranken in Zusammenhang stehen, auf die sich dieser völlig konzentriert hat; die außerordentlich starke negative Induktion schließt den Kranken völlig von der ihn umgebenden Wirklichkeit ab und macht ihn für reale Dinge gewissermaßen blind und taub; in anderen Fällen konzentriert sich die Hemmung in der Großhirnrinde vorwiegend auf die motorisch-kinästhetische Sphäre und macht den Kranken dabei völlig bewegungsunfähig, beeinträchtigt seine Wahrnehmungsfähigkeit jedoch nicht; es handelt sich also im ersten Falle gewissermaßen um einen *Rezeptorenstupor*, im zweiten Falle jedoch um den motorischen, den *Effektorenstupor*;

c) der katatone Mutismus ist eine Hemmung, die sich im zweiten Signalsystem konzentriert (in manchen Fällen vorwiegend in seinem sensorischen Teil, in anderen Fällen jedoch vorwiegend im motorischen Teil); eine sorgfältige Untersuchung zeigt, daß es in einigen Fällen gelingt, den sozialen Kontakt mit dem Kranken wiederherzustellen, wenn man die Spracheinwirkungen durch optische Einwirkungen ersetzt (mit Bildern oder geschriebenen Fragen und Vorschlägen); wenn man zuweilen eine anschauliche Geste gebraucht, so kann man eine solche auch beim Kranken hervorrufen;

d) bei der Sprachzusammenhanglosigkeit (Schizophasie) handelt es sich um pathologische Störungen der Wechselbeziehungen zwischen dem ersten und zweiten Signalsystem, wobei das letztere überwiegend betroffen ist; im zweiten Signalsystem kommt es zu Intermediärzuständen zwischen Wachen und Schlafen, mitunter aber außerdem zu Erscheinungen der pathologischen Trägheit, die mit den Prozessen des zentralen, die Destruktion hervorrufenden Reizes im Zusammenhang stehen;

e) der schizophrene Wahn zeigt in manchen Fällen ein deutlich bildhaftes Wesen, da er nicht selten mit optischen Halluzinationen einhergeht und sich dann vorwiegend im ersten Signalsystem abspielt; in anderen Fällen hat er hauptsächlich verbalen Charakter, d. h., er stellt eine krankhafte Störung des sprachlichen Denkens dar, die dann mit akustischen Sprachhalluzinationen verbunden und infolgedessen vorwiegend eine Störung des zweiten Signalsystems ist;

f) die in der optischen Sphäre (und seltener in der akustischen Sphäre) der Großhirnrinde konzentrierten Phasenerscheinungen bilden die Grundlage für die schlafähnlichen Traum-Halluzinationen;

g) wenn die Lokalerscheinungen der pathologischen Trägheit des Erregungsprozesses, welche die sich stereotyp wiederholenden Halluzinationen hervorrufen, hauptsächlich in der optischen oder akustischen Sphäre der Großhirnrinde konzentriert sind, so zeigen sie gewöhnlich das Wesen einer Pseudohalluzination (sie werden „im Inneren des Kopfes" erlebt); wenn die träge Erregung sich aber auch auf die kortikale Projektion der optischen oder akustischen Akkomodation des entsprechenden Sinnesorgans ausdehnt, so werden die Halluzinationen nach außen projiziert und bekommen den Charakter echter Halluzinationen.

Wie wir bereits erwähnten, ist die letzte Gruppe der Untersuchungen nun eng mit der therapeutischen Arbeit in der Klinik verbunden, von der jetzt die Rede sein wird.

9. Die Arbeit Pawlows *und seiner Mitarbeiter auf dem Gebiete der pathogenetischen Therapie neuro-psychischer Erkrankungen*

Bereits am Ende des vergangenen Jahrhunderts und besonders in den zwanziger bis dreißiger Jahren dieses Jahrhunderts fand die Dauernarkose in der Psychiatrie bei der Behandlung stark und dauernd erregter Geisteskranker eine breite Anwendung (vorwiegend bei der Schizophrenie).

Im Jahre 1934 wurde die Dauernarkose auch zum ersten Mal in der Sowjetunion und zwar in der Klinik Protopopows und in den nächsten Jahren danach von Schewelew und Sereiski gemeinsam mit Feldman angewandt.[1]

Als Pawlow mit dem Problem der Schlaftherapie vertraut geworden war, äußerte er den Wunsch, diese therapeutische Methode (mit Hilfe der Cloettaschen Mischung) in der seinen Laboratorien angeschlossenen psychiatrischen Klinik anzuwenden. Vom Gedanken der Schutzhemmung ausgehend, entschloß er sich im Gegensatz zu allen vorhergehenden Arbeiten über die Schlaftherapie, diese nicht bei Erregungszuständen, sondern im Gegenteil bei jenen schizophrenen Syndromen anzuwenden, wo die Erscheinungen der Schutzhemmung besonders ausgesprochen waren, d. h., vor allen Dingen bei kataton-stuporösen und bei depressiv-stuporösen Zuständen, doch ebenfalls in allen anderen Fällen der

[1] Wie aus den Erfahrungen ausländischer Kliniken hervorging, hatte die Dauernarkose (für die damals vorwiegend Somnifen verwandt wurde) einen beträchtlichen Prozentsatz an Todesfällen zur Folge. Doch erschien im Jahre 1934 in der Literatur die Arbeit der Schweizer Wissenschaftler Cloetta und Maier, welche die Anwendung einer von ihnen zusammengestellten narkotischen Mischung empfahlen, wobei sie auf das gute therapeutische Ergebnis und die angeblich unbeträchtliche Toxizität der Mischung hinwiesen.

Schizophrenie, wo Intermediärzustände zwischen Wachen und Schlafen deutlich in den Vordergrund traten.

Die therapeutische Grundeinstellung PAWLOWS war offensichtlich: Er wollte mit allen Mitteln jenen nervalen Abwehrmechanismus fördern und vertiefen, der sich in der Schutzhemmung äußert.

In der Regel wurde bisher die Dauernarkose bei ein bis zwei Kranken gleichzeitig angewandt. Um sie in der Klinik PAWLOWS durchführen zu können, wurde zuerst eine Spezialabteilung mit 12 bis 14 Betten eingerichtet, die von anderen Abteilungen isoliert war. Die Fenster wurden mit dunklen, das Tageslicht nicht durchlassenden Vorhängen verhängt und die Fußböden mit weichen, jeden Laut des vorübergehenden Personals vermeidenden Teppichen bedeckt. Außerdem gelangten monotone, rhythmische Reize, wie langsam flackerndes blaues Licht und das Ticken des Metronoms zur Anwendung. Auf der Abteilung versahen Spezialärzte, darunter Psychiater und Therapeuten, ihren Dienst (unter der Leitung von PETROWA und SCHWARZ).

Die Dauernarkose wurde (mit Hilfe der CLOETTAschen Mischung) bei 12 bis 14 Kranken gleichzeitig in einem Zeitraum von 6 bis 12 Tagen durchgeführt (gewöhnlich wurde die narkotische Mischung in der Mitte der Narkose für 12 bis 24 Stunden abgesetzt, um ihre Toxizität herabzumindern, wobei der Kranke wohl infolge von Trägheitseinflüssen weiterschlief).

In seinem Antwortschreiben[1] an die Kollegen der psychiatrischen Klinik in Kiew, welche sich an PAWLOW mit der Bitte gewandt hatten, er möge der Bezeichnung dieser Klinik als „PAWLOW-Klinik" zustimmen, schrieb er, daß er „von den günstigen Resultaten überrascht sei", die in seiner Klinik mit der Narkosetherapie erzielt worden seien, und daß er in ihnen „den ermutigenden und vielversprechenden Anfang einer Annäherung der experimentellen Physiologie und Pathologie der höheren Nerventätigkeit an die Klinik der Nerven- und Geisteskrankheiten sähe".

Die Äußerungen PAWLOWS über das allgemeine Regime und die Krankenwartung in den psychiatrischen Heilanstalten verdienen Aufmerksamkeit: „Wie großartig auch der Fortschritt von früheren Zeiten bis zu unseren Tagen im Umgang mit Geisteskranken sein mag", erklärt er, „so bleibt doch noch so manches zu wünschen übrig, wie mir scheint. Die größtenteils allgemein übliche Unterbringung von Kranken, die sich gewissermaßen noch ihres Zustandes bewußt sind, zusammen mit anderen unzurechnungsfähigen Kranken, durch die erstere auf der einen Seite starken Reizen in Form von Schreien und häßlichen Szenen, auf der anderen Seite auch direkter Gewalteinwirkung ausgesetzt werden können, muß als Bedingung angesehen werden, welche eine unnötige, noch weiter entkräftende Belastung für die schwachen Hirnrindenzellen darstellt. Außerdem leidet der Kranke unter der Beeinträchtigung seiner menschlichen Rechte, die er zum Teil in seiner Freiheitsbeschränkung sieht. Zum Teil empfindet er aber auch seine an sich verständliche und fast unvermeidliche Behandlung als Unzurechnungsfähigen seitens des Pflegepersonals und des medizinischen Personals.

[1] „Istwestija" und „Prawda" vom 4. Februar 1936.

Dies bedeutet wiederum einen ernsten Schlag für die schwachen Hirnrindenzellen. Infolgedessen muß man nach Möglichkeit rasch und rechtzeitig solche Geisteskranke in das gleiche äußere Milieu bringen, wie Patienten, die an beliebigen anderen Krankheiten leiden. Dadurch dürfte das Gefühl für menschliche Würde nicht so unmittelbar verletzt werden."[1]

Diesen humanen Wünschen PAWLOWS entsprechend wurde seinerzeit von uns auch eine psychiatrische Klinik neben seinem Laboratorium eingerichtet, die noch weit eher den Eindruck eines Sanatoriums hervorrief, als dies schon bei der psychiatrischen Heilanstalt der Fall war.

Nach PAWLOWS Tod wurde die Bearbeitung von Fragen einer aktiven Therapie der Schizophrenie in der Klinik fortgesetzt. Dabei verzichtete man unter anderem später auf die CLOETTAsche Mischung infolge ihrer immer noch recht hohen Toxizität und ging zur Anwendung des weniger toxischen Amital-Natriums über, das dabei zuweilen mit Paraldehyd kombiniert wurde. Gleichzeitig ersetzte die Klinik die nicht unbedenkliche Dauernarkose durch den *narkotischen Dauerschlaf*, den sie beständig in den Grenzen eines kräftigen, tiefen, natürlichen Schlafes hielt und niemals bis zur Narkose vertiefte.[2]

Es zeigte sich jedoch, daß der narkotische Dauerschlaf, insbesondere in den Fällen, wo die Krankheit mehr als 6 bis 12 Monate dauerte, der Dauernarkose an Wirksamkeit nachstand. Wenn wir nun den Ablauf der Dauernarkose aufmerksam betrachten, so lassen sich die deutlichen und mitunter auch stürmischen vegetativen Reaktionen kaum übersehen, die für ihren Verlauf typisch sind (Puls- und Atembeschleunigung, Verstärkung der Schweißabsonderung, Erhöhung der Temperatur, Veränderungen der Leukozytenformel usw.). Diese vegetativen Reaktionen gehen (in einigen Fällen) mit Komplikationen hauptsächlich der Atmung und des Herz-Kreislaufsystems einher.

Wir wissen auch, daß die wirksamsten in der Psychiatrie angewandten aktiven Behandlungsmethoden die Fiebertherapie (z. B. die Sulfosintherapie), die Insulin-Schockbehandlung und die Krampftherapie sind, die sich durch erhebliche vegetative Reaktionen und Erscheinungen der vegetativen Mobilisierung auszeichnen und die gewissermaßen auch vegetativ umstimmende und entgiftende Bedeutung haben.

Jedoch sind alle diese Methoden wie auch die Dauernarkose äußerst schwere Belastungen für die Kranken, und sie sind auch in keiner Weise frei von somatischen Komplikationen.

Diese Überlegungen veranlaßten uns, hauptsächlich in jenen Fällen, wo sich die Durchführung des narkotischen Dauerschlafes allein als nicht ausreichend wirksam erwies, d. h. dort, wo die durch Vertiefung der Schutzhemmung erzielte Reparation der Hirnrindentätigkeit unzureichend oder nicht stark genug war,

[1] Zwanzigjährige Erfahrungen mit dem objektiven Studium der höheren Nerventätigkeit (des Verhaltens) der Tiere, Sämtl. Werke, Bd. III/2, Berlin, 1953, S. 386—387.

[2] Ausführliches darüber siehe im Sammelband „Die Dauernarkose bei Schizophrenie", Ausgabe WIEM, 1940.

weil der intrasomatische Ausgangspunkt der Neurointoxikation nicht radikal beseitigt werden konnte, nach neuen therapeutischen Methoden zu suchen.

Nachdem wir von der Narkose abgekommen waren, entschlossen wir uns daher, den narkotischen Dauerschlaf mit vegetativ umstimmenden Behandlungsmethoden zu kombinieren. Dabei wurde so schonend wie möglich vorgegangen, schon um somatische Komplikationen zu vermeiden. Wir gaben daher an Stelle der üblichen 20 bis 30 Injektionen Sulfosin nicht mehr als 10 und kombinierten jede Injektion mit einem 1½tägigen Amital-Schlaf (JAPONZEW); in anderen Fällen führten wir einen 6½tägigen Amital-Schlaf durch und kombinierten ihn mit 15 bis 20 Insulininjektionen. Dabei wurden beträchtliche vegetative Verschiebungen hervorgerufen, jedoch die Kranken niemals bis zum Schockzustand gebracht (NARBUTOWITSCH und POWORINSKI); schließlich wurde die Kur der Konvulsionstherapie (Cardiazol- und Elektroschock) von 20 bis 25 Anfällen auf 4 bis 5 reduziert und jeder einzelne Anfall mit einem Amital-Schlaf von 24 bis 36 Stunden Dauer kombiniert (STSCHASTNY und GARZSCHTEIN).

Es erwies sich, daß die Wirksamkeit dieser kombinierten Therapieform nicht nur keineswegs geringer war als die Wirksamkeit der sonst in der psychiatrischen Klinik angewandten Methoden einer aktiven Therapie (Dauernarkose, Insulinschock, Konvulsionstherapie und Fiebertherapie), sondern sie in mancher Hinsicht sogar noch an Wirksamkeit übertraf. Besonders bemerkenswert war aber das völlige Fehlen irgendwelcher ernster somatischer Komplikationen.

Schließlich war auch die in ihrer Dauer verkürzte, beträchtlich mildere, von Narkose und Insulinkoma befreite, kombinierte Therapie humaner als die anderen Formen der aktiven Behandlung.

Wir machten deshalb vorwiegend in denjenigen Fällen, wo der narkotische Dauerschlaf allein nicht ausreichte, von den verschiedenen Formen der kombinierten Therapie Gebrauch. Dabei wurde meistens der Amital-Schlaf zusammen mit der Insulinhypoglykämie angewandt, jedoch auch die anderen kombinierten Methoden benutzt. Als Ursache der erfolgreichen Behandlung muß das Prinzip der kombinierten Wirkung des nervalen Schutzhemmungsmechanismus und des nervalen Mechanismus der vegetativen Mobilisation angesehen werden.

Im Zusammenhang mit der aktiven klinischen Therapie wurde eine Anzahl experimenteller Untersuchungen durchgeführt, die das Verständnis der nervalen Mechanismen dieser therapeutischen Wirkung vertieften und ebenfalls die funktionellen Reparationsprozesse im Nervensystem offenbarten, welche die Heilung bewirkten (JAPONZEW, SELGEIM, GARZSCHTEIN, NARBUTOWITSCH, GOLOWINA, STSCHASTNY, SHURIKOWA u. a.).

Wenn man von Zeit zu Zeit die Insulin- oder Cardiazolinjektionen durch Injektionen mit physiologischer Kochsalzlösung ersetzte, so stellte sich heraus, daß man bei den Kranken auf Grund des Mechanismus einer zeitweiligen, bedingten Verbindung die gleichen Reaktionen hervorrufen konnte, wie dies mit Hilfe der primär verabfolgten Medikamente möglich war (POWORINSKI, STROKINA, GARZSCHTEIN). Dadurch bot sich zuweilen die Möglichkeit, die Anzahl der Insulininjektionen während der Behandlumg zu vermindern.

Der Kriegsbeginn und die Blockade von Leningrad unterbrachen diese Arbeit, obwohl es den Mitarbeitern der Klinik auch noch während der Blockade gelang, eine Anzahl experimenteller Untersuchungen durchzuführen.

Der evakuierte Teil des Kollektivs der Klinik setzte seine wissenschaftliche Tätigkeit unter den beschränkten Möglichkeiten des Ausweichkrankenhauses fort und arbeitete hauptsächlich auf dem Gebiete der geschlossenen Hirntraumen (SINKEWITSCH, FADDEJEWA, IWANOW-SMOLENSKI u. a.).

Die grundlegenden Ergebnisse dieser fast dreijährigen Arbeit führten zu folgenden Erkenntnissen: Es besteht Grund zu der Annahme, daß jene tiefe und ausstrahlende Hemmung, die das Zentralnervensystem unmittelbar nach dem zugefügten schweren Trauma oder, besser gesagt, im Augenblick des Traumas befällt (Luft-Kontusion, Gehirnerschütterung, Kopfverletzung) und sich durch Bewußtlosigkeit, allgemeine Hypo- oder sogar Areflexie und kurzfristige Unterdrückung der vegetativen Funktionen äußert (Verlangsamung und Schwächung des Pulses und der Atmung), nichts anderes ist als eine Schutzhemmung, die sich nicht nur auf die gesamte Großhirnrinde, sondern auch auf die tiefergelegenen Abschnitte des Zentralnervensystems ausdehnt.

Wenn sie allmählich schwächer wird und sich dann hauptsächlich in den höheren Großhirnabschnitten konzentriert, äußert sie sich während eines mehr oder weniger langen Zeitabschnittes noch durch Erscheinungen einer allgemeinen motorischen Hemmung.

Zuerst befreien sich die subkortikalen Abschnitte von dieser ausstrahlenden, diffusen Hemmung und zuletzt die feinst differenzierten, aktivsten und deshalb auch anfälligsten Großhirnrindenzellen. Die Schutzhemmung hat die Tendenz, sich am längsten im System der Hörzentren aufzuhalten, deren höchste Instanz die Hörsphäre (der akustische Analysator) der Großhirnrinde ist. Man muß dabei in Betracht ziehen, daß der akustische Analysator nicht nur die gleiche schädigende Einwirkung (Luft-Kontusion, Gehirnerschütterung) erleidet wie auch die übrigen Abschnitte des Großhirnes, sondern im Augenblick des Traumas vor allen Dingen noch eine zusätzliche traumatische Belastung infolge des übermäßigen, seine Kräfte überschreitenden Reizes, durch die dröhnende akustische Wirkung der in unmittelbarer Nähe erfolgenden Explosion erfährt.

Beim Menschen liegt nun im akustischen Analysator das sensorische Sprachzentrum, das assoziativ eng mit der motorisch-kinästhetischen Sprachsphäre verbunden ist („motorisches Sprachzentrum"). Diese beiden Gebiete stellen ihrerseits die eigentlichen Strukturkomponenten des zweiten Signalsystems dar.

Aus diesem Grunde ist es verständlich, daß sich die weit irradiierte Schutzhemmung bei ihrer Rückbildung nicht nur in den evolutionär zuletzt entwickelten Abschnitten, sondern auch in den am meisten in Mitleidenschaft gezogenen Gebieten und ebenfalls in den mit diesen funktionell eng verbundenen Abschnitten am längsten bemerkbar macht. Auf diese Weise kommen die Erscheinungen des Kontusions- und Kommotions-Surdomutismus zustande. Gewöhnlich breitet sich die Hemmung dabei auch auf die subkortikalen Zentren der Phonation aus, wobei das Bild der Surdoaphonie entsteht.

Auch noch während des Rückbildungsprozesses der Schutzhemmung werden mit der allmählichen Befreiung zunächst der subkortikalen Abschnitte, dann der Großhirnrinde und zuletzt ihrer akustischen Sprachsphäre von dieser Hemmung, die funktionellen Wechselbeziehungen verschiedener Großhirnabschnitte empfindlich gestört. Auf der einen Seite gewinnen die subkortikalen Funktionen ein temporäres Übergewicht über die noch nicht völlig von der Hemmung befreiten kortikalen Funktionen, was zum Teil in einer Verstärkung, Enthemmung und Dissoziation der vegetativen Funktionen des Zwischenhirnes infolge einer Schwächung der sie regulierenden und kontrollierenden kortikalen Einflüsse seine Äußerung findet. Auf der anderen Seite gewinnt die gesamte unmittelbare — nicht an die Sprache gebundene — Funktion der Großhirnrinde, d. h. die Funktion des ersten Signalsystems, das Übergewicht über die äußere und innere (das sprachliche Denken) Tätigkeit des „Sprachsystems" (des zweiten Signalsystems).

Nun ist das Überwiegen subkortikaler Funktionen über die kortikalen und das Überwiegen des ersten Signalsystems über das zweite, wie wir durch PAWLOW bereits wissen, der am meisten charakteristische Wesenszug hysterischer Syndrome.

Die erheblich erhöhte Emotionsfähigkeit, die Krampfentladungen, die stürmischen affektiven Ausbrüche, welche nicht durch eine höhere Hemmungskontrolle korrigiert werden, das quälend deutliche, bildhaft-konkrete Haften schwerwiegender Erinnerungen, all dies findet in einem solchen temporären (jedoch nicht selten auch dauernden) Überwiegen untergeordneter Funktionen seine Äußerung. In den Fällen einer raschen Rückentwicklung der ausstrahlenden Schutzhemmung werden Störungen der dynamischen Wechselbeziehungen in den verschiedenen Abschnitten des Großhirnes gewöhnlich nicht beobachtet. Das neurotische Stadium der Erkrankung zeichnet sich dann nur durch eine geringe Erniedrigung der funktionellen Leistungsgrenze der Hirnrindenzellen, durch eine pathologische Labilität der nervalen Erregung und durch ihre erhöhte Erschöpfbarkeit aus. Dies äußert sich in Erregungsschwäche, rascher Ermüdbarkeit, Konzentrationsschwäche und anderen neurasthenischen Symptomen.

Auf Grund dieser pathophysiologischen Befunde wurde auch die Therapie ausgearbeitet, die im ersten Behandlungsabschnitt aus einer Anzahl von Maßnahmen bestand, welche auf eine größtmöglichste Förderung der Selbstheilungstendenzen im Nervensystem abzielten (völlige äußere Ruhe, Bettruhe und breite Anwendung narkotischer und sedativer Mittel, die eine qualitative Vertiefung und eine beträchtliche — bis zu 10 bis 15 Stunden betragende — Verlängerung des natürlichen Schlafes bewirkten), besonders in denjenigen Fällen, wo der Surdomutismus lange Zeit bestehen blieb. Im zweiten Behandlungsabschnitt wurde eine kräftigende, tonisierende und vegetativ-regulierende Behandlung durchgeführt, in deren Verlauf häufig kleine Phenamindosen, funktionell-therapeutische Maßnahmen und eine stimulierende Pyschotherapie zur Anwendung gelangten. Der günstige Einfluß einer solchen Therapie zeigte sich besonders deutlich bei den Erscheinungen des Surdomutismus, der dadurch gewöhnlich rasch beseitigt werden konnte.

Mit gleichen guten Ergebnissen machten Asratjan und seine Mitarbeiter zur Zeit des Krieges und nach dem Kriege ebenfalls in beträchtlichem Umfange bei geschlossenen und offenen Verletzungen des Gehirnes und auch bei einer Reihe anderer Störungen (Phantomschmerzen, Rückenmarkstraumen u. ähnl.) von der Schlaftherapie Gebrauch. Dabei benutzten sie eine von ihnen selbst zusammengestellte narkotische Mischung. Da die Arbeit Asratjans ebenfalls die Pawlowsche Konzeption der Schutzhemmung als Grundlage hatte, war für ihn jene Tatsache von Interesse, daß sich nach den Ergebnissen einiger Autoren das Quantum des verbrauchten Sauerstoffes unter dem Einfluß narkotischer Medikamente, die eine Hemmung der äußeren Aktivität der Nervenzellen hervorriefen, nicht verminderte. Eine umfangreiche Arbeit auf dem Gebiete der Schlaftherapie wurde während der Kriegszeit von Dolin geleistet. Verschiedene Autoren wandten diese Therapie mit Erfolg bei Kausalgien an (Asratjan, F. A. Andrejew, Serafimow u. a.). Mit guten Ergebnissen fand sie auch bei einigen Hauterkrankungen Verwendung (Petrowa und Poljakow u. a.).

Die Arbeiten Petrowas und Ussijewitschs wiesen überzeugend nach, daß verschiedene somatische, vegetativ-viszerale und trophische Störungen, die durch Zerrüttungen, Entgleisungen und Überanstrengungen der höheren Nerventätigkeit hervorgerufen werden konnten und mit verschiedenen, auf diese Weise experimentell erzeugten Neurosen einhergingen, gewöhnlich auch nach erfolgreicher Heilung der funktionell bedingten Störungen der Hirnrindendynamik wieder verschwanden.

Aus diesem Grunde ist es begreiflich, daß der Gedanke über die Zweckmäßigkeit einer Anwendung der Schlaftherapie nicht nur bei neuropsychischen Erkrankungen laut wurde, sondern auch über die Grenzen der psychiatrischen Klinik hinaus Anhänger fand. Dies ist besonders in den Fällen angebracht, wo sich verschiedene somatische Störungen im Zusammenhang mit Überanstrengungen kortikaler Prozesse entwickeln, auch dann, wenn sie nicht zu deutlich ausgeprägten psychoreaktiven Zuständen führen.

Von der Schlaftherapie wurde in der inneren Medizin, in der Chirurgie, in der Geburtshilfe und Gynäkologie, aber auch in verschiedenen anderen klinischen Disziplinen in großem Umfange Gebrauch gemacht.

Jedoch sind ihre Grenzen und ihre Anwendungs- und Indikationsgebiete noch nicht genau bestimmt worden, so daß weitere sorgfältige Untersuchungen erforderlich sind. Die Anwendung der Schlaftherapie über die Grenzen jener Indikationen hinaus, die von Pawlow selbst angegeben worden sind, ihre Anwendung ohne ausreichende pathogenetische Begründung und insbesondere ohne Verbindung mit der Lehre Pawlows über die Schutzhemmung, würde nur zu einer Verwässerung dieser wertvollen therapeutischen Methode führen. Unzureichende Überlegungen und eine unzureichende Begründung bei Versuchen ihrer Anwendung könnte diese Behandlungsmethode leicht in Mißkredit bringen.

Um so mehr hat sich die Schlaftherapie dort, wo ihre Anwendung pathogenetisch begründet ist, in den meisten Fällen durchaus bewährt.

Heute interessieren sich die Vertreter der verschiedensten klinischen Disziplinen für die Fragen des Heilschlafes (TSCHERNORUZKI, ANDREJEW, BAKULEW, BUSSALOW, MJASNIKOW, NIKOLAJEW, NESTEROW, BIRMAN, SNESHNEWSKI, KERBIKOW u. a.).

Es muß erwähnt werden, daß wir in der psychiatrischen Klinik bereits die drei folgenden Hauptindikationsgebiete für die Schlaftherapie vorfanden, als wir in der Nachkriegszeit zu unserer Arbeit zurückkehrten: a) die Spätfolgen der Hirntraumen; b) die reaktiven Zustände; c) die Narkomanie (vorwiegend der chronische Alkoholismus). Wir verweilen bei dieser Arbeit nur in kurzen Zügen und wollen daher lediglich einige Seiten kurz berühren.

Die experimentell-klinische Untersuchung der Hirnrindendynamik bei den Spätfolgen geschlossener Hirntraumen hatte erwiesen, daß sich dabei beträchtliche Störungen der Beweglichkeit kortikaler Prozesse und ein erhebliches Überwiegen von Prozessen der passiven (unbedingten) Hemmung als dominierende Wesenszüge bemerkbar machen. Die Erscheinungen der pathologischen Trägheit haben gewöhnlich nicht den Charakter einer lokalen Störung, sondern äußern sich in irradiierender Form. Bei den verschiedenen Arten der passiven Hemmung fällt die Verstärkung von Erscheinungen der negativen Induktion besonders auf. Die Wechselwirkung zwischen dem ersten und zweiten Signalsystem ist durch das Überwiegen des ersten Signalsystems gestört. Diese beschriebenen Veränderungen der Beweglichkeit kortikaler Prozesse und der passiven Hemmung äußern sich besonders deutlich im zweiten Signalsystem.

Nichtsdestoweniger mildert ein beharrliches Training kortikaler Funktionen durch bestimmte Maßnahmen diese Defekte beträchtlich.

Eine gute Wirkung ergibt auch hier die Schlaftherapie (MIROLJUBOW).

Bei der Untersuchung von Störungen der kortikalen Dynamik in Fällen von reaktiven Depressionen wurden recht häufig Intermediärzustände zwischen Wachen und Schlafen, also Phasenerscheinungen im ersten Signalsystem festgestellt (paradoxe Phase, Ausgleichsphase).

Eine sorgfältige Untersuchung der Bedingungen, welche die Entstehung dieser Zustände begünstigen, ergab, daß als auslösende Ursachen anzusehen sind: die mit einer Überbelastungshemmung einhergehende Ermüdung, welche sich im Verlauf eines sich lange Zeit hinziehenden Versuches entwickelte; die Umstellung sogar einfacher dynamischer Stereotypen, d. h. die Notwendigkeit sich neuen Bedingungen anzupassen und schließlich, die Anwendung affektogener Wortreize, die den Kranken an seine psychischen Traumen erinnerten, vor Durchführung des Versuches, im Prozeß des sogenannten assoziativen Experimentes. Dies alles erlaubte gewissermaßen Rückschlüsse für die Therapie und die Neurohygenie (Behandlungsplan) bei solchen Kranken (GARZSCHTEIN).

Eine vergleichende Untersuchung der kortikalen Dynamik bei Alkoholdelirien und bei chronischen Alkoholhalluzinationen ergab, daß sich die Halluzinationen im ersten Fall gewöhnlich vorwiegend auf das erste Signalsystem beziehen und sich auf der Basis von Intermediärzuständen zwischen Wachen und Schlafen entwickeln, im zweiten Fall jedoch äußern sie sich hauptsächlich als

Verbal-Halluzinationen (d. h. sie spielen sich im zweiten Signalsystem ab) und gehen mit Erscheinungen der pathologischen Trägheit nervaler Prozesse einher. Als man sowohl die Erregungsprozesse als auch die Prozesse der inneren Hemmung im ersten Signalsystem auf experimentellem Wege verstärkte, konnte man eine Anzahl von Veränderungen in Form von Verbal-Halluzinationen beobachten, die im zweiten Signalsystem vor sich gingen.

Unter dem Einfluß der üblichen therapeutischen Dosen von Adrenalin, Phenamin und Atropin wurden die Verbalhalluzinationen schwächer und verschwanden sogar vorübergehend vollständig. Die gleiche Wirkung sah man nach einem tiefen und anhaltenden Schlaf, der durch Amital, Veronal oder Chloralhydrat hervorgerufen wurde (SEREDINA).[1]

Eine Untersuchung der höheren Nerventätigkeit bei schweren Formen des chronischen Alkoholismus ergab eine beträchtliche Störung der Hirnrindendynamik (eine Schwächung der Schließungsfunktion, eine pathologische Minderung der Beweglichkeit kortikaler Prozesse, eine Unzulänglichkeit von Prozessen der inneren, aktiven Hemmung u. ähnl.). Diese krankhaften Störungen waren besonders deutlich im zweiten Signalsystem ausgeprägt.

Als eine Apomorphin- oder Emetininjektion mehrfach mit dem Riechen und Schmecken von Alkohol kombiniert wurde, wobei Erscheinungen der Übelkeit und des Erbrechens auftraten, die später auf Grund des Mechanismus einer zeitweiligen bedingten Verbindung schon allein beim Riechen oder Schmecken von Alkohol in Erscheinung traten, gelang es in vielen Fällen von chronischem Alkoholismus, eine mehrere Monate anhaltende Remission und sogar eine völlige Genesung zu erzielen.[2] In anderen Fällen wurde ein ähnliches Resultat durch mehrfache Kombination von Alkoholgeruch und -geschmack mit der Verbalsuggestion einer negativen emotionellen Reaktion (Widerwille und Übelkeit) in mehreren Hypnosesitzungen erreicht (STRELTSCHUK).

Auf diese Weise wurde die Arbeit auf der einen Seite im wesentlichen auf der Grundlage einer Erforschung allgemeiner Störungen der Hirnrindendynamik bei den verschiedenen Erkrankungen fortgesetzt, und zwar besonders die Untersuchung der gestörten Wechselbeziehungen zwischen dem ersten und zweiten Signalsystem. Dies trug wesentlich zum Verständnis der pathologischen nervalen Mechanismen dieser Erkrankungen bei. Auf der anderen Seite galt die Arbeit der Suche nach physiologisch und pathophysiologisch begründeten Behandlungsmethoden.

In der letzten Zeit haben wir uns erneut mit der Dauerschlaftherapie im Zusammenhang mit Fragen der Spezifizierung ihrer Indikation und einer Erweiterung der Grenzen ihrer Anwendung beschäftigt, gleichzeitig aber auch mit den Fragen einer Kombinationstherapie.

[1] Analoge Ergebnisse wurden schon früher von STRELTSCHUK und zum Teil auch von Je. A. POPOW erzielt.

[2] Ein erster Versuch, den Mechanismus einer bedingten Verbindung für die Behandlung des chronischen Alkoholismus zu benutzen, wurde bereits vor dem Kriege von dem sowjetischen Psychiater SLUTSCHEWSKI unternommen.

Besonders günstige Ergebnisse konnten durch Anwendung verschiedener Formen der Schlaftherapie bei reaktiven Zuständen, bei einigen akuten und chronischen Alkoholpsychosen, bei den unter dem Einfluß von Lebensschwierigkeiten dekompensierten „Psychotraumatikern", bei Spätfolgen von Hirntraumen, bei Neurotikern und schließlich bei Zuständen der Morphin-Abstinenz erzielt werden (GARZSCHTEIN, SEREDINA, MIROLJUBOW, SINKEWITSCH, STRELTSCHUK). In vielen Fällen wurde dabei der narkotische Schlaf mit dem hypnotischen Schlaf kombiniert (STRELTSCHUK).

Es muß betont werden, daß die Dauerschlaftherapie von uns gewöhnlich zur Vertiefung und Verstärkung der in den Krankheitsbildern bereits vorhandenen Erscheinungen einer Schutzhemmung benutzt wurde. Mit anderen Worten, wir hielten uns bei einer Anwendung der Schlaftherapie streng an jene pathogenetischen Prinzipien, auf die PAWLOW hingewiesen hat.

Schon lange interessierten wir uns für die Probleme einer Alters-Pathophysiologie der höheren Nerventätigkeit, jedoch gelang es uns erst in den letzten Jahren, einige vorbereitende orientierende Arbeiten auch auf diesem Gebiete durchzuführen.

Die Untersuchungen der Nerventätigkeit von kindlichen Neurotikern (des Vorschulalters und des Schulalters) erwiesen, daß bei den allgemeinen Neurosen neben Störungen der Hirnrindendynamik hier stets auch sehr deutlich ausgeprägte Aktivitätsstörungen des vegetativen Nervensystems vorkommen, die gewöhnlich in diesen Fällen außerordentlich unbeständig sind und zu invertierten Reaktionen neigen (STROKINA, SINKEWITSCH).

Wie die Erforschung der Hirnrindendynamik bei einigen akuten Infektionskrankheiten des Kindes ergab (kruppöse Pneumonie, Scharlach usw.) lassen sich in mittelschweren und schweren Fällen während der sogenannten Sympatikus-Phase (nach KOLTYPIN) in der Hirnrinde deutlich ausgeprägte Erscheinungen der Überbelastungs- und Schutzhemmung beobachten (PEN, KOSIN), welche offenbar die Hirnrinde vor der Neurointoxikation schützen.

Wir gingen stets von den Grundprinzipien der PAWLOWschen Pathophysiologie der höheren Nerventätigkeit aus und erforschten in unserer klinischen und pathophysiologischen Arbeit auf der einen Seite die pathologischen Veränderungen der Neurodynamik mit dem Ziel einer korrekten Begriffsbestimmung der pathogenetischen nervalen Mechanismen, die den verschiedenen Erkrankungen zugrunde liegen, doch auch mit dem Ziel einer Verbesserung und Präzision der Differentialdiagnose und der prognostischen Kriterien einer klinischen Untersuchung. Auf der anderen Seite suchten wir nach neurophysiologischen Wegen zur Ausarbeitung einer pathogenetisch begründeten Therapie, zur Erforschung der nervalen Mechanismen therapeutischer Einflüsse und der unter diesem Einfluß vor sich gehenden Reparation gestörter Funktionen.

Das, was wir bisher auf diesen Gebieten unternommen haben, sind nur die Anfangsstadien einer Arbeit, die auch nicht frei von Fehlern ist. Es sind nur die ersten Schritte auf diesem Wege zurückgelegt worden, der zu einer Klarstellung der bisher erforschten, recht komplizierten Erscheinungen führen und darüber hinaus das Erlernen der Beherrschung dieser Vorgänge ermöglichen soll.

Das Unbefriedigende des bisher Erreichten wird dann besonders offensichtlich, wenn man es den zahlreichen noch unerforschten Problemen und Möglichkeiten gegenüberstellt, die sich vor jedem Untersucher eröffnen; der sich mit dem von PAWLOW als „Pathophysiologie der höheren Abschnitte des Zentralnervensystems" geschaffenen Arbeitsgebiet beschäftigt.

SCHLUSSWORT

Die Lehre von der höheren Nerventätigkeit wurde erstmalig von KRASNOGORSKI (einem der ältesten Schüler PAWLOWS) auf die Verhältnisse des Menschen übertragen, als er im Jahre 1907 seine ersten Versuche einer experimentellen Untersuchung der Hirnrindendynamik bei Kindern unternahm. Doch ist es das Verdienst BECHTEREWS und seiner Schüler, erstmalig den Versuch einer Einführung dieser Lehre in das Gebiet der Neuropathologie und Psychiatrie unternommen zu haben (1908—1909). Auf der einen Seite kann und darf man ihm aber in seiner Tendenz zu einer allzugroßen Simplifizierung einer so komplizierten Aufgabe aber auch in seiner zu weitläufigen und unrechtmäßigen Verallgemeinerung bei den Versuchen zur Lösung dieser Aufgabe nicht beipflichten. Auf der anderen Seite muß man jedoch zugeben, daß es ein unanfechtbares Verdienst BECHTEREWS ist, als erster Vertreter der Neuropathologie und der Psychiatrie die bedeutenden Perspektiven, die die Lehre PAWLOWS für diese medizinischen Disziplinen eröffnete, klar erkannt zu haben. Darin liegen zweifellos auch seine großen Verdienste für die russische Wissenschaft.

Später interessierten sich unsere Neuropathologen und Psychiater mehrfach für die Lehre von der höheren Nerventätigkeit, um diese oder jene Spezialfrage zu klären. Dabei sei an ASRATJAN (1913), ASTWAZATUROW (1918), OSSIPOW (1923), LENZ (1923) und BLUMENAU (1926) erinnert.

In der Ukraine hat sich hauptsächlich in den zwanziger bis dreißiger Jahren PROTOPOPOW (ein hervorragender Vertreter der BECHTEREWschen Schule) sehr dafür eingesetzt, die Psychiatrie mit der PAWLOWschen Lehre vertraut zu machen.

In diesem Zusammenhang darf nicht versäumt werden, auch seine Schüler PRUSENKO, Je. A. POPOW und TATARENKO zu erwähnen. In der Ukraine hat besonders PLATONOW auf diesem Gebiete Wesentliches geleistet. Auch seine Arbeit wird noch weiter fortgesetzt.

Wir haben in diesem Buch schon mehrfach darauf hingewiesen, daß PAWLOW seit seiner gemeinsamen Arbeit mit BOTKIN und im Laufe seiner gesamten späteren wissenschaftlichen Tätigkeit bis zu seinen letzten Lebenstagen stets für den engen Kontakt zwischen Physiologie und Medizin und gleichzeitig für eine Weiterentwicklung der verschiedenen Richtungen des „Nervismus“ eintrat. Man muß zugeben, daß dieser Gedanke durch die Lehre von der höheren Nerventätigkeit in vollkommener und eindeutiger Weise verwirklicht worden ist.

Wir haben bereits gesehen, daß die in den Laboratorien PAWLOWS erforschten pathologischen Zustände, die bei Tieren durch Zerstörung verschiedener

Großhirnabschnitte hervorgerufen werden können, zum Verständnis der allgemeinen und lokalen Störungen neuropsychischer Funktionen des Menschen beitrugen. Dabei handelt es sich um Störungen, die bei den verschiedenartigen organischen Verletzungen des Gehirnes beobachtet werden können. Dies gestattet auch einen klaren Einblick in die nervalen Mechanismen, die dem Reparationsprozeß der geschädigten Funktionen zugrunde liegen.

Die experimentelle Untersuchung der pathologischen Zustände, die unter dem Einfluß „schwieriger Aufgaben", neurodynamischer Zerrüttungen, Überanstrengungen der Hirnrindenprozesse, also infolge verschiedener, für das Nervensystem sehr komplizierter äußerer Situationen entstanden sind, haben in beträchtlichem Maße das Verständnis derjenigen neuro-dynamischen Mechanismen erleichtert, die als Angriffspunkt für das Wirken der „psychogenen Faktoren" in der Ätiologie nicht nur der verschiedenen neuro-psychischen Krankheiten, sondern auch vieler somatischer Leiden angesehen werden müssen.

Die Lehre von den Typen der höheren Nerventätigkeit schuf unter neuen Gesichtspunkten die Voraussetzungen für eine grundlegende und tiefgreifende Revision der veralteten und methodisch fehlerhaften Auffassungen von der „psychischen Konstitution", die die Bedeutung des Erblichen überwerteten, vielfach die Abgrenzung zwischen Psychischem und Somatischem betonten oder vom Gesichtspunkt einer psychophysiologischen Parallelität ausgingen.

Es muß auch darauf hingewiesen werden, daß PAWLOW erstmalig den Versuch unternahm, bei den neuro-psychischen Störungen einen Vorgang, der bisher ausschließlich als Krankheitssymptom galt, von einer Erscheinung abzugrenzen, die ihre Entstehung dem evolutionären Entwicklungsprozeß nervaler Selbstschutzmechanismen gegenüber pathogenen Einflüssen zu verdanken hat (die Konzeption der Schutzhemmung).

Er hat auch erstmalig nachgewiesen, daß allgemeine und lokale Störungen nicht nur bei organischen Verletzungen der Großhirnhemisphären vorkommen, wo er sie genau differenzierte, sondern ebenfalls bei funktionellen pathologischen Zuständen der höheren Nerventätigkeit (allgemeine experimentelle Neurosen und lokale Störungen der „isolierten kranken Punkte oder Bezirke").

In einer Reihe experimenteller Untersuchungen aus seinen Laboratorien hat er ebenso klar die Bedeutung des „inneren Milieus" des Organismus und der in diesem Bereich experimentell hervorgerufenen Störungen in ihren Auswirkungen auf die Arbeit der Großhirnrinde nachgewiesen und dabei die Abhängigkeit von den verschiedenen Typen des Nervensystems betont.

Mit seinen Tierversuchen, mit seiner Nachbildung und Erforschung verschiedener neuro-psychischer Störungen in einfachsten experimentellen Schemen, mit seiner Entdeckung des Allgemeinen und des Spezifischen in den pathologischen Zuständen der höheren Nerventätigkeit von Mensch und Tier hat PAWLOW den Grundstein für eine evolutionsgenetische und vergleichende Pathophysiologie der höheren Abschnitte des Zentralnervensystems gelegt.

Wie bereits erwähnt wurde, hat sich PAWLOW im Zusammenhang mit der Erforschung der Gehirnerkrankungen sowohl im Laboratorium als auch in der

Klinik bei den engen Beziehungen zwischen klinischer Arbeit und Laboratoriumsarbeit stets auch um die Ausarbeitung experimentell und pathogenisch begründeter Behandlungsmethoden der neuro-psychischen Erkrankungen bemüht.

Wollte man aber der Physiologie und der Pathophysiologie der höheren Nerventätigkeit allein für die Klinik der Nerven- und Geisteskranken eine Bedeutung zuerkennen, so hieße das in der heutigen Zeit einem Anachronismus Vorschub leisten. Der wesentliche Einfluß der Hirnrindenfunktionen auf das vegetative Nervensystem und mehr noch auf das gesamte innere Milieu des Organismus, gleichzeitig aber auch die große Bedeutung höherer nervaler Prozesse für die Vorbeugung, den Verlauf und die Rückbildung der verschiedensten somatischen Störungen, weiter die Verbindung dieser Störungen mit den pathologischen Veränderungen in der Funktion der höchsten Abschnitte des Zentralnervensystems und die Bedeutung nervaler Abwehrmechanismen für die Vorbeugung und Unterbrechung somatischer Erkrankungen — all dies muß in der heutigen Zeit als unbestreitbare Tatsache gelten (PETROWA, BYKOW, USSIJEWITSCH, DOLIN u. a.).

Auf der anderen Seite zeigten viele Arbeiten aus der Schule PAWLOWS, von denen ein beträchtlicher Teil noch zu seinen Lebzeiten abgeschlossen wurde, auch den negativen Einfluß verschiedener somatischer Störungen auf die Arbeit der höchsten Hirnabschnitte. Sie offenbarten dabei den Entwicklungsprozeß nervaler Anpassungsmechanismen, die diese vom inneren Milieu des Organismus ausgehenden und die Arbeit der höchsten Abschnitte des Nervensystems störenden, schädlichen Einflüsse kompensieren und begrenzen können.

Die Arbeiten BYKOWS, USSIJEWITSCHS, besonders PETROWAS und einiger anderer Schüler PAWLOWS zeigen deutlich die breite Anwendung der PAWLOWschen Ideen des Nervismus nicht nur in der Physiologie, sondern auch in der Pathologie.

Im Zusammenhang damit kann man mit Genugtuung den ständig wachsenden Einfluß der wissenschaftlichen Ideen PAWLOWS auf die allgemeine pathologische Physiologie feststellen (PAWLENKO, GORISONTOW, NEGOWSKI, PIONTKOWSKI, S. W. ANDREJEW u. a.). Auch gewinnt die PAWLOWsche Lehre in der klinischen Medizin zunehmend an Bedeutung.

Es wäre jedoch falsch, die Augen vor den Schwierigkeiten zu schließen, mit denen die Entwicklung der Pathophysiologie der höchsten Abschnitte des Zentralnervensystems, besonders ihre Entwicklung in der Klinik, zu kämpfen hat. Dabei handelt es sich nicht nur um die Schwierigkeit der Aufgabe selbst, sondern um den Widerstand des bekannten Konservativismus auf der einen Seite und die unangebrachte Simplifizierung und Verallgemeinerung auf der anderen Seite.

Nachdem er in einer seiner letzten Vorlesungen über die Arbeit der Großhirnhemisphären die zukünftigen Bearbeiter dieses Gebietes vor den Schwierigkeiten gewarnt hatte, die sie dabei antreffen würden, schloß PAWLOW folgendermaßen: „Im allgemeinen ist dieser neue Abschnitt der Physiologie durchaus fesselnd, da er zwei stets Hand in Hand gehende Tendenzen des menschlichen Geistes zufriedenstellt, nämlich den Drang zur Ergründung stets neuer Wahrheiten und den

Widerstand gegen die Behauptung, daß dem Wissen irgendwo eine Grenze gesetzt sei."[1]

Man darf mit voller Überzeugung sagen, daß gleiches auch für die von PAWLOW geschaffene pathologische Physiologie der höheren Nerventätigkeit zutrifft. Zahlreiche Perspektiven eröffnen sich hier für die sowjetische Wissenschaft, für die zukünftigen Generationen von Wissenschaftlern und vor allem für unsere medizinische Jugend, für jene sowjetische Jugend, der PAWLOW nicht nur ein von hohem und klarem Geist beseeltes Vermächtnis, sondern auch ein reiches wissenschaftliches Erbe hinterließ.

[1] Vorlesungen über die Arbeit der Großhirnhemisphären, Sämtl. Werke, Bd. IV, Berlin, 1953, S. 328.

LITERATURVERZEICHNIS

1. Zur Einführung und zum ersten Kapitel

Абуладзе К. С., Зеликин И. Ю. и Розенталь И. С., Удаление правого полушария и двигательной области левого полушария, Архив биологических наук.

ABULADSE K. S., SELIKIN I. JU. und ROSENTAL I. S., Die Entfernung der rechten Hirnhemisphäre und der motorischen Zone der linken Hemisphäre. Archiv biol. Wissensch., Bd. 61, H. 3, 1941.

Абуладзе К. С. и Розенталь И. С., Условнорефлекторная деятельность собаки после частичного разрушения корковых зон, Труды физиологических лабораторий имени акад. И. П. Павлова.

ABULADSE K. S. und ROSENTAL I. S., Die bedingte reflektorische Tätigkeit des Hundes nach teilweiser Zerstörung der Rindenzonen. Arb. d. physiolog. Pawlow-Labor., Bd. XIII, 1948.

Андреев Л. А., Деятельность головного мозга собаки и церебральное кровообращение, Архив биологических наук.

ANDREJEW L. A., Die Hirnfunktion des Hundes und der zerebrale Blutkreislauf. Archiv biol. Wissensch., Bd. 45, H. 2, 1937.

Он же, Высшая нервная деятельность и церебральное кровообращение, Сборник докладов VI Всесоюзного съезда физиологов, Тбилиси, 1937.

Derselbe, Die höhere Nerventätigkeit und der zerebrale Blutkreislauf. Vortr. d. VI. Allunionssitz. d. Physiol., Tbilissi, 1937.

Арский Х. Т., Условные рефлексы у собак при нарушении церебрального кровообращения, Материалы по физиологии рецепторов, Сборник памяти Л. А. Андреева, Медгиз, 1948.

ARSKI CH. T., Die bedingten Reflexe des Hundes bei Störungen des zerebralen Blutkreislaufes. Beitr. z. Physiolog. d. Rezeptoren, Festschrift z. Gedächtnis f. L. A. Andrejew, Staatsverl. 1948.

Асратян Э. А., Системность работы больших полушарий головного мозга, Доклады Академии наук СССР.

ASRATJAN E. A., Die Systematik in der Arbeit der Großhirnhemisphären. Vortr. d. Akad. d. Wissensch. d. UdSSR, Bd. 1, Nr. 8, 1943.

Он же, К вопросу о локализации центральной части рефлекторной дуги двигательного оборонительного условного рефлекса, Физиологический журнал СССР.

Derselbe, Zur Frage über die Lokalisation des zentralen Teiles vom Reflexbogen des bedingten motorischen Abwehrreflexes. Physiolog. Journ. d. UdSSR, Bd. XVII, Nr. 6, 1934.

Он же, Оборонительно-двигательные условные рефлексы у собак без двигательных областей коры больших полушарий, Доклады Академии наук СССР.

Derselbe, Die bedingten motorischen Abwehrreflexe beim Hund ohne motorische Großhirnrindengebiete. Vortr. d. Akad. d. Wissensch. d. UdSSR, Bd. 1, Nr. 2 bis 3, 1935.

Асратян Э. А., Системность работы больших полушарии головного мозга, Труды физиологической лаборатории имени акад. И. П. Павлова.

Asratjan E. A., Die Systematik in der Arbeit der Großhirnhemisphären. Arb. d. physiolog. Pawlow-Labor., Bd. 8, 1938.

Он же, Некоторые наблюдения над собаками, лишенными коры большого мозга, Физиологический журнал СССР.

Derselbe, Einige Beobachtungen an großhirnrindenlosen Hunden. Physiolog. Journ. d. UdSSR, Bd. XXIV, H. 1—2, 1938.

Он же, Новые данные по физиологин большого мозга, Архив биологических наук.

Derselbe, Neue Ergebnisse aus der Großhirnphysiologie. Archiv biol. Wissensch., Bd. LXI, H. 3, 1941.

Он же, Новые данные по физиологии приспособительных явлений в поврежденной нервной системе, Доклады VII Всесоюзного съезда физиологов.

Derselbe, Neue Ergebnisse über die Physiologie der Anpassungsvorgänge im geschädigten Nervensystem. Vortr. d. VII. Allunionssitz. d. Physiol., 1947.

Он же, Кора большого мозга и приспособительные явления в поврежденном организме, Физиологический журнал СССР.

Derselbe, Die Großhirnrinde und Anpassungsvorgänge im geschädigten Organismus. Physiolog. Journ. d. UdSSR, Bd. XXXIII, Nr. 3, 1947; Bd. XXXIV, Nr. 1, 1948; Bd. XXXIV, Nr. 2, 1948.

Он же, Результаты и перспективы применения нового способа анемического поражения центральной нервной системы высших животных, Тезисы докладов 13-го совещания, посвященно го памяти акад. И. П. Павлова.

Derselbe, Resultate und Perspektiven der Anwendung einer neuen Verletzungsmethode des Zentralnervensystems höherer Tiere durch Anämiesierung. Thesen d. Vortr. d. 13. Berat. über physiolog. Probl.; dem Gedächtnis I. P. Pawlows gewidmet, Ausg. d. Akad. d. Wissensch. d. UdSSR, 1948.

Он же, О приспособительных явлениях в поврежденном организме, Стенограмма публичной лекции.

Derselbe, Über Anpassungsvorgänge im geschädigten Organismus. Stenogr. einer öffentl. Vorl., Ausg. d. „Prawda", 1948.

Быков К. М., Опыты по вопросу о парной работе полушарий головного мозга, Русский физиологический журнал.

Bykow K. M., Versuche zur Frage einer paarigen Arbeit der Großhirnhemisphären. Russ. physiolog. Journ., Bd. VII, Nr. 1—6, 1924.

Он же, Опыты по вопросу о парной работе полушарий, Сборник посвященный 75-летию акад. И. П. Павлова, 1925.

Derselbe, Erfahrungen zur Frage über die paarige Arbeit der Großhirnhemisphären. Sammelbd. zu Ehren des 75. Geburtstg. d. Akad. I. P. Pawlows, 1925.

Он же, Кора головного мозга и внутренние органы.

Derselbe, Großhirnrinde und innere Organe. Dtsch. Übers. VEB Verlag Volk und Gesundheit, Berlin.

Воронин Л. Г., Анализ и синтез сложных раздражителей нормальными и поврежденными полушариями головного мозга собаки.

Woronin L. G., Analyse und Synthese komplizierter Reize bei normalen und geschädigten Großhirnhemisphären des Hundes. Ausg. d. Akad. d. Med. Wissensch. d. UdSSR, 1948.

Воскресенский Л. Н., К физиологии поврежденного звукового и носового анализатора у собаки, Доклад в Петроградском биологическом обществе, 1914.

WOSKRESSENSKI L. N., Zur Physiologie des geschädigten akustischen Analysators und des Geruchsanalysators beim Hunde. Verh. d. Petersbg. biol. Gesellsch., 1914.

Он же, Материалы к физиологии кожного анализатора, Труды физиологической лаборатории имени акад. И. П. Павлова.

Derselbe, Material zur Physiologie des Hautanalysators. Arb. d. physiol. Pawlow-Labor., Bd. X, 1941.

Он же, Материалы к физиологии коры и поврежденного слухового анализатора Труды физиологических лабораторий имени акад. И. П. Павлова.

Derselbe, Material zur Physiologie der Hirnrinde und des geschädigten akustischen Analysators. Arb. d. physiol. Pawlow-Labor., Bd X, 1941.

Демидов В. А., Условные (слюнные) рефлексы у собаки без передних половин обоих полушарий, Диссертация, СПБ, 1909.

DEMIDOW W. A., Die bedingten (Speichel-) Reflexe beim Hunde nach Entfernung der vorderen Hälften beider Großhirnhemisphären. Dissertation, St. Petersburg, 1909.

Дерябин В. С., Влияние повреждения thalami optici и гипоталамической области на высшую нервную деятельность, Физиологический журнал СССР.

DERJABIN W. S., Der Einfluß einer Schädigung der thalami optici und des hypothalamischen Gebietes auf die höhere Nerventätigkeit. Physiolog. Journ. d. UdSSR, Bd. XXXII, Nr. 5, 1946.

Ерофеева М. Н., К физиологии разрушительных условных рефлексов, Труды Общества русских врачей в СПБ.

JEROFEJEWA M. N., Zur Physiologie zerstörender bedingter Reflexe. Arb. d. Gesell. russ. Ärzte, St. Petersburg, Bd. 80, 1913.

Она же, Дополнительные данные о разрушительных условных рефлексах, Известия Петроградского научного института им Лесгафта.

Dieselbe, Ergänzende Befunde über zerstörende bedingte Reflexe. Mitt. d. Petersburger wissenschaftl. Institutes nam. Lesgaft, Bd. III, 1921.

Журавлев И. Н., Материалы к вопросу об отрицательной индукции и влиянии частичной экстирпации кожного анализатора у собаки, Труды физиологических лабораторий имени акад. И. П. Павлова.

SHURAWJOW I. N., Material zur Frage über die negative Induktion und den Einfluß der teilweisen Entfernung des Hautanalysators beim Hunde. Arb. d. physiol. Pawlow-Labor., Bd. IX, 1940.

Зарубашвили А. Д., О симпатических связях коры большого полушария головного мозга, Журнал высшей нервной деятельности имени И. П. Павлова.

SARUBASCHWILI A. D., Über sympathische Verbindungen in der Großhirnrinde. Pawlow-Zeitschrift für höhere Nerventätigkeit, Bd. I, H. 2, 1951.

Зевальд Л. О., Материалы к вопросу о системности, Труды физиологических лабораторий имени акад. И. П. Павлова.

SEWALD L. O., Material zur Frage über eine Systematik, Arb. d. physiol. Pawlow-Labor., Bd. X, 1941.

Зеленый Г. П., Собака без полушарий большого мозга, Труды Общества русских врачей в СПБ.

SELJONY G. P., Der großhirnrindenlose Hund. Arb. d. Gesellsch. russ. Ärzte, St. Petersburg, Bd. 79, 1911—1912.

Он же, Собака без полушарий большого мозга. Сообщание II. Труды Общества русских врачей, СПБ.

Derselbe, Der großhirnrindenlose Hund, II. Mitteilung. Arb. d. Gesellsch. russ. Ärzte, St. Petersburg, Bd. 79, 1912.

Он же, Собака без коры мозговых полушарий, Труды III Всесоюзного съезда физиологов, 1928.

Derselbe, Der großhirnrindenlose Hund. Verh. d. III. Allunionssitz. d. Physiol., 1928.

Он же, Результаты последних опытов над собаками без мозговы полушарий, Психоневрологические науки в СССР, 1930.

Derselbe, Ergebnisse letzter Versuche an großhirnrindenlosen Hunden. Psychoneurologische Wissenschaften in der UdSSR, 1930.

Он же, Результаты удаления мозговых полушарий, Медико-биологический журнал. 1930.

Derselbe, Ergebnisse nach Entfernung der Großhirnhemisphären. Medico-Biologisches Journ., 1930.

Комендантора А. Л., Роль премоторной воны в регуляторной функции коры головного мозга, Тезисы докладов 5-го совещания по физиологическим проблемам, посвященного памяти акад. И. П. Павлова.

KOMENDANTOWA A. L., Die Rolle der prämotorischen Zone im Regulationsmechanismus. Thesen d. Vortr. d. 5. Berat. über physiolog. Probleme, dem Gedächtnis I. P. Pawlows gewidmet, Ausg. d. Akad. d. Wissensch. d. UdSSR, 1939.

Красногорский Н. И., О процессе задержания и о локализации кожного и двигательного анализатора в коре больших полушарий у собаки.

KRASNOGORSKI N. I., Über den Hemmungsprozeß und über die Lokalisation des Hautanalysators und des motorischen Analysators in der Großhirnrinde des Hundes. Dissertation, St. Petersburg, 1911.

Он же, Развитие учения о физиологической деятельности мозга у детей.

Derselbe, Die Entwicklung der Lehre über die physiologische Hirnfunktion beim Kinde. Biomedgis (Med. Verl.) 1935.

Крыжановский И. И., Условные звуковые рефлексы при удалении височных областей больших полушарий у собак.

KRYSHANOWSKI I. I., Die bedingten akustischen Reflexe nach der Schläfenlappenentfernung aus der Großhirnrinde des Hundes. Dissertation, St. Petersburg, 1909.

Кудрин А. Н., Условные рефлексы у собак при удалении задних половин больших полушарий.

KUDRIN A. N., Die bedingten Reflexe beim Hunde nach Entfernung der hinteren Hälften der Großhirnhemisphären. Dissertation, St. Petersburg, 1910.

Кураев С. П., Исследование собак с нарушенными передними долями полушарий в поздний послеоперационный период.

KURAJEW S. P., Die Untersuchung von Hunden mit verletzten Vorderlappen der Großhirnhemisphären in der späten Nachoperationsperiode. Dissertation, St. Petersburg, 1912.

Лебединская С. И. и Розенталь И. С., Влияние на условные рефлексы последовательного удаления коры больших полушарий собаки, Труды физиологических лабораторий акад. И. П. Павлова.

Lebedinskaja S. I. und Rosental I. S., Der Einfluß auf die bedingten Reflexe nach schrittweiser Entfernung der Großhirnhemisphärenrinde des Hundes. Arb. physiol. Pawlow-Labor. Bd. VIII, 1938.

Майоров Ф. П., О функциональной системе, Тезисы докладов 13-го совещания по физиологическим проблемам, посвященного памяти акад. И. П. Павлова.

Majorow F. P., Über ein funktionelles System. Thesen d. Vortr. d. 13. Berat. über physiolog. Probleme, zum Gedächtnis I. P. Pawlows gewidmet, Ausg. d. Akad. d. Wissensch. d. UdSSR, 1948.

Маковский И. С., К учению о слуховой области больших полушарий у собак Труды Общества русских врачей в СПБ.

Makowski I. S., Zur Lehre über die akustischen Zonen der Großhirnhemisphären des Hundes. Verh. d. Gesellsch. russ. Ärzte, St. Petersburg, Bd. 75, 1908.

Он же, Звуковые рефлексы при удалении височных областей больших полушарий у собак.

Derselbe, Akustische Reflexe nach Entfernung der Schläfenteile der Großhirnhemisphären des Hundes. Dissertation, St, Petersburg, 1908.

Орбели Л. А., Условные рефлексы с глаза у собаки.

Orbeli L. A., Bedingte Augenreflexe beim Hunde. Dissertation, St. Petersburg, 1908.

Он же, Лекции по физиологии нервной системы.

Derselbe, Vorlesungen über die Physiologie des Nervensystems. Biomedgis (Biol. med. Verl.), 1935.

Он же, Лекции по вопросам высшей нервной деятельности.

Derselbe, Vorlesungen über Fragen der höheren Nerventätigkeit. Ausg. Akad. d. Wissenschaften d. UdSSR, 1945.

Павлов И. П., Лекции о работе больших полушарий головного мозга.

Pawlow I. P., Vorlesungen über die Arbeit der Großhirnhemisphären. Dtsch. Übers., Sämtl. Werke, Bd. IV, Berlin, 1953.

Он же, Физиология и патология высшей нервной деятельности.

Derselbe, Physiologie und Pathologie der höheren Nerventätigkeit. Gosmedisdat (Med. Staatsverl.), 1930.

Он же, Двадцатилетний опыт объективного изучения высшей нервной деятельности (поведения) животных, изд. 6-е.

Derselbe, Zwanzigjährige Erfahrungen mit dem objektiven Studium der höheren Nerventätigkeit (des Verhaltens) der Tiere, Sämtl. Werke, Bd. III, Berlin, 1953.

Он же, Полное собрание трудов.

Derselbe, Sämtl. Arbeiten. Ausg. d. Akad. d. Wissensch. d. UdSSR, Bd. 1, 1940.

Петрова М. К., О роли функционально ослабленной коры головного мозга в возникновении различных патологических процессов в организме.

Petrowa M. K., Über die Bedeutung einer funktionellen Schwächung der Großhirnrinde für die Entstehung verschiedener pathologischer Prozesse im Organismus. Medgis (Med. Verl.), 1946.

Попов Н. Ф., К проблеме локализации функций в коре больших полушарий мозга, Тезисы докладов 13-го совещания по физиологической проблеме, посвященного памяти акад. И. П. Павлова.

Popow N. F., Zum Problem der Lokalisation von Funktionen in der Großhirnrinde. Thesen d. Vortr. d. 13. Berat. über physiolog. Probleme, dem Gedächtnis I. P. Pawlows gewidmet, Ausg. d. Akad. d. Wissensch. d. UdSSR, 1948.

Разенков И. П., К вопросу о соотношении процессов возбуждения и торможения у собаки с экстирпацией gyrus coronarius et ectosylvius, Архив биологических наук.

Rasenkow I. P., Zur Frage über die Wechselbeziehungen der Erregungs- und Hemmungsprozesse beim Hunde nach Extirpation des Gyrus coronarius et ectosylvius. Arch. biol. Wissensch., Bd. XXIV, H. 1—3, 1924.

Он же, К вопросу о соотношениях процессов возбуждения и торможения у собаки при двустороннем частичном повреждении gyrus coronarius et ectosylvius, Труды физиологических лабораторий акад. И. П. Павлова.

Derselbe, Zur Frage über die Wechselbeziehungen der Erregungs- und Hemmungsprozesse beim Hunde nach doppelseitiger teilweiser Zerstörung des Gyrus coronarius et ectosylvius. Arb. d. physiol. Labor. I. P. Pawlows, Bd. 1, H. 2—3, 1926.

Рикман В. В., Обнаружение давних следов раздражения центров оборонительной реакции как аналог травматического невроза. Труды физиологических лабораторий акад. И. П. Павлова.

Rikman W. W., Entdeckung alter Erregungsspuren der Abwehrreaktionszentren als Analogie einer traumatischen Neurose. Arb. d. physiol. Labor. I. P. Pawlows, Bd. IV, 1932.

Розенталь И. С., Условный двигательный пищевой рефлекс у собак или без двигательного, или без кожного анализатора, Физиологический журнал СССР.

Rosental I. S., Der bedingte motorische Nahrungsreflex beim Hunde ohne motorischen Analysator oder ohne Hautanalysator. Physiolog. Journ. d. UdSSR, Bd. XXIV, Nr. 1—2, 1938.

Он же, Анализ физиологических и гистологических данных после удаления у собак различных участков коры мозга, Тезисы докладов 7-го совещания по физиологическим проблемам, посвященного памяти акад И. П. Павлова.

Derselbe, Die Analyse physiologischer und histologischer Ergebnisse nach der Entfernung verschiedener Hirnrindenabschnitte beim Hund. Thesen d. Vortr. d. 7. Berat. über physiolog. Probleme, dem Gedächtnis I. P. Pawlows gewidmet, Ausg. d. Akad. d. Wissensch. d. UdSSR, 1940.

Он же, Некоторые итоги пятилетней работы над проблемой связи функции коры с ее анатомической структурой, Тезисы докладов 9-го совещания по физиологическим проблемам, посвященного памяти акад. И. П. Павлова.

Derselbe, Einige Ergebnisse fünfjähriger Arbeit über das Problem der Beziehungen von Hirnrindenfunktionen zu ihrer anatomischen Struktur. Thesen d. Vortr. d. 9. Berat. über physiolog. Probleme, dem Gedächtnis I. P. Pawlows gewidmet, Ausg. d. Akad. d. Wissensch. d. UdSSR, 1941.

Он же, Материалы к проблеме соотношения функции и структуры коры, полученные на собаке после удаления правого полушария большого мозга, Труды физиологической лаборатории имени акад. И. П. Павлова.

Derselbe, Material zum Problem der Beziehung von Funktion und Struktur der Hirnrinde nach Entfernung der rechten Großhirnhemisphäre am Hunde. Arb. d. physiol. Pawlow-Labor., Bd. XIV, 1948.

Сатурнов Н. М., Дальнейшие исследования условных слюнных рефлексов у собаки без передних половин обоих полушарий.

SATURNOW N. M., Weitere Untersuchungen der bedingten Speichelreflexe des Hundes mit fehlenden Vorderhälften beider Großhirnhemisphären. Dissertation, St. Petersburg, 1911.

Сахиулина Г. Т., Ближайшие и отдаленные последствия анемизации центральной нервной системы.

SACHIULINA G. T., Früh- und Spätergebnisse einer Blutsperre am Zentralnervensystem. Autorreferat der Dissertation, Physiol. Inst. d. Akad. d. Wissensch. d. UdSSR, 1949.

Она же, Последствия анемизации центральной нервной системы собак, Журнал, высшей нервной деятельности.

Dieselbe, Die Folgen einer Blutsperre am Zentralnervensystem beim Hunde. Pawlow-Zeitschrift für höhere Nerventätigkeit, Bd. I, H. 2, 1951.

Сеченов И. М., Избранные философские и психологические произведения.

SETSCHENOW I. M., Die Auswahl aus einem philosophischen und psychologischen Werk. Ogis (Verl.), 1947.

Скипин Г. В., О системности в работе больших полушарий.

SKIPIN G. W., Über die Systematik der Großhirnhemisphärenarbeit. Arb. d. physiol. Pawlow-Labor., Bd. VIII, 1938.

Он же, О механизме образования условных пищевых рефлексов.

Derselbe, Über den Mechanismus der Bildung bedingter Nahrungsreflexe. Ausg. „Sowj. Wissensch.", 1946.

Слоним А. Д., О роли высших отделов центральной нервной системы в регуляции тепла в организме. Тезисы докладов 3-го совещания по физиологическим проблемам, посвященного памяти акад. И. П. Павлова.

SLONIM A. D., Über die Rolle der höheren Abschnitte des Zentralnervensystems bei der Wärmeregulation im Organismus. Thesen d. Vortr. d. 3. Berat. über physiolog. Probleme, dem Gedächtnis I. P. Pawlows gewidmet, Ausg. d. Akad. d. Wissensch. d. UdSSR, 1938.

Слоним А. Д., Ольнянская Р. П. и др., Об условнорефлекторном механизме регуляции тепла в филогенезе. Тезисы докладов 7-го совещания по физиологическим проблемам, посвященного памяти акад. И. П. Павлова.

SLONIM A. D., OLNJANSKAJA R. P. und Mitarb., Über den bedingt reflektorischen Mechanismus der Wärmeregulation in phylogenetischer Betrachtungsweise. Thesen d. Vortr. d. 7. Berat. über physiolog. Probleme, dem Gedächtnis I. P. Pawlows gewidmet, Ausg. d. Akad. D. Wissensch. d. UdSSR, 1940.

Сперанский А. Д., Элементы построения теории медицины.

SPERANSKI A. D., Grundlagen der Theorie der Medizin. Dtsch. Übers. Berlin, 1950.

Тихомиров Н. П., Спыт строго объективного исследования функций больших полушарий у собаки.

TICHOMIROW N. P., Erfahrungen aus objektiven Untersuchungen der Großhirnhemisphärenfunktion des Hundes. Dissertation, St. Petersburg, 1906.

Торопов Н. К., Зрительная реакция собаки при удалении затылочных долей больших полушарий.

TOROPOW N. K., Die optische Reaktion des Hundes nach Entfernung der Hinterhauptslappen der Großhirnhemisphären. Arb. d. Gesellsch. russ. Ärzte, St. Petersburg, Bd. 75, 1908.

Торопов Н. К., Условные рефлексы с глаза при удалении затылочных долей больших полушарий у собаки.

Toropow N. K., Die bedingten optischen Reflexe nach Entfernung der Hinterhauptslappen der Großhirnhemisphären des Hundes. Dissertation, 1909.

Он же, Условные рефлексы с глаза при разрушении задних долей больших полушарий у собак.

Derselbe, Die bedingten optischen Reflexe nach Zerstörung der Hinterlappen der Großhirnhemisphären des Hundes. Verh. d. Gesellsch. russ. Ärzte, St. Petersburg, Bd. 76, 1909.

Усиевич М. А., Деятельность коры больших полушарий и работа внутренних органов.

Ussijewitsch M. A., Die Tätigkeit der Großhirnrinde und die Arbeit der inneren Organe. Arb. d. physiolog. I. P. Pawlow-Labor., Bd. X, 1941.

Он же, Влияние выключения лобных долей головного мозга (лоботомия) на высшую нервную деятельность собаки, Тезисы докладов 13-го совещания по физиологическим проблемам, посвященного памяти акад. И. П. Павлова.

Derselbe, Der Einfluß des Stirnlappenausschlusses im Gehirn (Lobotomie) auf die höhere Nerventätigkeit des Hundes. Thesen d. Vortr. d. 13. Berat. über physiolog. Probleme, dem Gedächtnis I. P. Pawlows gewidmet, Ausg. d. Akad. d. Wissensch. d. UdSSR, 1948.

Фольборт Г. В., Экспериментальное обоснование взглядов И. П. Павлова на процессы истощения и восстановления в высшей нервной деятельности, Физиологический журнал СССР.

Folbort G. W., Ein experimenteller Beweis der Ansichten I. P. Pawlows über die Erschöpfungs- und Regenerationsprozesse in der höheren Nerventätigkeit. Physiolog. Journ. d. UdSSR, Bd. XXXIV, Nr. 2, 1948.

Фурсиков Д. С., Последствия удаления коры одного полушария головного мозга у собак. Сообщение 1. Методика. Общие наблюдения, Русский физиологический журнал, т. VIII, в. 1—2, 1925; Последствия экстирпации коры одного полушария. Сообщение II. Значение коры при выработке условных рефлексов. Русский физиологический журнал.

Fursikow D. S., Die Folgen der Rindenentfernung einer Großhirnhemisphäre des Hundes, 1. Mitteil. über die Methodik. Allgemeine Beobachtungen, Russ. Physiolog. Journ., Bd. VIII, H. 1—2, 1925; Die Folgen der Hirnrindenextirpation einer Großhirnhemisphäre. 2. Mitteil. Die Bedeutung der Hirnrinde bei der Ausarbeitung bedingter Reflexe, Russ. Physiolog. Journ., Bd. VIII, 1—2, 1925.

Он же, Последствия экстирпации коры одного полушария, Сообщение III. О генерализации и выработке условных рефлексов на тактильное раздражение, Русский физиологический журнал.

Derselbe, Die Folgen der Hirnrindenextirpation einer Hemisphäre, 3. Mitteil. Über die Generalisation und die Ausarbeitung bedingter Reflexe auf Berührungsreize. Russ. Physiolog. Journ., Bd. VIII, H. 5—6, 1925.

Фурсиков Д. С. и Юрман Н. Н., Условные рефлексы у собак бес одного полушария, Архив биологических наук.

Fursikow D. S. und Jurman N. N., Die bedingten Reflexe des Hundes beim Fehlen einer Großhirnhemisphäre. Arch. biolog. Wissensch., Bd. XXV, H. 4—5, 1925.

Шишло А. А., О температурных центрах в коре больших полушарий и о снотворных рефлексах.

SCHISCHLO A. A., Über die Temperaturzentren in der Großhirnrinde und über die Schlafreflexe. Dissertation, 1911.

Шутова Н. Т., Влияние частичной и полной децеребрации на содержание холестерина крови собак.

SCHUTOWA N. T., Der Einfluß der teilweisen und völligen Dezerebration auf den Blutcholesteringehalt des Hundes. Sowj. Wissensch., 1942.

Эльяссон М. И., Исследование слуховой способности собаки в нормальных условиях и при частичном двустороннем удалении коркового центра слуха.

ELJASSON M. I., Die Untersuchung der Hörfähigkeit des Hundes unter normalen Bedingungen und nach teilweiser doppelseitiger Entfernung des akustischen Hirnrindenzentrums. Dissertation, 1908.

2. Zum zweiten Kapitel

Абуладзе К. С., Деятельность коры больших полушарий головного мозга у собак, лишенных трех дистантных рецепторов (зрительного, слухового и обонятельного), Тезисы XV Международного конгресса физиологов, 1935.

ABULADSE K. S., Die Tätigkeit der Großhirnrinde des Hundes nach Entfernung dreier Distanz-Rezeptoren (optischer, akustischer und Geruchsanalysator). Thesen d. XV. Internat. Physiol. Kongr., 1935.

Андреев Л. А., Материалы к изучению функциональных старческих изменений центральной нервной системы, Труды физиологических лабораторий акад. И. П. Павлова.

ANDREJEW L. A., Material zur Erforschung funktioneller Altersveränderungen des Zentralnervensystems. Arb. d. physiol. Labor. I. P. Pawlows, Bd. I, H. 1, 1925.

Андреев Л. А. и Пегсли Л. И., Влияние гормона паращитовидных желез и витамина D на высшую нервную деятельность собак, Физиологический журнал СССР, 1935.

ANDREJEW L. A. und PEGSLI L. I., Der Einfluß des Nebenschilddrüsenhormons und des Vitamin D auf die höhere Nerventätigkeit des Hundes. Physiolog. Journ. d. UdSSR, Bd. XVIII, Nr. 1, 1935.

Асратян Э. А., Влияние экстирпации верхних шейных симпатических узлов на пищевые условные рефлексы. Архив биологических наук.

ASRATJAN E. A., Der Einfluß einer Extirpation der kranialen sympathischen Zervikalganglien auf die bedingten Nahrungsreflexe. Arch. biol. Wissensch., Bd. XXX, 1930.

Он же, Новые данные к физиологической характеристике типов нервной системы у собак, Материалы V Всесоюзного съезда физиологов, 1934; Влияние симпатической нервной системы на условнорефлекторную деятельнослть собаки, там же.

Derselbe, Neue Ergebnisse zur physiologischen Typencharakteristik des Nervensystems beim Hunde. Material der V. Allunionssitz. d. Physiol., 1934; Der Einfluß des sympathischen Nervensystems auf die bedingt reflektorische Tätigkeit des Hundes. Ebenda.

Он же, Влияние одновременной перерезки обоих шейных симпатических нервов на пищевые условные рефлексы у собак. Физиологический журнал СССР.

Derselbe, Der Einfluß einer gleichzeitigen Durchtrennung beider sympathischer Zervikalnerven auf die bedingten Nahrungsreflexe des Hundes. Physiolog. Journ. d. UdSSR, Bd. XVIII, N. 5, 1935.

Асратян Э. А., Влияние питуитрина на условные пищевые слюноотделительные рефлексы, Архив биологических наук.

ASRATJAN E. A., Der Einfluß des Pituitrins auf die bedingten Nahrungsreflexe der Speichelabsonderung. Arch. biol. Wissensch., Bd. XXXVII, H. 1, 1935.

Он же, Влияние одновременной перерезки обоих шейных симпатических нервов на пищевые условные рефлексы у собак, Доклады Академии наук СССР.

Derselbe, Der Einfluß einer gleichzeitigen Durchtrennung beider sympathischer Zervikalnerven auf die bedingten Nahrungsreflexe des Hundes. Vortr. Akad. d. Wissensch. UdSRR, Bd. I, H. 9, 1934.

Он же, Сонная терапия травматических поражений нервной системы.

Derselbe, Die Schlaftherapie traumatischer Verletzungen des Nervensystems. Sonderdruck 1943.

Он же, К теории и практике охранительной и целебной роли торможения, Физиологический журнал СССР.

Derselbe, Zur Theorie und Praxis der schützenden und heilenden Bedeutung der Hemmung. Physiolog. Journ. d. UdSSR, Bd. XXXII, Nr. 1, 1946.

Бирман Б. Н., Экспериментальный сон.

BIRMAN B. N., Der Experimentelle Schlaf. Dissertation, Gosisdat (Staatsverl.) Leningrad, 1925.

Он же, Об изменении раздражительного процесса в коре головного мозга, Труды физиологических лабораторий акад. И. П. Павлова.

Derselbe, Über die Veränderung des Erregungsprozesses in der Hirnrinde. Arb. d. physiolog. Labor. I. P. Pawlows, Bd. III, H. 1, 1928.

Бирюков Д. А., К вопросу о восстановлении ослабленной условнорефлекторной деятельности, Труды физиологических лабораторий акад. И. П. Павлова.

BIRJUKOW D. A., Zur Frage über die Reparation der geschwächten bedingt-reflektorischen Tätigkeit. Arb. d. physiolog. Labor. I. P. Pawlows, Bd. IV, 1932.

Быков К. М., Кора головного мозга и внутренние органы.

BYKOW K. M., Großhirnrinde und innere Organe. Dtsch. Überstz. VEB Verl. Volk und Gesundheit, Berlin.

Он же, Кортикальная регуляция работы внутренних органов, Труды сессии, посвященной X-летию со дня смерти акад. И. П. Павлова, 1948.

Derselbe, Die kortikale Regulation der Arbeit innerer Organe. Verh. d. Sitz. zum 10jähr. Todestag I. P. Pawlows, 1948.

Он же, Развитие идей И. П. Павлова, Стенографический отчет объединенной сессии Академии наук СССР и Академии медицинских наук СССР, М., 1950.

Derselbe, Die Entwicklung der Lehre I. P. Pawlows. Stenogramm-Bericht d. gemeins. Sitz. d. Akad. d. Wissensch. d. UdSSR und d. Akad. d. med. Wissensch. d. UdSSR, M., 1950.

Вальков А. В., Опыт исследования высшей нервной деятельности у тиреоидэктомированного щенка, Русский физиологический журнал.

WALKOW A. W., Erfahrungen bei der Untersuchung der höheren Nerventätigkeit am thyreoidektomierten jungen Hunde. Russ. Physiol. Journ., Bd. VII, Nr. 1—6, 1924.

Он же, Опыт изучения высшей нервной деятельности у тиреоидэктомированных щенков, Сборник, посвященный 75-летию акад. И. Н. Павлова, 1925.

Derselbe, Erfahrungen bei der Erforschung der höheren Nerventätigkeit bei thyreoidektomierten jungen Hunden. Festschrift z. Ehren des 75. Geburtstag. d. Akad. I. P. Pawlow, 1925.

Васильев М Ф., О влиянии повреждения зрительных чертогов на высшую нервную деятельность, Тезисы докладов 9-го совещания по физиологическим проблемам, посвященного памяти акад. И. П. Павлова.

WASSILJEW M. F., Über den Einfluß einer Schädigung des Sehzentrums auf die höhere Nerventätigkeit. Thesen d. Vortr. d. 9. Berat. über physiolog. Probleme, dem Gedächtnis I. P. Pawlows gewidmet, Ausg. d. Akad. d. Wissensch. d. UdSSR, 1941.

Он же, Значение гипоталамуса для основных процессов высшей нервной деятельности, Тезисы докладов 11-го совещания по физиологическим проблемам, посвященного памяти акад. И. П. Павлова.

Derselbe, Die Bedeutung des Hypothalamus für die Grundprozesse der höheren Nerventätigkeit. Thesen d. Vortr. d. 11. Berat. über physiolog. Probleme, dem Gedächtnis I. P. Pawlows gewidmet, Ausg. d. Akad. d. Wissensch. d. UdSSR, 1946.

Он же, Химизм крови и типы нервной системы собак, Труды физиологических лабораторий имени акад. И. П. Павлова.

Derselbe, Der Blutchemismus und die Typen des Nervensystems der Hunde. Arb. d. physiol. Pawlow-Labor., Bd. XIV, 1948.

Васильева Л. В. и Розенталь И. С., Сравнительная характеристика различных тактильных диференцировок, Труды физиологических лабораторий имени акад. И. П. Павлова.

WASSILJEWA L. W. und ROSENTAL I. S., Eine vergleichende Charakteristik verschiedener taktiler Differenzierungen. Arb. d. physiol. Pawlow-Labor., Bd. XI, 1944.

Они же, К физиологии корковых симметричных пунктов, Сообщения I и II, Труды физиологических лабораторий имени акад. И. П. Павлова.

Dieselben, Zur Physiologie der symmetrischen Hirnrindenpunkte. I. u. II. Mitteil., Arb. d. physiolog. Pawlow-Labor., Bd. XI, 1944.

Введенский Н. Je., Возбуждение, торможение и наркоз, СПБ, 1901.

WEDENSKI N. E., Erregung, Hemmung und Narkose. St. Petersburg, 1901.

Ветюков И. А., К вопросу об экспериментальном неврозе у собак. Труды физиологического института ЛГУ, 18, 1936.

WETJUKOW I. A., Zur Frage über die experimentelle Neurose bei Hunden. Arb. d. Physiolog. Inst. d. Leningrader Staatl. Univ., 18, 1936.

Виноградов Н. В., Слабый тормозимый тип нервной системы, Труды физиологических лабораторий акад. И. П. Павлова.

WINOGRADOW N. W., Der schwache hemmbare Typ des Nervensystems. Arb. d. physiolog. Labor. I. P. Pawlows, Bd. V, 1933.

Он же, Отклонения нервного возбуждения с нового пути на старый на фоне действия инъицированных малых доз бульбокапнина. Тезисы докладов 11-го совещания по физиологическим проблемам, посвященного X-летию со дня смерти акад. И. П. Павлова.

Derselbe, Der Übergang einer nervalen Erregung von neuen auf alte Wege auf der Wirkungsbasis schwach dosierter Bulbokapnininjektionen. Thesen d. Vortr. d. 11. Berat. über physiolog. Probleme, dem Gedächtnis I. P. Pawlows gewidmet, Ausg. d. Akad. d. Wissensch. d. UdSSR, 1946.

Воскресенская А. К., Опыт получения экспериментального кожного рака у собак и роль нервной системы в происхождении новообразовательного процесса, Труды физиологических лабораторий имени акад. И. П. Павлова.

Woskressenskaja A. K., Erfahrungen bei der Erzeugung des experimentellen Hautkrebses bei Hunden und die Rolle des Nervensystems für die Bildung neoplastischer Prozesse, Arb. d. physiolog. Labor. I. P. Pawlows, Bd. XIV, 1948.

Выржиковский С. Н., Тормозимый слабый тип нервной системы, Труды физиологических лабораторий акад. И. П. Павлова.

Wyrshikowski S. N., Der hemmbare schwache Typ des Nervensystems. Arb. d. physiolog. Labor. I. P. Pawlows, Bd. III, 1928.

Выржиковский С. Н. и Майоров Ф. П., Материалы к вопросу о влиянии воспитания на склад высшей нервной деятельности у собак. Труды физиологических лабораторий акад. И. П. Павлова.

Wyrshikowski S. N. und Majorow F. P., Material zur Frage über den Einfluß der Erziehung auf die Anlagen der höheren Nerventätigkeit des Hundes. Arb. d. physiolog. Labor. I. P. Pawlows, Bd. V, 1933.

Гальперин С. И., Влияние различных доз бромистого натрия на диференцировочное торможение, Материалы к V Всесоюзному съезду физиологов, 1934.

Galperin S. I., Der Einfluß verschiedener Dosen Brom-Natriums auf die Differenzierungshemmung. Material zur V. Allunionssitz. d. Physiol., 1934.

Он же, О комплексных и суммарных условных раздражителях, Труды физиологических лабораторий имени акад. И. П. Павлова.

Derselbe, Über komplexe und summarische bedingte Reize. Arb. d. physiolog. Pawlow-Labor. Bd. IX, 1940.

Он же, Значение промежутков времени между условными раздражителями для величины условных рефлексов, Труды физиологических лабораторий имени акад. И. П. Павлова.

Derselbe, Die Bedeutung zeitlicher Intervalle zwischen den bedingten Reizen für die Stärke bedingter Reflexe. Arb. d. physiolog. Pawlow-Labor. Bd. X, 1941.

Гзгзян Д. М., Влияние частичной экстирпации надпочечников на высшую нервную деятельность у собак.

Gsgsjan D. M., Der Einfluß der teilweisen Nebennierenextirpation auf die höhere Nerventätigkeit bei Hunden. Autorreferat der Dissertation, 1949.

Головина В. П., Сравнение выработки диференцировок у собак различного типа нервной системы, Труды физиологических лабораторий имени акад. И. П. Павлова.

Golowina W. P., Ein Vergleich bei der Ausarbeitung von Differenzierungen an Hunden von verschiedenem Typ des Nervensystems. Arb. d. physiolog. Pawlow-Labor., Bd. VIII, 1938.

Горшелева Л. С., Влияние хронического отравления малыми дозами окиси углерода на высшую нервную деятельность животных. Тезисы докладов 9-го совещания по физиологическим проблемам, посвященного памяти акад. И. П. Павлова.

Gorschelewa L. S., Der Einfluß einer chronischen Vergiftung mit kleinen Dosen Kohlenoxyd auf die höhere Nerventätigkeit der Tiere. Thesen d. Vortr. d. 9. Berat. über physiolog. Probleme, dem Gedächtnis I. P. Pawlows gewidmet, Ausg. d. Akad. d. Wissensch. d. UdSSR, 1941.

Горшелева Л. С., О влиянии тетаэтилсвинцовой интоксикации на высшую нервную деятельность, Рефераты научно-исследовательских работ. Медико-биологические науки.

GORSCHELEWA L. S., Über den Einfluß einer Intoxikation mit Tetraaethylblei auf die höhere Nerventätigkeit. Refer. wissensch. Forsch. arb. Medizin.-biol. Wissensch. Ausg. d. Akad. d. med. Wissensch. d. UdSSR, 1947, S. 141.

Она же, Влияние длительного сна на изменения высшей нервной деятельности, вызванные стафилококковым токсином у крыс. Журнал высшей нервной деятельности.

Dieselbe, Der Einfluß des Dauerschlafes auf die durch Staphylokokkentoxine hervorgerufenen Veränderungen der höheren Nerventätigkeit bei Ratten. Pawlow-Zeitschr. f. höhere Nerventätigkeit, Bd. I, H. 3, 1951.

Гупергриц М. М., Более выгодный способ диференцирования внешних раздражений.

GUBERGRIZ M. M., Eine geeignetere Methode der Differenzierung äußerer Reize. Dissertation, 1917.

Данилов А. А., Действие препаратов гипофиза на условные двигательные рефлексы в условиях обычных опытов и при применении брома или кофеина, Тезисы докладов 7-го совещания по физиологическим проблемам, посвященного памяти акад. И.П. Павлова.

DANILOW A. A., Der Einfluß von Hypophysenpräparaten auf die bedingten motorischen Reflexe unter gewöhnlichen Versuchsbedingungen und bei der Anwendung von Brom oder Koffein. Thesen d. Vortr. d. 7. Beratung über physiolog. Probleme, dem Gedächtnis I. P. Pawlows gewidmet, Ausg. d. Akad. d. Wissensch. d. UdSSR, 1940.

Делов В. Е., Влияние коры головного мозга на проводящую систему сердца, Тезисы докладов 5-го совещания по физиологическии проблемам, посвященного памяти акад. И. П. Павлова.

DELOW W. JE., Der Einfluß der Großhirnrinde auf das Herzleitungssystem. Thesen d. Vortr. d. 5. Berat. über physiolog. Probleme, dem Gedächtnis I. P. Pawlows gewidmet, Ausg. d. Akad. d. Wissensch. d. UdSSR, 1939.

Делов В. Е. и Петрова Е. Г., О взаимодействии условных и безусловных влияний на сердечную мышцу, Тезисы докладов 13-го совещания по физиологическим проблемам, посвященного памяти акад. И. П. Павлова.

DELOW W. JE. und PETROWA JE. G., Über die Wechselwirkung bedingter und unbedingter Einflüsse auf den Herzmuskel. Thesen d. Vortr. d. 13. Berat. über physiolog. Probleme, dem Gedächtnis I. P. Pawlows gewidmet, Ausg. d. Akad. d. Wissensch. d. UdSSR, 1948.

Дерябин В. С., Влияние повреждения thalami optici и гипоталамической области на высшую нервную деятельность, Физиологический журнал СССР.

DERJABIN W. S., Der Einfluß einer Verletzung des thalamus opticus und des hypothalamischen Gebietes auf die höhere Nerventätigkeit. Physiolog. Journ. d. UdSSR, Bd. XXXII, Nr. 5, 1946.

Он же, Влияние бульбокапнина на пищевые условные рефлексы, Физиологический журнал СССР.

Derselbe, Der Einfluß von Bulbokapnin auf die bedingten Nahrungsreflexe. Physiolog. Journ. d. UdSSR, Bd. XX, Nr. 3, 1936.

Дерябин В.С., К вопросу о бульбокапниновой кататонии у собак, Тезисы докладов 5-го совещания по физиологическим проблемам, посвященного памяти акад. И. П. Павлова.

DERJABIN W. S., Zur Frage über die Bulbokapnin-Katatonie bei Hunden. Thesen d. Vortr. d. 5. Berat. über physiolog. Probleme, dem Gedächtnis I. P. Pawlows gewidmet, Ausg. d. Akad. d. Wissensch. d. UdSSR, 1939.

Он же, Влияние бульбокапнина на оборонительные (кислотные и двигательные) условные рефлексы, Физиологический журнал СССР.

Derselbe, Der Einfluß des Bulbokapnins auf die bedingten Abwehrreflexe (Säurereflexe und motorische Reflexe). Physiolog. Journ. d. UdSSR, Bd. XXIV, Nr. 5, 1940.

Он же, К вопросу о бульбокапниновой кататонии у собак, Сообщение I—IV, Труды Института эволюционной физиологии и патологии высшей нервной деятельности имени акад. И. П. Павлова, 1947.

Derselbe, Zur Frage über die Bulbokapnin-Katatonie bei Hunden, Mttg. I—IV. Arb. d. Pawlow-Inst. f. Evolutionphysiolog. u. Pathol. d. höher. Nerventätigk. 1479.

Он же, Об экспериментальной бульбокапниновой кататонии у собак, Журнал высшей нервной деятельности имени И. П. Павлова.

Derselbe, Über die experimentelle Bulbokapnin-Katatonie bei Hunden. Pawlow-Zeitschrift f. höhere Nerventätigkeit, Bd. I, H. 4, 1951.

Долин А. О., Условный эпилептиформный приступ, Тезисы докладов 3-го совещания по физиологическим проблемам, посвященного памяти акад. И. П. Павлова.

DOLIN A. O., Der bedingte epileptische Anfall, Thesen d. Vortr. d. 3. Berat. über physiolog. Probleme, dem Gedächtnis I. P. Pawlows gewidmet, Ausg. d. Akad. d. Wissensch. d. UdSSR, 1938.

Он же, Экспериментальная эпилепсия: безусловный и условный экспериментальный припадок, Архив биологических наук.

Derselbe, Die experimentelle Epilepsie: Die unbedingten und die bedingten experimentellen Anfälle. Arch. biolog. Wissensch., Bd. IV, H. 1, 1939.

Он же, Корковое условное торможение болезнетворного влияния химических веществ на организм, там же.

Derselbe, Die bedingte Großhirnrindenhemmung durch pathogene Einflüsse chemischer Substanzen auf den Organismus. Ebenda.

Он же, Условнорефлекторное воспроизведение и подавление корой больших полушарий головного мозга болезненного состояния организма, Тезисы докладов 5-го совещания по физиологическим проблемам, посвященного памяти акад. И. П. Павлова.

Derselbe, Der bedingtreflektorische Ursprung und die Unterdrückung des Krankheitszustandes im Organismus durch die Großhirnrinde. Thesen d. Vortr. d. 5. Berat. über physiolog. Probleme, dem Gedächtnis I. P. Pawlows gewidmet, Ausg. d. Akad. d. Wissensch. d. UdSSR, 1939.

Он же, Физиологический метод обнаружения замещенных расстройств высшей нервной деятельности, Тезисы докладов 7-го совещания по физиологическим проблемам, посвященного памяти акад. И. П. Павлова, 1940.

Derselbe, Physiologische Methoden zur Feststellung überlagerter Zerrüttungen der höheren Nerventätigkeit. Thesen d. Vortr. d. 7. Berat. über physiolog. Probleme, dem Gedächtnis I. P. Pawlows gewidmet, Ausg. d. Akad. d. Wissensch. d. UdSSR, 1940.

Долин А.О., Динамический корковый стереотип и рефлексы подкоркового отдела центральной нервной системы, Тезисы докладов 9-го совещания по физиологическим проблемам, посвященного памяти акад. И. П. Павлова.

Dolin A. O., Der dynamische Hirnrindenstereotyp und die Reflexe der subkortikalen Abschnitte des Zentralnervensystems. Thesen d. Vortr. d. 9. Berat. über physiolog. Probleme, dem Gedächtnis I. P. Pawlows gewidmet, Ausg. d. Akad. d. Wissensch. d. UdSSR, 1941.

Он же, Реактивность организма в свете учения Павлова о динамическом стереотипе, Доклады VII Всесоюзного съезда физиологов, 1947.

Derselbe, Die Aktivität des Organismus im Lichte der Lehre Pawlows über den dynamischen Stereotyp. Vortr. d. VII. Allunionssitz. d. Physiol., 1947.

Он же, Роль коры головного мозга в патологических процессах организма, Труды сессии, посвященной X-летию со дня смерти акад. И. П. Павлова.

Derselbe, Die Rolle der Großhirnrinde bei pathologischen Prozessen des Organismus. Verh. d. Sitz. zum 10jährigen Todestag I. P. Pawlows, Ausg. d. Akad. d. med. Wissensch. d. UdSSR, 1948.

Он же, Характеристика некоторых особенностей условных патологических рефлексов, Тезисы докладов 13-го совещания по физиологическим проблемам, посвященного памяти акад. И. П. Павлова.

Derselbe, Die Charakteristika einiger Besonderheiten bedingter pathologischer Reflexe. Thesen d. Vortr. d. 13. Berat. über physiolog. Probleme, dem Gedächtnis I. P. Pawlows gewidmet, Ausg. d. Akad. d. Wissensch. d. UdSSR, 1948.

Он же, Условнорефлекторное каталептическое состояние, Журнал высшей нервной деятельности имени И. П. Павлова.

Derselbe, Der bedingt-reflektorische kataleptische Zustand. Pawlow-Zeitschrift f. höhere Nerventätigkeit, Bd. I, H. 4, 1951.

Долин А. О. и Зборовская И. И., Условная токсическая одышка, Физиологический журнал СССР.

Dolin A. O. und Sborowskaja I. I., Die bedingte toxische Dyspnoe. Physiolog. Journ. d. UdSSR, Bd. 27, H. 1, 1937.

Долин А. О. и Никитченко Е. П. Условная корковая связь и состояние дисфункции сердечно-сосудистой системы, Тезисы докладов 7-го совещания по физиологическим проблемам, посвященного памяти акад. И. П. Павлова.

Dolin A. O. und Nikitschenko E. P., Die bedingten Hirnrindenverbindungen und der Dysfunktionszustand des Herzkreislaufsystems. Thesen d. Vortr. d. 7. Berat. über physiolog. Probleme, dem Gedächtnis I. P. Pawlows gewidmet, Ausg. d. Akad. d. Wissensch. d. UdSSR, 1940.

Ерофеева М. Н., Электрическое раздражение кожи собаки как условный возбудитель работы слюнных желез.

Jerofejewa M. N., Der elektrische Hautreiz beim Hund als bedingter Reiz für die Arbeit der Speicheldrüsen. Dissertation, St. Petersburg, 1912.

Журавлев И. Н., Падение отдельных условных рефлексов при частом их повторении в течение экспериментального сеанса и в ряде опытных дней, Труды физиологических лабораторий акад. И. П. Павлова.

Shurawljow I. N., Das Nachlassen einzelner bedingter Reflexe bei ihrer häufigen Wiederholung im Laufe des Einzelexperimentes und einer Anzahl von Versuchstagen. Arb. d. physiolog. Labor. I. P. Pawlows, Bd. III, H. 1, 1928.

Завадский И. В., Опыт приложения метода условных рефлексов к фармакологии, Труды Общества русских врачей в СПБ.

Sawadski I. W., Versuche einer Anwendung der bedingten Reflexe in der Pharmakologie. Arb. d. Gesellsch. russ. Ärzte, St. Petersburg, Bd. 75, 1908.

Зборовская И. И., Об адаптационных свойствах нервной системы животных в отношении острых сшибок и других нервных трудностей, Тезисы докладов 7-го совещания по физиологическим проблемам, посвященного памяти акад. И. П. Павлова.

Sborowskaja I. I., Über die Adaptationsfähigkeiten des Nervensystems der Tiere bei akuten neurodynamischen Zerrüttungen und anderen nervalen Fehlleistungen. Thesen d. Vortr. d. 7. Berat. über physiolog. Probleme, dem Gedächtnis I. P. Pawlows gewidmet, Ausg. d. Akad. d. Wissensch. d. UdSSR, 1940.

Зевальд Л. О., К вопросу о влиянии условий воспитания на склад высшей нервной деятельности у собак, Труды физиологических лабораторий имени акад. И. П. Павлова. О влиянии кофеина в комбинации его с бромом на высшую нервную деятельность, там же.

Sewald L. O., Zur Frage über den Einfluß von Aufzuchtsbedingungen auf die Anlagen der höheren Nerventätigkeit bei Hunden. Arb. d. physiolog. Pawlow-Labor. Bd. VIII, 1938; Über den Einfluß des Koffeins in Kombination mit Brom auf die höhere Nerventätigkeit. Ebenda.

Он же, О влиянии суммарного раздражителя на условнорефлекторную деятельность собаки, Труды физиологическнх лабораторий нмени акад. И. П. Павлова.

Derselbe, Über den Einfluß des Summationsreizes auf die bedingtreflektorische Tätigkeit des Hundes. Arb. d. physiolog. Pawlow-Labor., Bd. IX, 1940.

Он же, Материалы к вопросу о системности, Труды физиологических лабораторий имени акад. И. П. Павлова.

Derselbe, Material zur Frage über die Systematik. Arb. d. physiolog. Pawlow-Labor., Bd. X, 1941.

Он же, Влияние авитаминоза B_1 на условнорефлекторную деятельность собак, Тезисы докладов 9-го совещания по физиологическим проблемам посвященного памяти акад. И. П. Павлова. О влиянии экстирпации околощитовидных желез на условнорефлекторную деятельность собаки там же.

Derselbe, Der Einfluß der B_1-Avitaminose auf die bedingtreflektorische Tätigkeit der Hunde. Thesen d. Vortr. d. 9. Berat. über physiolog. Probleme, dem Gedächtnis I. P. Pawlows gewidmet, Ausg. d. Akad. d. Wissensch. d. UdSSR, 1941; Über den Einfluß der Nebenschilddrüsenextirpation auf die bedingt-reflektorische Tätigkeit des Hundes. Ebenda.

Он же, О влиянии экстирпации околощитовидных желез на условно рефлекторную деятельность собаки, Труды Института эволюционной физиологии и патологии высшей нервной деятельности имени акад. И. П. Павлова.

Derselbe, Über den Einfluß der Nebenschilddrüsenextirpation auf die bedingtreflektorische Tätigkeit des Hundes. Arb. d. Pawlow-Inst. f. Evolutionsphysiol. u. Pathol. d. höher. Nerventätigk. Bd. I, Ausg. d. Akad. d. Wissensch. d. UdSSR, 1944.

Он же, Влияние авитаминоза, B_1 на условнорефлекторную деятельность собак, Труды физиологических лабораторий имени акад. И. П. Павлова, т. XIV, 1948, и Журнал высшей нервной деятельности.

Derselbe, Der Einfluß der B_1-Avitaminose auf die bedingt-reflektorische Tätigkeit der Hunde. Arb. d. physiolog. Pawlow-Labor., Bd. XIV, 1948, u. Pawlow-Zeit schrift f. höhere Nerventätigkeit, Bd. I, H. 2, 1951.

Зимкин И. В., Отклонения от нормального баланса между возбуждением и торможением в коре больших полушарий и восстановление его под влиянием кофеина и диференцировок, Русский физиологический журнал.

SIMKIN N. W., Die Abweichung vom normalen Gleichgewicht zwischen Erregung und Hemmung in der Großhirnrinde und ihre Reparation unter dem Einfluß des Koffeins und der Differenzierungen. Russ. Physiolog. Journ., Bd. IX, Nr. 1, 1926.

Он же, Нарушения нормального баланса в коре больших полушарий и восстановление его под влиянием кофеина и диференцировок, Труды физиологических лабораторий акад. И. П. Павлова.

Derselbe, Die Störungen des normalen Gleichgewichtes in der Großhirnrinde und ihre Reparation unter dem Einfluß des Koffeins und der Differenzierungen. Arb. d. physiolog. Labor. I. P. Pawlows, Bd. III, H. 1, 1928.

Зимкина А. М. и Зимкин Н. В., О диференцировании последовательных комплексных раздражителей, Физиологический журнал СССР.

SIMKINA A. M. u. SIMKIN N. W., Über die Differenzierung aufeinanderfolgender komplexer Reize. Physiolog. Journ. d. UdSSR, Bd. XVIII, Nr. 3, 1935.

Иванов-Смоленский А. Г., Об иррадиации угасательного торможения в слуховом анализаторе собаки, Русский физиологический журнал.

IWANOW-SMOLENSKI A. G., Über die Irradiation der erlöschenden Hemmung im akustischen Analysator des Hundes. Russ. Physiolog. Journ., Bd. VII, H. 1—6, 1924.

Он же, О звуковой проекции в коре больших полушарий, Сборник. посвященный 75-летию акад. И. П. Павлова, 1925.

Derselbe, Über die akustische Projektion in der Großhirnrinde. Festschrift zu Ehren des 75. Geburtstg. d. Akad. I. P. Pawlow, 1925.

Он же, Опыт сравнительного изучения высшей нервной деятельности человека и собаки. Медико-биологический журнал.

Derselbe, Versuch einer vergleichenden Untersuchung der höheren Nerventätigkeit des Menschen und des Hundes. Medico-biol. Journ., Bd. 84, Nr. 3, 1925.

Он же, Об иррадиации угасательного торможения в звуковом анализаторе собаки, Труды физиологических лабораторий акад. И. П. Павлова.

Derselbe, Über die Irradiation der auslöschenden Hemmung im akustischen Analysator des Hundes. Arb. d. physiolog. Labor. I. P. Pawlows, Bd. I, H. 2—3, 1926.

Он же, Об анализе позледовательного четырехчленного звукового условного раздражителя. Труды физиологических лабораторий акад. И. П. Павлова. Об экспериментальном неврозе у собаки при диференцировании сложных условных раздражителей, там же.

Derselbe, Über die Analyse eines aufeinanderfolgenden viergliedrigen bedingten akustischen Reizes. Arb. d. physiolog. Labor. I. P. Pawlows, Bd. II, H. 1, 1927; Über die experimentelle Neurose beim Hund, im Zusammenhang mit der Differenzierung komplizierter bedingter Reize. Ebenda.

Он же, Изучение действия компонентов сложного звукового раздражителя при полной выработке диференцировки, Труды физиологических лабораторий акад. И. П. Павлова.

Derselbe, Die Erforschung der Wirkung der Komponenten eines komplizierten akustischen Reizes, nach völliger Ausarbeitung von Differenzierungen. Arb. d. physiolog. Labor. I. P. Pawlows, Bd. III, H. 1, 1928.

Иванов-Смоленский А. Г., Взаимное растормаживание тормозных условных рефлексов, Труды физиологических лабораторий акад. И. П. Павлова. Фазовые изменения в нормальном балансе между раздражением и торможением, как последствие запаздывающего рефлекса, там же; Пассивно-оборонительные рефлексы и сильный тип нервной системы, там же.

Iwanow-Smolenski A.G., Die gegenseitige Enthemmung bedingter Hemmungsreflexe. Arb. d. physiolog. Labor. I. P. Pawlows, Bd. IV, 1932; Die Phasenänderungen im normalen Gleichgewicht zwischen Erregung und Hemmung als Folge des verspäteten Reflexes. Ebenda; Die passiven Abwehrreflexe und der starke Typ des Nervensystems. Ebenda.

Он же, Основные проблемы патофизиологии высшей нервной деятельности. Предисловие акад. И. П. Павлова.

Derselbe, Grundprobleme der Pathophysiologie der höheren Nerventätigkeit. Vorwort I. P. Pawlows, Biomedgis, 1933.

Изергина А. Ю., О влиянии адреналина на высшую нервную деятельность белых крыс, Рефераты научно-исследовательских работ. Медико-биологические науки.

Isergina A. Ju., Über den Einfluß des Adrenalins auf die höhere Nerventätigkeit der weißen Ratte. Refer. d. wissensch. Forsch. arb. Medizin.-biol. Wissensch., Ausg. d. Akad. d. med. Wissensch. d. UdSSR, 1947.

Она же, О некоторых особенностях действия адреналина на высшую нервную деятельность животных, Рефераты научно-исследовательских работ. Медико-биологические науки № 7, О влиянии ацетилхолина на высшую нервную деятельность белых крыс, там же.

Dieselbe, Über einige Besonderheiten der Adrenalinwirkung auf die höhere Nerventätigkeit der Tiere. Refer. d. wissensch. Forsch. arb., medico-biol. Wissensch. Nr. 7, Ausg. d. Akad. d. med. Wissensch. d. UdSSR, 1949; Über den Einfluß des Azetylcholins auf die höhere Nerventätigkeit der weißen Ratte. Ebenda.

Изергина А. Ю. и Фаддеева В. К., Попытка применения охранительно-наркотической терапии при инфекционном заболевании (пастереллезе) у белых крыс, там же.

Isergina A. Ju. u. Faddejewa W. K., Ein Versuch der Anwendung einer narkotischen Schutztherapie bei einer Infektionskrankheit (Pasteurella) der weißen Ratten. Ebenda.

Каменский Д. А., Влияние кратковременного естественного сна на восстановление условнорефлекторной деятельности головного мозга собаки, Труды физиологических лабораторий имени акад. И. П. Павлова.

Kamenski D. A., Der Einfluß des kurzfristigen natürlichen Schlafes auf die Reparation der bedingtreflektorischen Tätigkeit des Hundegroßhirnes. Arb. d. physiolog. Pawlow-Labor., Bd. IX, 1940.

Клещов С. В., К вопросу о применении больших доз кофеина при определении типа нервной системы, Труды физиологических лабораторий имени акад. И. П. Павлова, Опыт лечения двигательного невроза внешним торможением, там же.

Klestschow S. W., Zur Frage über die Anwendung hoher Koffeindosen zur Typenbestimmung des Nervensystems. Arb. d. physiolog. Pawlow-Labor., Bd.VIII, 1938; Ein Behandlungsversuch der motorischen Neurose durch äußere Hemmung. Ebenda

Клещов С. В, Влияние небольших изменений промежутков времени между раздражителями на величину условного рефлекса, Труды физиологических лабораторий имени акад. И. П. Павлова.

KLESTSCHOW S. W., Der Einfluß geringer Veränderungen des zeitlichen Abstandes zwischen den Reizen auf die Stärke der bedingten Reflexe. Arb. d. physiolog. Pawlow-Labor., Bd. X, 1941.

Конради Г. П., О диференцировке двух условных рефлексов из одного анализатора, связанных с различными безусловными рефлексами, Труды III Всесоюзного съезда физиологов, 1928.

KONRADI G. P., Über die Differenzierung zweier bedingter Reflexe eines Analysators und ihre Beziehungen zu verschiedenen unbedingten Reflexen. Arb. d. III. Allunionssitz. d. Physiol., 1928.

Он же, Диференцировка и взаимодействие активных условных рефлексов, связанных с различными безусловными рефлексами, Труды физиологических лабораторий акад. И. П. Павлова.

Derselbe, Differenzierung und Wechselwirkung aktiver bedingter Reflexe und ihr Zusammenhang mit verschiedenen unbedingten Reflexen. Arb. d. physiolog. Labor. I. P. Pawlows, Bd. IV, 1932.

Котляревский Л. И., О нарушениях высшей нервной деятельности при интоксикации животных бульбокапнином, Рефераты научно-исследовательских работ. Медико-биологические науки.

KOTLJAREWSKI L. I., Über Störungen der höheren Nerventätigkeit bei Intoxikation der Tiere mit Bulbokapnin. Refer. wissensch. Forsch. arb., medico-biol. Wissensch., Ausg. d. Akad. d. med. Wissensch. d. UdSSR, 1947.

Он же, Влияние экспериментального срыва высшей нервной деятельности на течение нейроинтоксикаций у животных, Журнал высшей нервной деятельности И. П. Павлова.

Derselbe, Der Einfluß einer experimentellen nervalen Entgleisung der höheren Nerventätigkeit auf den Verlauf der Neurointoxikation der Tiere. Pawlow-Zeitschr. f. höher. Nerventätigkeit, Bd. I, H. 3, 1951.

Он же, Нарушения высшей нервной деятельности при интоксикации животных бульбокапнином. Журнал высшей нервной деятельности имени И. П. Павлова.

Derselbe, Störungen der höheren Nerventätigkeit bei Intoxikation der Tiere mit Bulbokapnin. Pawlow-Zeitschr. f. höher. Nerventätigkeit, Bd. I, H. 4, 1951.

Крепс Е. М., Опыт индивидуальной характеристики экспериментального животного, Труды физиологических лабораторий акад. И. П. Павлова.

KREPS JE. M., Der Versuch einer individuellen Charakteristik des Versuchstieres. Arb. d. physiolog. Labor. I. P. Pawlows, Bd. I, H. 1, 1924.

Он же, К вопросу о влиянии течки на высшую нервную деятельность, Русский физиологический журнал.

Derselbe, Zur Frage über den Einfluß der Brunst auf die höhere Nerventätigkeit. Russ. Physiol. Journ., Bd. IV, Nr. 4—6, 1924.

Кржишковский К. Н., Die Funktionsänderungen der höheren Abschnitte des Nervensystems bei der Hündin während der Brunst. Zbl. f. Physiol.

KRSHISCHKOWSKI K. N. Siehe oben.

Крылов В. А., О возможности образования условного рефлекса на раздражение через кровь (автоматический раздражитель), Сборник, посвященный 75-летию акад. И. П. Павлова, 1925.

KRYLOW W. A., Über die Entstehungsmöglichkeit der Bildung eines bedingten Reflexes durch einen Reiz auf dem Blutwege (automatischer Reiz). Festschrift zu Ehren des 75. Geburtstg. d. Akad. I. P. Pawlow, 1925.

Он же, К анализу деятельности рвотного центра, Русский физиологический журнал.

Derselbe, Zur Analyse der Tätigkeit des Brechzentrums. Russ. Physiol. Journ., Bd. X, Nr. 3—4, 1927.

Куимов Д. Т., Материалы к физиологической характеристике нервной системы, Труды физиологических лабораторий имени акад. И. П. Павлова.

KUIMOW D. T., Material zur physiologischen Charakteristik des Nervensystems. Arb. d. physiolog. Pawlow-Labor. Bd. VIII, 1938.

Лившиц Н. Н., Влияние экстирпации мозжечка на условные рефлексы у собаки, приведено по Л. А. Орбели.

LIWSCHIZ N. N., Der Einfluß der Kleinhirnextirpation auf die bedingten Reflexe des Hundes. Zit. nach L. A. Orbeli.

Линдберг А. А., Влияние продолжительности интервалов между применениями условных раздражителей на величину условных рефлексов, Доклады Академии наук СССР.

LINDBERG A. A., Der Einfluß der Pausenlänge zwischen den Anwendungen bedingter Reize auf die Stärke der bedingten Reflexe. Vortr. d. Akad. d. Wissensch. d. UdSSR, Bd. 1, Nr. 2—3, 1935.

Он же, Случай изолированного поражения тормозного процесса в ограниченном пункте взукового анализатора мозговой коры, Физиологический журнал СССР.

Derselbe, Ein Fall von isolierter Schädigung des Hemmungsprozesses in einem umschriebenen Punkt des akustischen Analysators der Großhirnrinde. Physiolog. Journ. d. UdSSR, Bd. XX, Nr. 6, 1936.

Майоров Ф. П., Специальный функциональный метод устранения стойкого гипнотического состояния у собак. Труды физиологических лабораторий акад. И. П. Павлова, Устранение гипнотического состояния у собак при помощи брома, там же.

MAJOROW F. P., Eine spezielle funktionelle Methode zur Beseitigung hartnäckiger hypnotischer Zustände beim Hund. Arb. d. physiolog. Labor. I. P. Pawlows, Bd. V, 1933; Die Beseitigung hypnotischer Zustände beim Hund mit Hilfe von Brom. Ebenda.

Он же, К вопросу о влиянии полового возбуждения на высшую нервную деятельность у собак, Архив биологических наук.

Derselbe, Zur Frage über den Einfluß der Geschlechtserregung auf die höhere Nerventätigkeit beim Hund. Arch. biolog. Wissensch., Bd. XXXVIII, H. 2, 1935.

Он же, Факт тренировки торможения у собаки возбудимого типа, Физиологический журнал СССР.

Derselbe, Die Möglichkeit des Hemmungstrainings beim Hund des erregten Typs. Physiolog. Journ. d. UdSSR, Bd. XXI, Nr. 3, 1936.

Майоров Ф. П., Материалы к характеристике возбудимого типа, Труды физиологических лабораторий имени акад. И. П. Павлова. Случай экспериментального невроза на почве перенапряжения торможения, там же; Инертность тормозного процесса у собаки сильного уравновешенного типа, там же.

MAJOROW F. P., Material zur Charakteristik des erregbaren Typs. Arb. d. physiolog. Pawlow-Labor., Bd. VIII, 1938; Ein Fall von experimenteller Neurose auf Grund einer Überanstrengung der Hemmung. Ebenda; Die Trägheit des Hemmungsprozesses bei Hunden des starken, ausgeglichenen Typs. Ebenda.

Он же, История учения об условных рефлексах.

Derselbe, Die Geschichte der Lehre über die bedingten Reflexe. Ausg. d. Akad. d. med. Wissensch. d. UDSSR, 1948.

Макаров П. О., Эволюция тормозного процесса в коре полушарий при выработке диференцировки, Труды физиологических лабораторий имени акад. И. П. Павлова.

MAKAROW P. O., Die Evolution des Hemmungsprozesses der Großhirnrinde bei der Ausarbeitung von Differenzierungen. Arb. d. physiolog. Pawlow-Labor., Bd. IX, 1940.

Макарычев А. И., Закон силы в учении о высшей нервной деятельности.

MAKARYTSCHEW A. I., Das Gesetz der Stärke in der Lehre über die höhere Nerventätigkeit. Ausg. d. Akad. d. med. Wissensch. d. UdSSR, 1947.

Мелихова Е. Ф., приведено по книге М. К. Петровой «О роли функционально ослабленной коры головного мозга в возникновении различных патологических процессов в организме».

MELICHOWA JE. F., Zitiert nach dem Buch M. K. Petrowas „Über die Rolle der funktionell geschwächten Großhirnrinde bei der Enstehung verschiedener pathologischer Prozesse im Organismus". Medgis (Med. Staatsverl.), 1946.

Нарбутович И. О., К испытанию типа нервной системы, Труды физиологических лабораторий акад. И. П. Павлова.

NARBUTOWITSCH I. O., Zur Erziehung des nervalen Typs. Arb. d. physiolog. Labor. I. P. Pawlows, Bd. III, H. 1, 1928.

Он же, К учению о типах нервной системы собаки, Труды физиологических лабораторий акад. И. П. Павлова.

Derselbe, Zur Typenlehre des Nervensystems der Hunde. Arb. d. physiolog. Labor. I. P. Pawlows, Bd. III, H. 2—3, 1929.

Он же, Характеристика возбудительного и тормозного процессов у собаки уравновешенного типа нервной системы, Труды физиологических лабораторий имени акад. И. П. Павлова. Действие сверхмаксимального раздражителя на нервную систему собаки уравновешенного сангвинического типа, там же; Нарушение высшей нервной деятельности собаки-сангвиника под влиянием изменения установленного стереотипа условных раздражителей, там же; Перенапряжение тормозного процесса, там же.

Derselbe, Die Charakteristika des Erregungs- und Hemmungsprozesses bei Hunden vom ausgeglichenen Typ des Nervensystems. Arb. d. physiolog. Pawlow-Labor., Bd. VIII, 1938; Die Wirkung übermäßig starker Reize auf das Nervensystem des Hundes vom ausgeglichenen sanguinischen Typ. Ebenda; Die Störung der höheren Nerventätigkeit des sanguinischen Hundes, unter dem Einfluß einer Veränderung des feststehenden Stereotyps bedingter Reize. Ebenda; Die Überanstrengung des Hemmungsprozesses. Ebenda.

Никифоровский И. М., Фармакология условных рефлексов как метод их изучения. Диссертация, Известия Военно-медицинской академии.

NIKIFOROWSKI I. M., Die Pharmakologie als Methode zur Erforschung bedingter Reflexe. Dissertation, Mitteil. d. Kriegs-med. Akad., Bd. XXII Nr. 2, 1911.

Орбели Л. А., Лекции по физиологии нервной системы.

ORBELI L. A., Vorlesungen über Physiologie des Nervensystems. 2. Ausg., Biomedgis (Biol.-med. Staatsverl.), 1935.

Он же, Лекции по вопросам высшей нервной деятельности.

Derselbe, Vorlesungen über Fragen der höheren Nerventätigkeit. Ausg. d. Akad. d. Wissensch. d. UdSSR, 1945.

Он же, Ход развития учения И. П. Павлова о высшей нервной деятельности, Труды сессии, посвященной X-летию со дня смерти И. П. Павлова, М.

Derselbe, Der Entwicklungsweg der Lehre I. P. Pawlows über die höhere Nerventätigkeit. Verh. d. Sitz. zum 10jährigen Todestag I. P. Pawlows, Moskau, Ausg. d. Akad. d. med. Wissensch. d. UdSSR, 1948.

Павлов И. П., Лекции о работе больших полушарий головного мозга, Госиздат, 1927.

PAWLOW I. P., Vorlesung über die Arbeit der Großhirnhemisphären. Sämtl. Werke, Bd. IV, Berlin, 1953.

Он же, Двадцатилетний опыт объективного изучения высшей нервной деятельности (поведения) животных, Биомедгиз.

Derselbe, Zwanzigjährige Erfahrungen mit dem objektiven Studium der höheren Nerventätigkeit (des Verhaltens) der Tiere. Sämtl. Werke, Bd. III, Berlin, 1953.

Он же, Физиология и патология высшей нервной деятельности, Госмедиздат, 1930

Derselbe, Physiologie und Pathologie der höheren Nerventätigkeit. Gosmedisdat (Med. Staatsverl.), 1930.

Он же, Полное собрание трудов, т. I, изд. Академии наук СССР. 1940.

Derselbe, Sämtl. Arbeiten. Bd. I, Ausg. d. Akad. d. Wissenschaften d. UdSSR, 1940.

Павлов И. П. и Петрова М. К., К физиологии гипнотического состояния собаки, Труды физиологических лабораторий акад. И. П. Павлова.

PAWLOW I. P. und PETROWA M. K., Zur Physiologie des hypnotischen Zustandes beim Hund. Arb. d. physiolog. Labor. I. P. Pawlows, Bd. IV, 1932.

Павлов И. П. и Воскресенский Л. Н., Материалы к физиологии сна, Доклад в Петроградском биологическом обществе, 1915.

PAWLOW I. P. und WOSKRESSENSKI L. N., Material zur Physiologie des Schlafes. Verh. d. Petersbg. biol. Gesellsch., 1915.

Павлова А. М., Материалы к вопросу о влиянии кастрации на условнорефлекторную деятельность собаки, Труды физиологических лабораторий акад. И. П. Павлова.

PAWLOWA A. M., Material zur Frage über den Einfluß der Kastration auf die bedingt-reflektorische Tätigkeit des Hundes. Arb. d. physiolog. Labor. I. P. Pawlows, Bd. VII, 1937.

Павлова А. М., О действии кофеина и брома на старческую центральную нервную систему собаки, Труды физиологических лабораторий имени акад. И. П. Павлова.

PAWLOWA A. M., Über die Wirkung von Koffein und Brom auf das alternde Nervensystem des Hundes. Arb. d. Physiolog. Pawlow-Labor., Bd. VIII, 1938.

Павлова В. И., Один из промежуточных типов высшей нервной деятельности, Труды физиологических лабораторий имени акад. И. П. Павлова.

PAWLOWA W. I., Einer der Intermediärtypen der höheren Nerventätigkeit. Arb. d. physiolog. Pawlow-Labor., Bd. XI, 1944.

Она же, Гипнотическое состояние, локализированное в пределах одного анализатора, Тезисы докладов 13-го совещания по физиологическим проблемам, посвященного памяти акад. И. П. Павлова, изд. Академии наук СССР. 1948.

Dieselbe, Der hypnotische Zustand an den Grenzen eines Analysators. Thesen d. Vortr. d. 13. Berat. über physiolog. Probleme, dem Gedächtnis I. P. Pawlows gewidmet, Ausg. d. Akad. d. Wissensch. d. UdSSR, 1948.

Павлов Б. В., Влияние удаления брюшных симпатических цепочек и перерезки n. splanchnici на высшую нервную деятельность собак. Тезисы докладов 11-го совещания по физиологическим проблемам, посвященного памяти акад. И. П. Павлова, изд. Академии наук СССР, 1946.

PAWLOW B. W., Der Einfluß einer Entfernung des abdominalen sympathischen Grenzstranges und Durchschneidung der Nn. splanchnici auf die höhere Nerventätigkeit des Hundes. Thesen d. Vortr. d. 11. Berat. über physiolog. Probleme, dem Gedächtnis I. P. Pawlows gewidmet, Ausg. d. Akad. d. Wissensch. d. UdSSR, 1946.

Петрова М. К., Различные виды внутреннего торможения при особенно трудном условии, Труды физиологических лабораторий акад. И. П. Павлова.

PETROWA M. K., Die verschiedenen Arten der inneren Hemmung unter besonders schwierigen Bedingungen. Arb. d. physiolog. Labor. I. P. Pawlows, Bd. I, H. 1, 1924.

Она же, Лечение экспериментальных неврозов у собак. Архив биологических наук.

Dieselbe, Die Wechselbeziehungen zwischen Erregungs- und Hemmungsprozessen bei Hunden von verschiedenem Typ des Nervensystems. Arch. biol. Wissenschaften, Bd. XXV, H. 1—3, 1925.

Она же, Взаимоотношение раздражительного и тормозного процессов у собак различного типа нервной системы, Труды физиологических лабораторий акад. И. П. Павлова.

Dieselbe, Die Wechselbeziehungen zwischen Erregungs- und Hemmungsprozeß bei Hunden von verschiedenem Typ des Nervensystems. Arb. d. physiolog. Labor. I. P. Pawlows, Bd. III, H. 2—3, 1929.

Она же, Патологическое отклонение раздражительного и тормозного процессов при трудной встрече этих процессов, Труды физиологических лабораторий акад. И. П. Павлова.

Dieselbe, Die pathologische Abweichung des Erregungs- und Hemmungsprozesses bei heftigem Aufeinandertreffen dieser Prozesse. Arb. d. physiolog. Labor. I. P. Pawlows, Bd. I, H. 2—3, 1926.

Петрова М. К., Острое нарушение нервного равновесия в сторону раздражительного процесса у собаки возбудимого типа, Архив биологических наук.

Petrowa M. K., Die akute Störung des nervalen Gleichgewichtes auf der Seite des Erregungsprozesses bei Hunden des erregbaren Typs. Arch. biol. Wissensch., Bd. XXVIII, H. 2, 1928.

Она же, Лабораторное испытание силы нервной системы у собакисангвиника, Труды физиологических лабораторий акад. И. П. Павлова.

Dieselbe, Erprobung der Kraft des Nervensystems bei sanguinischen Hunden im Laboratorium. Arb. d. physiolog. Labor. I. P. Pawlows, Bd. II, H. 2, 1928.

Она же, Дальнейшие материалы к определению силы нервной системы экспериментальных животных, Архив биологических наук.

Dieselbe, Weiteres Material zur Bestimmung der Kraft des Nervensystems der Versuchstiere. Arch. biolog. Wissensch., Bd. XXXIV, H. 1—3, 1934.

Она же, К механизму действия брома, Труды физиологических лабораторий акад. И. П. Павлова.

Dieselbe, Zum Mechanismus der Bromwirkung. Arb. d. physiolog. Labor. I. P. Pawlows, Bd. V, 1933.

Она же, Случай экспериментального невроза, излеченного при помощи брома, Архив биологических наук.

Dieselbe, Ein Fall von einer mit Brom ausgeheilten experimentellen Neurose. Arch. biolog. Wissensch., Bd. XXXIV, H. 1—3, 1934.

Она же, Новейшие данные о механизме действия солей брома на высшую нервную деятельност и о терапевтическом применении их на экспериментальных основаниях, изд. ВИЭМ, Предисловие акад. И. П. Павлова, 1935.

Dieselbe, Neueste Ergebnisse über den Wirkungsmechanismus der Bromsalze auf die höhere Nerventätigkeit und über ihre therapeutische Anwendung auf experimenteller Grundlage. Ausg. WIEM, Vorwort I. P. Pawlows, 1935.

Она же, Случай экспериментально полученной фобии глубины, Тезисы 15-го Международного физиологического конгресса, 1935.

Dieselbe, Ein Fall von experimentell hervorgerufener Tiefen-Phobie. Thesen d. 15. Internat. Physiol. Kongr., 1935.

Она же, Влияние кастрации на условнорефлекторную деятельность и общее поведение собак различного типа нервной системы, Труды физиологических лабораторий акад. И. П. Павлова.

Dieselbe, Der Einfluß der Kastration auf die bedingt-reflektorische Tätigkeit und das allgemeine Verhalten der Hunde verschiedenen Typs des Nervensystems. Arb. d. physiolog. Labor. I. P. Pawlows, Bd. VI, H. 1, 1936.

Она же, Бром и его влияние на кастратов-собак, Труды физиологических лабораторий акад. И. П. Павлова. Об излечении бромом с кофеином кастрата сильного уравновешенного типа от длительно продолжавшегося невроза, там же; Изменение тонуса больших полушарий у собак-кастратов под влиянием повышения тонуса пищевой возбудимости, там же.

Dieselbe, Brom und sein Einfluß auf den kastrierten Hund. Arb. d. physiolog. Labor. I. P. Pawlows, Bd. VII, 1937; Über die Heilung eines Kastraten des starken, ausgeglichenen Typs von einer lange bestehenden Neurose durch Brom mit Koffein. Ebenda; Die Tonusveränderung der Großhirnhemisphären beim kastrierten Hund unter dem Einfluß einer Tonuserhöhung der Nahrungserregbarkeit. Ebenda.

Петрова М.К., Зависимость величины условного рефлекса от количества подкрепляющего вещества у кастрат-собак различного типа нервной системы, там же; Образование условных первных связей у раннего кастрата, там же; Перенапряжение тормозного процесса у собак-кастратов различного типа нервной системы, там же; О влиянии различной длины промежутков между условными раздражителями на величину условных рефлексов у слабых тормозных кастратов и у сильного возбудимого, там же; Переделка противоположных условных раздражителей в обратные у кастратов различного типа нервной системы (патологическая инертность раздражительного процесса), там же; Кастрат уравновешенного типа, исключительной силы, типичный представитель сангвинического темперамента при жизненных затруднениях (случай циркулярного невроза), там же; Кастрат возбудимого типа при встрече с жизненными затруднениями (случай изолированного заболевания одного пункта в звуковом анализаторе мозговой коры), там же; Ультрапарадоксальная фаза и ее механизм, там же; О совместном применении брома с кофеином при хронической ультрапарадоксальной фазе и общей взрывчатости раздражительного процесса у кастратов средней силы нервной системы (два случая абортивной кататонии), там же; О комбинированном действии брома с кофеином при лечении болезненного состояния, вызванного переделкой положительного и тормозного рефлекса в противоположные у слабых тормозимого типа кастратов, там же; Влияние перестановки противоположные у слабых тормозимого типа кастратов, там же; Влияние нерестановки противоположных условных раздражителей (в данном случае метрономов различной частоты ударов) каждого на место другого на их переделку, там же.

Petrowa M. K., Die Abhängigkeit der Stärke bedingter Reflexe von der Menge der bekräftigenden Substanz bei kastrierten Hunden von verschiedenem Typ des Nervensystems. Ebenda; Die Bildung bedingter nervaler Verbindungen bei Frühkastrierten. Ebenda; Die Überanstrengung des Hemmungsprozesses bei kastrierten Hunden von verschiedenem Typ des Nervensystems. Ebenda; Über den Einfluß der verschiedenen Intervallänge zwischen den bedingten Reizen auf die Stärke bedingter Reflexe bei schwachen hemmbaren und bei starken erregbaren Kastraten. Ebenda; Der Austausch gegensätzlicher bedingter Reize in die Reize umgekehrten Charakters bei Kastraten von verschiedenem Typ des Nervensystems (Patholog. Trägheit d. Erregungsprozesses). Ebenda; Der Kastrat des ausgeglichenen Typs von ausgesprochener Stärke, der typische Vertreter des sanguinischen Temperamentes, in schwierigen Lebenssituationen (Ein Fall von zirkulärer Neurose). Ebenda; Der Kastrat des erregbaren Typs bei der Begegnung mit Lebensschwierigkeiten (Ein Fall von isolierter Erkrankung eines Punktes im akustischen Analysator der Großhirnrinde). Ebenda; Die ultraparadox Phase und ihr Mechanismus. Ebenda; Über die gemeinsame Anwendung von Brom mit Koffein bei der chronischen ultraparadoxen Phase und allgemeiner Neigung zur nervalen Entgleisung des Erregungsprozesses bei Kastraten von mittlerer Stärke des Nervensystems (Zwei Fälle abortiver Katatonie). Ebenda; Über die kombinierte Wirkung von Brom mit Koffein bei der Behandlung krankhafter Zustände, die durch Austausch des positiven Reflexes mit dem Hemmungsreflex, also mit dem Reflex gegensätzlichen Charakters, bei schwachen hemmbaren Typen der Kastraten verursacht werden können. Ebenda; Der Einfluß einer wechselseitigen Umstellung gegensätzlicher bedingter Reize (In diesem Fall Metronomschläge verschiedener Schlagfrequenz) auf die Wesensänderung dieser Reize. Ebenda.

Петрова М. К., Взгляд акад. И. П. Павлова на механизм происхождения взрывчатости и ультрапарадоксальной фазы на основании последних фактических данных, Физиологический журнал СССР.

PETROWA M. K., Die Ansicht I. P. Pawlows über den Ursprungsmechanismus der Neigung zur nervalen Entgleisung („Explosionsfähigkeit“) und zur ultraparadoxen Phase auf Grund der letzten Tatsachenbefunde. Physiolog. Journ. d. UdSSR, Bd. XXIV, Nr. 1—2, 1938.

Она же, Терапия экспериментальных неврозов, Тезисы докладов 9-го совещания по физиологическим проблемам, посвященного памяти акад. И. П. Павлова, изд. Академии наук СССР, 1941.

Dieselbe, Die Therapie der experimentellen Neurosen. Thesen d. Vortr. d. 9. Berat. über physiolog. Probleme, dem Gedächtnis I. P. Pawlows gewidmet, Ausg. d. Akad. d. Wissensch. d. UdSSR, 1941.

Она же, Об экспериментальных фобиях, Труды физиологических лабораторий имени акад. И. П. Павлова. Кожные заболевания у экспериментальных сабак, там же; Изменения условнорефлекторной деятельности и общего поведения собак различных нервных типов при длительном применении тиреоидина, там же; Влияние хронического применения алкоголя на высшую нервную деятельность собак, различных по силе нервной системы, там же; Торможение как фактор, восстанавливающий нервную деятельнослть, там же; Дальнейшие материалы, относящиеся к устранению инертности раздражительного процесса, там же; Влияние хлористого кальция, а также сочетаний его с бромом и кофеином на высшую нервную деятельность собакневротиков, там же; Влияние продуктов кислотного гидролиза фибрина (симпатомиметина И. П. Чукичева) на условнорефлекторную деятельность собак с экспериментально вызванными неврозами, там же.

Dieselbe, Über die experimentellen Phobien. Arb. d. physiolog. Pawlow-Labor., Bd. XII, H. 1, 1945; Die Hauterkrankungen bei den Versuchstieren. Ebenda; Die Veränderungen der bedingt-reflektorischen Tätigkeit und des Allgemeinverhaltens der Hunde verschiedener Nerventypen nach langer Anwendung von Thyreoidin. Ebenda; Der Einfluß der chronischen Alkoholzufuhr auf die höhere Nerventätigkeit der Hunde von verschiedener Stärke des Nervensystems. Ebenda; Die Hemmung als Reparationsfaktor der Nerventätigkeit. Ebenda; Weiteres Ergänzungsmaterial zur Beseitigung der Trägheit des Erregungsprozesses. Ebenda; Der Einfluß des Chlorkalziums und seine Kombination mit Brom und Koffein auf die höhere Nerventätigkeit neurotischer Hunde. Ebenda; Der Einfluß von Produkten der Säurehydrolyse des Fibrins (Sympathomimetin nach *Tschukitschew*) auf die bedingt-reflektorische Tätigkeit der Hunde mit experimentell hervorgerufenen Neurosen. Ebenda.

Она же, О роли функционально ослабленной коры головного мозга в возникновении различных патологических процессов в организме, Медгиз, 1946.

Dieselbe, Über die Bedeutung einer funktionellen Schwächung der Großhirnrinde für die Entstehung verschiedener pathologischer Prozesse im Organismus. Medgis (Med. Staatsverl.), 1946.

Петрова М. К. и Усиевич М. А., О пределах отношения организма к брому, Материалы V Всесоюзного съезда физиологов. 1934.

PETROWA M. K. und USSIJEWITSCH M. A., Über die Grenzen einer Beziehung des Organismus zum Brom. Material zur 5. Allunionssitz. d. Physiol., 1934.

Петрунькин М. Л. и Строганов В. В., Накопление брома в организме при длительном бромировании и влияние его на высшую нервную деятельность собаки возбудимого типа, Труды физиологических лабораторий имени акад. И. П. Павлова, т. XIV, 1948.

Petrunkin M. L. und Stroganow W. W., Die Bromkumulation im Organismus bei langfristiger „Bromierung" und ihr Einfluß auf die höhere Nerventätigkeit des Hundes vom erregbaren Typ. Arb. d. physiolog. Pawlow-Labor., Bd. XIV, 1948.

Плешков В. Ф., Влияние сверхсильного раздражителя — трещотки — на условнорефлекторную деятельность собаки возбудимого типа, Труды физиологических лабораторий имени акад. И. П. Павлова.

Pleschkow W. F., Der Einfluß übermäßig starker Reize (Knarre) auf die bedingtreflektorische Tätigkeit des Hundes vom erregbaren Typ. Arb. d. physiolog. Pawlow-Labor., Bd. XII, H. 2, 1945.

Подкопаев Н. А., Особенный случай двигательной реакции собаки в связи с развитием торможения в коре больших полушарий. Труды физиологических лабораторий акад. И. П. Павлова, Выработка условного рефлекса на автоматический раздражитель, там же.

Podkopajew N. A., Der besondere Fall einer motorischen Reaktion des Hundes im Zusammenhang mit der Entwicklung einer Großhirnrindenhemmung. Arb. d. physiolog. Labor. I. P. Pawlows, Bd. I, H. 2—3, 1926; Die Ausarbeitung eines bedingten Reflexes auf einen automatischen Reiz. Ebenda.

Он же, Случай хронически развившегося затормаживания всех условных рефлексов у собаки и его излечение, Труды II Всесоюзного съезда физиологов, 1926.

Derselbe, Ein Fall von chronisch entstandener Enthemmung aller bedingten Reflexe beim Hunde und ihre Heilung. Arb. d. II. Allunionssitz. d. Physiol., 1926.

Он же, К характеристике высшей нервной деятельности собаки в старческом возрасте, Физиологический журнал СССР.

Derselbe, Zur Charakteristik der höheren Nerventätigkeit des Hundes im „Greisenalter". Physiolog. Journ. d. UdSSR, Bd. XXIV, Nr. 1—2, 1938.

Пророков И. Р., К характеристике возбудимого типа нервной системы. Труды физиологических лабораторий имени акад. И. П. Павлова; О влиянии беременности на искусственные и натуральные условные рефлексы, там же.

Prorokow I. P., Zur Charakteristik des erregbaren Typs des Nervensystems. Arb. d. physiolog. Pawlow-Labor., Bd. X, 1941; Über den Einfluß der Trächtigkeit auf die künstlichen und natürlichen bedingten Reflexe. Ebenda.

Разенков И. П., Изменение раздражительного процесса коры полушарий головного мозга собаки при трудных условиях. Труды физиологических лабораторий акад. И. П. Павлова.

Rasenkow I. P., Die Veränderung des Erregungsprozesses der Großhirnrinde des Hundes unter schwierigen Bedingungen. Arb. d. physiolog. Labor. I. P. Pawlows, Bd. I, H. 1, 1924.

Он же, Изменение раздражительного процесса коры полушарии головного мозга собаки при трудных условиях работы, Русский физиологический журнал.

Derselbe, Die Veränderung des Erregungsprozesses der Großhirnrinde des Hundes unter schwierigen Arbeitsbedingungen. Russ. Physiolog. Journ., Bd. IX, H. 5—6, 1926.

Разенков И. П., Новые данные по физиологии и патологии пищеварения (лекции), изд. Академии медицинских наук СССР, 1948.

Rasenkow I. P., Neue Ergebnisse über die Physiologie und Pathologie der Verdauung (Vorlesungen). Ausg. d. Akad. d. med. Wissensch. d. UdSSR, 1948.

Рикман В. В., Нарушение нормальной нервной деятельности собаки под влиянием сильных посторонних раздражителей, Труды физиологических лабораторий акад. И. П. Павлова.

Rikman W. W., Die Störung der normalen Nerventätigkeit des Hundes unter dem Einfluß starker beständiger Reize. Arb. d. physiolog. Labor. I. P. Pawlows, Bd. III, H. 1, 1928.

Он же, О локальном нарушении функций коры больших полушарий, Труды II Всесоюзного съезда физиологов, 1926.

Derselbe, Über die lokale Störung der Großhirnrindenfunktion. Arb. d. II. Allunionssitz. d. Physiol., 1926.

Он же, К вопросу о силе условных рефлексов, Труды физиологических лабораторий акад. И. П. Павлова.

Derselbe, Zur Frage über die Stärke der bedingten Reflexe. Arb. d. physiolog. Labor. I. P. Pawlows, Bd. II, H. 2, 1928.

Он же, Обнаружение давних следов раздражения центров оборонительной реакции как аналог травматического невроза, Труды физиологических лабораторий акад. И. П. Павлова.

Derselbe, Das Auftreten alter Reizspuren in den Zentren der Abwehrreaktion als Analogon einer traumatischen Neurose. Arb. d. physiolog. Labor. I. P. Pawlows, Bd. IV, 1932.

Рожанский Н. А., Материалы к физиологии сна. Диссертация, СПБ, 1913.

Roshanski N. A., Material zur Physiologie des Schlafes. Dissertation, St. Petersburg, 1913.

Розенталь И. С., Влияние голодания на условные рефлексы, Архив биологических наук.

Rosental I. S., Der Einfluß des Hungers auf die bedingten Reflexe. Arch. biol. Wissensch., Bd. XXI, H. 3—5, 1922.

Он же, Влияние беременности и лактации на условные рефлексы, Русский физиологический журнал.

Derselbe, Der Einfluß von Trächtigkeit und Laktation auf die bedingten Reflexe. Russ. physiolog. Journ., Bd. V, H. 1—3, 1922.

Он же, Материалы к взаимоотношению раздражительного и тормозного процесса. (Новый вид диференцировки условного кожно-механического раздражителя.) Труды физиологических лабораторий акад. И. П. Павлова.

Derselbe, Material zur Wechselwirkung des Erregungs- und Hemmungsprozesses (Eine neue Art der Differenzierung bedingter hautmechanischer Reize.) Arb. d. physiolog. Labor. I. P. Pawlows, Bd. I, H. 2—3, 1926.

Он же, К влиянию различных доз бромистого натрия на высшую нервную деятельност собаки, Труды физиологических лабораторий акад. И. П. Павлова.

Derselbe, Zum Einfluß verschiedener Dosen von Bromnatrium auf die höhere Nerventätigkeit des Hundes. Arb. d. physiolog. Labor. I. P. Pawlows, Bd. V, 1933.

Он же, Стадии при развитии торможения в больших полушариях собаки, Архив биологических наук.

Derselbe, Die Stadien bei der Entwicklung der Hemmung in den Großhirnhemisphären des Hundes. Arch. biol. Wissensch. Bd. XLI, H. 1, 1936.

Сеченов И. М., Избранные философские и психологические произведения, Огиз, 1947.

SETSCHENOW I. M., Die Auswahl aus einem philosophischen und psychologischen Werk. Ogis (Staatsverl.), 1947.

Сирятский В. В., О патологических отклонениях в деятельности центральной нервной системы при трудном балансировании процессов возбуждения и торможения, Русский физиологический журнал.

SIRJATSKI W. W., Über pathologische Abweichungen in der Tätigkeit des Zentralnervensystems bei schwieriger Gleichgewichtslage der Erregungs- und Hemmungsprozesse. Russ. Physiolog. Journ. Bd. VIII, H. 3—4, 1925.

Скипин Г. В., К характеристике типов нервной системы собак с функциональной слабостью высших отделов центральной нервной системы, Труды физиологических лабораторий акад. И. П. Павлова.

SKIPIN G. W., Zur Typencharakteristik des Nervensystems der Hunde mit funktioneller Schwäche der höheren Abschnitte des Zentralnervensystems. Arb. d. physiolog. Labor. I. P. Pawlows, Bd. VIII, 1938.

Он же, О состоянии коры больших полушарий в интервалах между пищевыми условными раздражителями, Труды физиологических лабораторий имени акад. И. П. Павлова; Влияние изменения пищевой возбудимости на величину условных рефлексов, там же.

Derselbe, Über den Zustand der Großhirnrinde während der Intervalle zwischen den bedingten Nahrungsreizen. Arb. d. physiolog. Pawlow-Labor., Bd. X, 1941; Der Einfluß einer Veränderung der Nahrungserregbarkeit auf die Stärke der bedingten Reflexe. Ebenda.

Он же, О механизме образования условных пищевых рефлексов изд. Советская наука. 1947.

Derselbe, Über den Bildungsmechanismus bedingter Nahrungsreflexe. Ausg. Sowj. Wissensch., 1947.

Сковорода-Зачиняев А. И., Опыт характеристики уравновешенного типа нервной системы, Труды физиологических лабораторий имени акад. И. П. Павлова.

SKOWORODA-SATSCHINJAJEW A. I., Erfahrungen bei der Charakteristik des ausgeglichenen Typs des Nervensystems. Arb. d. physiolog. Pawlow-Labor., Bd. X, 1941.

Смирнов А. И., О функциональной взаимосвязи центров ствола мозга и центров соматической нервной системы, Тезисы докладов 7-го совещания по физиологическим проблемам, посвященного памяти акад. И. П. Павлова, изд. Академии наук СССР, 1940.

SMIRNOW A. I., Über funktionelle Wechselverbindungen der Zentren des Hirnstammes mit den Zentren des somatischen Nervensystems. Thesen d. Vortr. d. 7. Berat. über physiolog. Probleme, dem Gedächtnis I. P. Pawlows gewidmet, Ausg. d. Akad. d. Wissensch. d. UdSSR, 1940.

Соловейчик Д. И., Нарушение нормальной деятельности больших полушарий при изменении выработанного порядка следования условных раздражителей, Труды II Всесоюзного съезда физиологов, 1926.

SOLOWEITSCHIK D. I., Die Störung der normalen Tätigkeit der Großhirnhemisphären bei einer Veränderung der ausgearbeiteten Reihenfolge bedingter Reize. Arb. d. II. Allunionssitz. d. Physiol., 1926.

Соловейчик Д. И., Нарушение нормальной деятельности больших полушарий при изменении привычных условий опыта, Труды физиологических лабораторий акад. И. П. Павлова.

Soloweitschik D. I., Die Störung der normalen Tätigkeit der Großhirnhemisphären bei Veränderung der gewohnten Versuchsbedingungen. Arb. d. physiolog. Labor. I. P. Pawlows, Bd. II, H. 2, 1928.

Он же, Влияние так называемых операций омоложения на высшую нервную деятельность, Труды физиологических лабораторий акад. И. П. Павлова.

Derselbe, Der Einfluß sogenannter Verjüngungsoperationen auf die höhere Nerventätigkeit. Arb. d. physiolog. Labor. I. P. Pawlows, Bd. IV, 1932.

Он же, Нарушение высшей нервной деятельности при начинающейся старости, Труды физиологических лабораторий имени акад. И. П. Павлова. Экспериментальное подтверждение устойчивости нервной системы у собаки сангвинического типа, там же.

Derselbe, Die Störung der höheren Nerventätigkeit bei beginnendem Alter. Arb. d. physiolog. Pawlow-Labor., Bd. VIII, 1938; Eine experimentelle Bestätigung der Beständigkeit des Nervensystems bei Hunden von sanguinischem Typ. Ebenda.

Он же, К вопросу о продолжительности сохранения у собаки прочных диференцировок при длительном применении их в опытах, Труды физиологических лабораторий имени акад. И. П. Павлова.

Derselbe, Zur Frage über die Dauerhaftigkeit einer Bewahrung einfacher Differenzierungen beim Hunde bei langer Anwendung in den Versuchen. Arb. d. physiolog. Pawlow-Labor., Bd. IX, 1940.

Он же, К вопросу о влиянии относительного голодания на условные рефлексы, Труды физиологических лабораторий имени акад. И. П. Павлова.

Derselbe, Zur Frage über den Einfluß des relativen Hungers auf die bedingten Reflexe. Arb. d. physiolog. Pawlow-Labor., Bd. X, 1941.

Сперанский А. Д., Изменение взаимоотношений процессов возбуждения и торможения у собаки после наводнения, Русский физиологический журнал.

Speranski A. D., Die Veränderung der Wechselbeziehungen zwischen Erregungs- und Hemmungsprozessen beim Hunde nach einer Überschwemmungskatastrophe. Russ. Physiolog. Journ., Bd. VIII, H. 3—4, 1925.

Он же, Трусость и торможение, Труды II Всесоюзного съезда физиологов, 1926.

Derselbe, Furchtsamkeit und Hemmung. Arb. d. II. Allunionssitz. d. Physiol., 1926.

Он же, Влияние сильных разрушительных раздражителей на собаку тормозного типа нервной системы, Труды физиологических лабораторий акад. И. П. Павлова.

Derselbe, Der Einfluß starker zerstörender Reize auf den Hund vom gehemmten Typ des Nervensystems. Arb. d. physiolog. Labor. I. P. Pawlows, Bd. II, H. 1, 1927.

Строганов В. В., О реакции на столкновение противоположных нервных процессов у собаки с уравновешенным типом нервной системы, Труды физиологических лабораторий акад. И. П. Павлова.

Stroganow W. W., Über die Reaktion des Hundes vom ausgeglichenen Typ des Nervensystems beim Aufeinandertreffen gegensätzlicher nervaler Prozesse. Arb. d. physiolog. Labor. I. P. Pawlows, Bd. II, H. 2, 1928.

Строганов В. В., Изменения в поведении собак разных типов нервной системы при изучении их методов условных рефлексов. Сообщения I—II. Труды физиологических лабораторий имени акад. И. П. Павлова.

STROGANOW W. W., Veränderungen im Verhalten der Hunde verschiedener Typen des Nervensystems beim Erlernen und Einschleifen bedingter Reflexe. I. u. II. Mitteil. Arb. d. physiolog. Pawlow-Labor., Bd. XIV, 1948.

Он же, Влияние изменения обстановки на высшую нервную деятельность собаки. Труды физиологических лабораторий имени акад. И. П. Павлова.

Derselbe, Die Untersuchung von Veränderungen im Verhalten der Hunde verschiedenen Nerventyps mit Hilfe der Methode der bedingten Reflexe. I. u. II. Mitteil. Arb. d. physiolog. Pawlow-Labor., Bd. XIII, 1948.

Строгая Е. З., Слабый тормозной тип нервной системы собаки. Труды физиологических лабораторий имени акад. И. П. Павлова.

STROGAJA E. S., Der schwache, hemmbare Typ des Nervensystems der Hunde. Arb. d. physiolog. Pawlow-Labor., Bd. VIII, 1938.

Татаренко Н. П., К психопатологии синдромов, связанных с явлениями инертного возбудителя в коре головного мозга. Журнал высшей нервной деятельности имени И. П. Павлова.

TATARENKO N. P., Zur Psychopathologie der Syndrome im Zusammenhang mit den Zeichen des trägen Reizes in der Großhirnrinde. Pawlow-Zeitschrift für höhere Nerventätigkeit, Bd. I, H. 4, 1951.

Тимофеева Т. А., Определение типа нервной системы собак Лопуха, Лопушка Найда, Труды Института эволюционной физиологии и патологии высшей нервной деятельности имени акад. И. П. Павлова, изд. Академии наук СССР.

TIMOFEJEWA T. A., Die Typenbestimmung des Nervensystems der Hunde „Hängeohr", „Hängeöhrchen", „Najda". Arb. d. Pawlow-Inst. f. Evolutionsphysiolog. u. Path. d. höher. Nerventätigk., Ausg. d. Akad. d. Wissensch. d. UdSSR, Bd. 1, 1947.

Она же, Исследование высшей нервной деятельности собаки промежуточного типа, Труды физиологических лабораторий имени акад. И. П. Павлова.

Dieselbe, Die Untersuchung der höheren Nerventätigkeit beim Hunde des Intermediärtyps. Arb. d. physiolog. I. P. Pawlow-Labor., Bd. XIV, 1948.

Тонких А. В., К вопросу об условных рефлексах старой собаки. Труды Общества русскик врачей в СПБ.

TONKICH A.W., Zur Frage über die bedingten Reflexe des alten Hundes. Arb. d. Gesellsch. russ. Ärzte, St. Petersburg, Bd. 79, 1911—1912.

Усиевич М. А., Как отражается деятельность коры больших полушарий на работе внутренних органов, Физиологический журнал СССР.

USSIJEWITSCH M. A., Wie wirkt sich die Tätigkeit der Großhirnrinde auf die Arbeit der inneren Organe aus. Physiolog. Journ. d. UdSSR, Bd. XVII, Nr. 6, 1934.

Он же, О решении нервной системой собаки трудной задачи, Труды физиологических лабораторий акад. И. П. Павлова, О действии различных доз препаратов брома на условнорефлекторную деятельность собаки, там же; О действии бромистых препаратов на нервную систему старой собаки, там же.

Derselbe, Über die Lösung einer für das Nervensystem des Hundes schwierigen Aufgabe. Arb. d. physiolog. Pawlow-Labor., Bd. VIII, 1938; Über die Wirkung verschieden dosierter Brompräparate auf die bedingt-reflektorische Tätigkeit des Hundes. Ebenda; Über die Wirkung von Brompräparaten auf das Nervensystem des alten Hundes, Ebenda.

Усиевич М.А., Новый функциональный метод борьбы с развивающимся гипнотическим состоянием у собаки, Труды физиологических лабораторий имени акад. И. П. Павлова.

Ussijewitsch M. A., Ein neues funktionelles Gegenmittel beim beginnenden hypnotischen Zustand des Hundes. Arb. d. physiolog. Pawlow-Labor., Bd. IX, 1940.

Он же, Деятельность коры больших полушарий и работа внутренних органов. Труды физиологических лабораторий имсии акад. И. П. Павлова.

Derselbe, Die Tätigkeit der Großhirnrinde und die Arbeit der inneren Organe. Arb. d. physiolog. Pawlow-Labor., Bd. X, 1941.

Он же, Типы нервной деятельности и их роль во взаимоотношениях между функциональным состоянием коры головного мозга и работой внутренних органов, Тезисы докладов 11-го совещания по физиологическим проблемам, посвященного памяти акад. И. П. Павлова, изд. Академии наук СССР, 1946.

Derselbe, Die Typen der Nerventätigkeit und ihre Rolle bei den Wechselwirkungen zwischen dem funktionellen Zustand der Großhirnrinde und der Arbeit innerer Organe. Thesen d. Vortr. d. 11. Berat. über physiolog. Probleme, dem Gedächtnis I. P. Pawlows gewidmet, Ausg. d. Akad. d. Wissensch. d. UdSSR, 1946.

Он же, О взаимоотношениях между функциональным состоянием мозговой коры и деятельностью внутренних органов, Труды сессии, посвященной X-летию со дня смерти акад. И. П. Павлова, изд. Академии медицинских наук СССР, 1948.

Derselbe, Über die Wechselwirkungen zwischen dem funktionellen Zustand der Hirnrinde und der Arbeit innerer Organe. Verh. d. Sitz. zum 10jährigen Todestg. I. P. Pawlows, Ausg. d. Akad. d. med. Wissensch. d. UdSSR, 1948.

Он же, Функциональное состояние мозговой коры и работа внутренних органов, Журнал высшей нервной деятельности имени И. П. Павлова.

Derselbe, Der funktionelle Zustand der Großhirnrinde und die Arbeit der inneren Organe. Pawlow-Zeitschrift für höhere Nerventätigkeit, Bd. I, H. 1, 1951.

Усиевич М. А. и Георгиевская Л. М., Колебания возбудимости в коре больших полушарий собак в связи с введением и выведением бромистого натрия, Физиологический журнал СССР.

Ussijewitsch M. A. und Georgijewskaja L. M., Die Schwankungen der Erregbarkeit in der Großhirnrinde des Hundes im Zusammenhang mit der Einnahme und Ausscheidung von Bromnatrium. Physiolog. Journ. d. UdSSR, Bd. XVIII, H. 2, 1935.

Они же, Кривая накопления и снижения бромистого натрия в крови в зависимости от введения однократной дозы, Физиологический журнал СССР.

Dieselben, Die Kurve der Kumulation und des Abbaus von Bromnatrium im Blute nach Applikation einer einmaligen Dosis. Physiolog. Journ. d. UdSSR, Bd. XVIII, H. 6, 1935.

Ухтомский А. А., Принцип доминанты, Новое в рефлексологии и физиологии нервной системы, Гиз, 1925.

Uchtomski A. A., Das Prinzip der Dominante, Neues in der Reflexologie und Physiologie des Nervensystems. Gis (Staatsverl.), 1925.

Фаддеева В. К., О влиянии фенамина на высшую нервную деятельность животных, Рефераты научно-исследовательских работ. Медико-биологические науки, № 7, изд. Академии медицинских наук СССР, 1949; О нарушениях работы высших отделов центральной нервной системы животных (белых крыс) под влиянием фенамина, там же.

FADDEJEWA W. K., Über den Einfluß des Phenamnins auf die höhere Nerventätigkeit der Tiere. Refer. wissensch. Forsch. arb., medico-biol. Wissensch., Nr. 7, Ausg. d. Akad. d. med. Wissensch. d. UdSSR, 1949; Über Störungen in der Arbeit der höheren Abschnitte des Zentralnervensystems der Tiere (weiße Ratten) unter dem Einfluß des Phenamnins. Ebenda.

Она же, Влияние фенамина на деятельность высших отделов центральной нервной системы у животных, Журнал высшей нервной деятельности имени И. П. Павлова.

Dieselbe, Der Einfluß des Phenamnins auf die Tätigkeit der höheren Abschnitte des Zentralnervensystems beiTieren. Pawlow-Zeitschrift für höhere Nerventätigkeit, Bd. I, H. 2, 1951.

Федоров Л. Н., Действие необычных сильных раздражителей на собаку возбудимого типа нервной системы, Труды физиологических лабораторий акад. И. П. Павлова.

FJODOROW L. N., Die Wirkung ungewöhnlich starker Reize auf den Hund vom erregbaren Typ des Nervensystems. Arb. d. physiolog. Labor. I. P. Pawlows, Bd. II, H. 1, 1927.

Филаретов И. И., О патологической инертности условнорефлекторного возбуждения, Труды физиологических лабораторий имени акад. И. П. Павлова.

FILARETOW I. I., Über die pathologische Trägheit der bedingt-reflektorischen Erregung. Arb. d. physiolog. Pawlow-Labor., Bd. XI, 1944.

Фролов Ю. П., О влиянии резкого изменения в составе пищи на некоторые стороны сложно-нервной деятельности животного, Архив биологических наук.

FROLOW JU. P., Über den Einfluß einer einschneidenden Veränderung in der Nahrungszusammensetzung auf einige Gebiete der kompliziert-nervalen Tätigkeit des Tieres. Arch. biol. Wissensch., Bd. XXI, H. 3—5, 1922.

Он же, Голосовые условные рефлексы у собаки, Русский физиологический журнал.

Derselbe, Die bedingten Reflexe des Hundes auf Stimmen. Russ. Physiolog. Journ., Bd. VII, H. 1—6, 1924.

Он же, О рефлексе покорности и его последствиях, Русский физиологический журнал.

Derselbe, Über den Ergebenheitsreflex und seine Folgen. Russ. Physiolog. Journ., Bd. VII, H. 1—6, 1924.

Он же, Пассивно-оборонительный рефлекс и его последствия, Сборник, посвященный 75-летию акад. И. П. Павлова, 1925.

Derselbe, Der passive Abwehrreflex und seine Folgen. Festschrift zu Ehren des 75. Geburtstg. d. Akad. I. P. Pawlow, 1925.

Он же, О влиянии некоторых ядов на высшую нервную деятельность (сборник).

Derselbe, Über den Einfluß einiger Gifte auf die höhere Nerventätigkeit (Sammelband). Ausg. WSCHI, 1938.

Он же, Высшая нервная деятельность при токсикозах.

Derselbe, Die höhere Nerventätigkeit bei Toxikosen. Medgis (Med. Staatsverl.), 1944.

Фролов Ю. П., Горшелева Л. С. и Полянский П. И., Влияние окиси углерода на высшую нервную деятельность, Тезисы докладов 7-го совещания по физиологическим проблемам, посвященного памяти акад. И. П. Павлова.

FROLOW JU. P., GORSCHELEWA L. S. und POLJANSKI P. I., Der Einfluß des Kohlenoxyds auf die höhere Nerventätigkeit. Thesen d. Vortr. d. 7. Berat. über physiolog. Probleme, dem Gedächtnis I. P. Pawlows gewidmet, Ausg. d. Akad. d. Wissensch. d. UdSSR, 1940.

Фольборт Г. В., Экспериментальное обоснование взглядов И. П. Павлова на процессы истощения и восстановления в высшей нервной деятельности, Физиологический журнал СССР.

FOLBORT G. W., Eine experimentelle Bestätigung der Ansichten I. P. Pawlows über die Erschöpfungs- und Reparationsprozesse in der höheren Nerventätigkeit. Physiolog. Journ. d. UdSSR, Bd. XXXIV, Nr. 2, 1948.

Фурсиков Д. С., Влияние ориентировочной реакции на выработку условного тормоза и диференцировки, Русский физиологический журнал, Дальнейшие материалы к вопросу о соотношении процессов возбуждения и торможения, там же.

FURSIKOW D. S., Der Einfluß der Orientierungsreaktion auf die Ausarbeitung der bedingten Hemmung und Differenzierung. Russ. Physiolog. Journ., Bd. IV, 1921; Weiteres Material zur Frage über die Wechselwirkung der Erregungs- und Hemmungsprozesse. Ebenda.

Он же, Влияние беременности на условные рефлексы, Архив биологических наук.

Derselbe, Der Einfluß der Trächtigkeit auf die bedingten Reflexe. Arch. biol. Wissensch., Bd. XXI, H. 3—5, 1922.

Он же, Влияние внешнего торможения на образование диференцировки и условного тормоза, Архив биологических наук.

Derselbe, Der Einfluß der äußeren Hemmung auf die Bildung der Differenzierung und der bedingten Hemmung. Arch. biol. Wissensch. Bd. XXII, 1922.

Он же, О соотношении процессов возбуждения и торможения, Труды физиологических лабораторий акад. И. П. Павлова.

Derselbe, Über die Wechselbeziehungen der Erregungs- und Hemmungsprozesse. Arb. d. physiolog. Labor. I. P. Pawlows, Bd. I, H. 1, 1924.

Хозак Л. Е., О нарушениях высшей нервной деятельности при отравлении животных мескалином, Рефераты научно-исследовательских работ. Медико-биологические науки.

CHOSAK L. Je., Über die Störungen der höheren Nerventätigkeit bei Vergiftung der Tiere mit Meskalin. Refer. wissensch. Forsch.-Arb., medico-biol. Wissensch., Ausg. d. Akad. d. med. Wissensch. d. UdSSR, 1947.

Она же, Влияние длительного наркотического сна на нарушения высшей нервной деятельности животных, вызванные мескалиновым отравлением, Рефераты научно-исследовательских работ. Медико-биологические науки.

Dieselbe, Der Einfluß des narkotischen Dauerschlafes auf die Störungen der höheren Nerventätigkeit der Tiere nach Meskalinvergiftung. Referate wissensch. Forsch.-Arb., medico-biol. Wissensch., Nr. 7, Ausg. d. Akad. d. med. Wissensch. d. UdSSR, 1949.

Цитович И. С., Влияние ацетона на центральную нервную систему животных, Труды Ростовского-на-Дону научно-исследовательского института охраны труда, Сборник работ по токсикологии.

ZITOWITSCH I. S., Der Einfluß des Azetons auf das Zentralnervensystem der Tiere. Arb. d. wissensch. Forsch.-Inst. f. Arb.-Schutz, Rostow a. Don, Sammelbd. toxikol. Arb., 2, 1935.

Он же, Хронические отравления и высшая нервная деятельность, Тезисы докладов 5-го совещания по физиологическим проблемам, посвященного памяти акад. И. П. Павлова.

Derselbe, Die chronische Vergiftung und die höhere Nerventätigkeit. Thesen d. Vortr. d. 5. Berat. über physiolog. Probleme, dem Gedächtnis I. P. Pwalows gewidmet, Ausg. d. Akad. d. Wissensch. d. UdSSR, 1939.

Шишло А. А., О температурных центрах коры больших полушарий, Труды Общества русских врачей в СПБ.

SCHISCHLO A. A., Über die Temperaturzentren der Großhirnhemisphären. Arb. d. Gesellsch. russ. Ärzte, St. Petersburg, Bd. 77, 1910.

Он же, О температурных центрах в коре больших полушарий и о снотворных рефлексах.

Derselbe, Über die Temperaturzentren in der Großhirnrinde und über die Schlafreflexe. Dissertation, St. Petersburg, 1911.

Шенгер-Крестовникова Н. Р., К вопросу о диференцировании зрительных раздражений и о пределах диференцирования в глазном анализаторе собаки. Известия Петроградского научного института имени Лесгафта.

SCHENGER-KRESTOWNIKOWA N. R., Zur Frage über die Differenzierung optischer Reize und über die Grenzen einer Differenzierung im optischen Analysator des Hundes. Mitt. d. Petersbg. Wissensch. Lesgaft-Inst., Bd. III, 1921.

Яковлева В. В., Отдельные условные раздражители, продолжительно примененные в виде одновременного комплекса и затем снова разъединенные, Труды физиологических лабораторий акад. И. П. Павлова.

JAKOWLEWA W. W., Einzelne bedingte Reize nach einer längeren Zeit der kombinierten Anwendung und späterer erneuter Trennung. Arb. d. physiolog. Labor. I. P. Pawlows, Bd. II, H. 1, 1927.

Она же, Влияние суммированных раздражителей на нервную систему собаки возбудимого типа, Труды физиологических лабораторий акад. И. П. Павлова.

Dieselbe, Der Einfluß von Summationsreizen auf das Nervensystem des Hundes vom erregbaren Typ. Arb. d. physiolog. Labor. I. P. Pawlows, Bd. IV, 1932.

Она же, Действие бромистого натрия на центральную нервную систему собаки возбудимого типа, Труды физиологических лабораторий акад. И. П. Павлова.

Dieselbe, Die Wirkung von Bromnatrium auf das Zentralnervensystem des Hundes vom erregbaren Typ. Arb. d. physiolog. Labor. I. P. Pawlows, Bd. V, 1933.

Она же, Исследования высшей нервной деятельности собаки типа флегматика, Труды физиологических лабораторий акад. И. П. Павлова.

Dieselbe, Untersuchungen der höheren Nerventätigkeit des Hundes vom phlegmatischen Typ. Arb. d. physiolog. Labor. I. P. Pawlows, Bd. VI, H. 2, 1936.

Яковлева В. В., Результаты длительного применения трудных заданий для собаки возбудимого типа, Труды физиологических лабораторий акад. И. П. Павлова. Наблюдения над процессом торможения в коре головного мозга старой собаки возбудимого типа и некоторые данные о действии брома, там же; Определениэ подвижности нервных процессов собаки путем двукратной переделки условного раздражителя, там же.

Jakowlewa W. W., Ergebnisse einer langdauernden Auseinandersetzung mit schwierigen Aufgaben beim Hund des erregbaren Typs. Arb. d. physiolog. Labor. I. P. Pawlows, Bd. VIII, 1938; Beobachtungen über den Hemmungsprozeß in der Großhirnrinde des alten Hundes vom erregbaren Typ und einige Ergebnisse der Bromwirkung. Ebenda; Die Bestimmung der Beweglichkeit nervaler Prozesse des Hundes durch wiederholten Austausch bedingter Reize. Ebenda.

Она же, Физиологический механизм образования трудной диференцировки, Труды физиологических лабораторий имени акад. И. П. Павлова.

Dieselbe, Der physiologische Mechanismus bei der Bildung schwieriger Differenzierungen. Arb. d. physiolog. Pawlow-Labor., Bd. IX, 1940.

Она же, Длительное невротическое состояние «страха» у собаки сильного типа нервной системы, Тезисы докладов 7-го совещания по физиологическим проблемам, посвященного памяти акад. И. П. Павлова.

Dieselbe, Der lange, neurotische „Angstzustand" bei Hunden vom starken Typ des Nervensystems. Thesen d. Vortr. d. 7. Berat. über physiolog. Probleme, dem Gedächtnis I. P. Pawlows gewidmet, Ausg. d. Akad. d. Wissensch. d. UdSSR, 1940.

Она же, Исследования подвижности нервных процессов собаки типа сангвиника, Труды физиологических лабораторий имени акад. И. П. Павлова.

Dieselbe, Untersuchungen der Beweglichkeit nervaler Prozesse beim Hund von sanguinischem Typ. Arb. d. physiolog. Pawlow-Labor., Bd. XI, 1944.

Ярославцева О. П., Опыт продолжительного столкновения процессов возбуждения и торможения в звуковом анализаторе собаки, Труды физиологических лабораторий акад. И. П. Павлова, Восстановление при помощи брома длительно утраченного равновесия между процессами возбуждения и торможения в коре больших полушарий у собаки, там же; Влияние брома старую диференцировку в сложной системе условных раздражителей, там же.

Jaroslawzewa O. P., Versuche mit ständigem Aufeinandertreffen von Erregungs- und Hemmungsprozessen im akustischen Analysator des Hundes. Arb. d. physiolog. Labor. I. P. Pawlows, Bd. VIII, 1938; Die Reparation des lange gestörten Gleichgewichtes zwischen Erregungs- und Hemmungsprozessen in der Großhirnrinde des Hundes durch Brom. Ebenda; Der Einfluß des Broms auf eine alte Differenzierung im komplizierten System bedingter Reize. Ebenda.

Она же, Влияние повторного непрерывного угашения на сложную систему условных раздражителей, Труды физиологических лабораторий имени акад. И. П. Павлова.

Dieselbe, Der Einfluß des wiederholten Erlöschens bedingter Reflexe auf ein kompliziertes System bedingter Reize. Arb. d. physiolog. Pawlow-Labor., Bd. IX, 1940.

Она же, Влияние острого заболевания на сложную систему условных раздражителей, Труды физиологических имени акад. И. П. Павлова.

Dieselbe, Der Einfluß einer akuten Erkrankung auf ein kompliziertes System bedingter Reize. Arb. d. physiolog. Pawlow-Labor., Bd. X, 1941.

3. *Zum dritten Kapitel und Schluß*

Андреев Б. В., Методика регистрации движения век при помощи катодного прибора, Физиологический журнал СССР.

ANDREJEW B. W., Eine Methodik zur Registrierung der Lidbewegung mit Hilfe des Kathodengerätes. Physiolog. Journ. d. UdSSR, Bd. XXIII, Nr. 1, 1937.

Он же, Изучение явлений сонного торможения у человека методикой регистрации движения век катодным прибором, Тезисы доклада 9-го совещания по физиологическим проблемам, посвященного памяти акад. И. П. Павлова.

Derselbe, Die Erforschung von Erscheinungen der Schlafhemmung beim Menschen durch Registrierung der Lidbewegung mit dem Kathodengerät. Thesen d. Vortr. d. 9. Berat. über physiolog. Probleme, dem Gedächtnis I. P. Pawlows gewidmet, Ausg. d. Akad. d. Wissensch. d. UdSSR, 1941.

Андреев Б. В. и Майоров Ф. П., Изменения моторной хронаксии у человека при алкогольном наркозе, Физиологический журнал СССР.

ANDREJEW B.W. und MAJOROW F. P., Die Veränderungen der motorischen Chronaxie beim Menschen während der Alkoholnarkose. Physiolog. Journ. d. UdSSR, Bd.XXIX Nr. 3, 1940.

Андреев Ф. А., Функциональная церебропатология внутренних заболеваний и терапия их длительным сном. Труды сессии, посвященной X-летию со дня смерти акад. И. П. Павлова.

ANDREJEW F. A., Die funktionelle Zerebropathologie innerer Erkrankungen und ihre Therapie durch Dauerschlaf. Verh. d. Sitz. zum 10jähr. Todestag I. P. Pawlows. Ausg. d. Akad. d. med. Wissensch. d. UdSSR, 1948.

Асратян Э. А., Идеи И. П. Павлова и клиника органических поражений нервной системы. Тезисы докладов 11-го совещания по физиологическим проблемам, посвященного памяти акад. И. П. Павлова.

ASRATJAN E. A., Die Gedanken I. P. Pawlows und die Klinik organischer Verletzungen des Nervensystems. Thesen d. Vortr. d. 11. Berat. über physiolog. Probleme, dem Gedächtnis I. P. Pawlows gewidmet. Ausg. d. Akad. d. Wissensch. d. UdSSR, 1946.

Он же, Новые данные по физиологии приспособительных явлений в поврежденной нервной системе. Доклады 7-го Всесоюзного съезда физиологов, 1947.

Derselbe, Neue Ergebnisse über die Physiologie der Anpassungsvorgänge im geschädigten Nervensystem. Vortr. d. VII. Allunionssitz. d. Physiol., 1947.

Он же, Кора большого мозга и приспособительные явления в поврежденном организме, Физиологический журнал СССР.

Derselbe, Die Großhirnrinde und die Anpassungsvorgänge im geschädigten Organismus. Physiolog. Journ. d. UdSSR, Bd. XXXIII, Nr. 3, 1947; Bd. XXXIV, Nr. 1, 1948; Bd. XXXIV, Nr. 2, 1948.

Он же, К теории и практике павловского охранительно-целебного торможения, Труды сессии, посвященной X-летию со дня смерти акад. И. П. Павлова.

Derselbe, Zur Theorie und Praxis der Pawlowschen Schutz- und Heilhemmung. Verh. d. Sitz. zum 10jähr. Todestag I. P. Pawlows. Ausg. d. Akad. d. med. Wissensch. d. UdSSR, 1948.

Ассатиани М. М., Фобия как условный рефлекс, Психотерапия, № 4, 1913.

ASSATIANI M. M., Die Phobie als bedingter Reflex. Psychotherapie, Nr. 4, 1913.

Аствацатуров М. И., Пирамидные нарушения с точки зрения учения об условных рефлексах, Психиатрическая газета, № 2, 1918.

ASTWAZATUROW M. I., Die Pyramidenstörung vom Gesichtspunkt der Lehre über die bedingten Reflexe. Psychiatr. Zeitg., Nr. 2, 1918.

Бакулев А. Н., Некоторые задачи хирургии в свете учения И. П. Павлова, Журнал высшей нервной деятельности имени И. П. Павлова.

BAKULEW A. N., Einige Aufgaben der Chirurgie unter den Gesichtspunkten der Lehre I. P. Pawlows. Pawlow-Zeitschrift für höhere Nerventätigkeit, Bd. I, H. 3, 1951.

Бехтерев В. М., О примененении сочетательно-двигательных рефлексов как объективных приемов исследования в клинике нервных и душевных болезней.

BECHTEREW W. M., Über die Benutzung der kombiniert-motorischen Reflexe als objektive Untersuchungsmethode in der Klinik der Nerven- und Geisteskrankheiten. Psychiatr. Rundschau, Nr. 8, 1910.

Он же, Основные задачи психиатрии как объективной науки.

Derselbe, Die Grundaufgaben der Psychiatrie als objektive Wissenschaft. Russ. Arzt, Nr. 6, 1912.

Он же, Изучение функций предлобных и других областей мозговой коры с помощью сочетательно-двигательных рефлексов.

Derselbe, Die Erforschung der Funktionen der frontalen Sphäre und anderer Abschnitte der Großhirnrinde mit Hilfe der kombiniert-motorischen Reflexe. Psychiatr. Rundschau, Nr. 4—9, 1914.

Он же, О терапевтическом значении воспитания сочетательных рефлексов при истерических анестезиях и параличах.

Derselbe, Über die therapeutische Bedeutung einer Übung kombinierter Reflexe bei hysterischen Anaesthesien und Paraesthesien. Psychiatr. Rundschau, Nr. 1—12, 1917—1918.

Он же, Болезни личности с точки зрения рефлексологии, Вопросы изучения и воспитания личности.

Derselbe, Die Krankheiten der Persönlichkeit vom Gesichtspunkt der Reflexologie. Fragen d. Erforsch. u. Erziehung d. Persönlichkeit, H. 2, 1921.

Он же, Объективное исследование больной личности как основа патологической рефлексологии.

Derselbe, Die objektive Untersuchung der kranken Persönlichkeit als Grundlage der pathologischen Reflexologie. Wissenschaftl. Med., Nr. 9, 1922.

Бирман Б. Н., Гипновнушаемость при неврозах и ее физиологические основы, Труды клиник акад. И. П. Павлова, Архив биологических наук.

BIRMAN B. N., Die Hypnose bei Neurosen und ihre physiologischen Grundlagen. Arb. d. Klin. Pawlows, Bd. I, Arch. biol. Wissensch., B. XXXVI, Serie „B“, H. 1, 1934.

Он же, Невротические синдромы и их терапия в свете учения акад. И. П. Павлова о высшей нервной деятельности, Конференция, посвященная вопросам психогении, психотерапии и психогигиены.

Derselbe, Neurotische Syndrome und ihre Therapie im Lichte der Lehre Pawlows über die höhere Nerventätigkeit. Konf. f. Fragen d. Psychogenie, der Psychotherapie und der Psychohygiene, Thesen d. Vortr., 6, 1946.

Бирман Б. Н., Применение сонной терапии в клинике неврозов, Вестник Академии медицинских наук СССР, № 5, 1946.

BIRMAN B. N., Die Anwendung der Schlaftherapie in der Klinik der Neurosen. Mitt. d. Akad. d. med. Wissensch. d. UdSSR, Nr. 5, 1946.

Он же, Роль гипнотического и сонного торможения в патогенезе и терапии невротических синдромов, Журнал высшей нервной деятельности.

Derselbe, Die Rolle der hypnotischen Hemmung und der Schlafhemmung in der Pathogenese und Therapie neurotischer Syndrome. Pawlow-Zeitschrift für höhere Nerventätigkeit, Bd. I, H. 1, 1951.

Бирман Б. Н. и Зигель В. А., Проба лечения неврастении малыми дозами брома, Труды клиник акад. И. П. Павлова, т. I, Архив биологических наук.

BIRMAN B. N. und SIGEL W. A., Ein Behandlungsversuch der Neurasthenie mit kleinen Bromdosen. Arb. d. Klin. I. P. Pawlows, Bd. I, Arch. biol. Wissensch., Bd. XXXVI, Serie „B“, H. 1, 1934.

Блуменау Л. В., Истерия и ее патогенез, Л., 1926.

BLUMENAU L. W., Die Hysterie und ihre Pathogenese. Leningrad, 1926.

Бусалов А. А., Охранительносонная терапия в до- и послеоперационном периоде, Журнал высшей нервной деятельности.

BUSSALOW A. A., Die Schlaftherapie in der Vor- und Nachoperationsperiode. Pawlow-Zeitschrift für höhere Nerventätigkeit, Bd. I, H. 2, 1951.

Быков К. М., Кора головного мозга и внутренние органы.

BYKOW K. M., Großhirnrinde und innere Organe. Dtsch. Übersetz. VEB Verl. Volk und Gesundheit, Berlin.

Он же, Кортикальная регуляция работы внутренних органов, Труды сессии, посвященной X-летию со дня смерти акад. И. П. Павлова.

Derselbe, Die kortikale Regulation der Arbeit innerer Organe. Verh. d. Sitz. zum 10jähr. Todestag I. P. Pawlows, Ausg. d. Akad. d. med. Wissensch. d. UdSSR, 1948.

Виноградов Н. В., Парадоксальная фаза у кататоников, Труды клиник акад. И. П. Павлова, т. I, Архив биологических наук.

WINOGRADOW N. W., Die paradoxe Phase beim Katatoniker. Arb. d. Klin. I. P. Pawlows, Bd. 1, Arch. biol. Wissensch., Bd. XXXVI, Serie „B“, H. 1, 1934.

Он же, О влиянии эпилептического припадка на высшую нервную деятельноть.

Derselbe, Über den Einfluß des epileptischen Anfalls auf die höhere Nerventätigkeit. Bulletin WIEM, Nr. 3—4, 1936.

Виноградов Н. В., Головина В. П., Майоров Ф. П. и Нарбутович И. О., Наблюдение над естественным сном у шизофреников-кататоников.

Derselbe, Eine Beobachtung des natürlichen Schlafes bei schizophrenen Katatonikern. Arb. d. Klin. I. P. Pawlows, Bd. I, Arch. biol. Wissensch., Bd. XXXVI, Serie „B“, H. 1, 1934.

Гаккель Л. Б., Изменение времени реакции при неврозах, Тезисы докладов 7-го совещания по физиологическим проблемам, посвященного памяти акад. И. П. Павлова.

GAKKEL L. B., Die Veränderung der Reaktionszeit bei Neurosen. Thesen d. Vortr. d. 7. Berat. über physiolog. Probleme, dem Gedächtnis I. P. Pawlows gewidmet, Ausg. d. Akad. d. Wissensch. d. UdSSR, 1940.

Гаккель Л. Б., Значение психических травм при эссенциальной гипертонии, Рефераты научно-исследовательских работ. Медико-биологические науки.

GAKKEL L. B., Die Bedeutung des psychischen Traumas bei der essentiellen Hypertonie. Refer. wissensch. Forsch.-Arb., medico-biol. Wissensch., Ausg. d. Akad. d. med. Wissensch. d. UdSSR, 1948.

Она же, Изменение сосудистых реакций при психогенных сосудистых заболеваниях, Тезисы докладов 13-го совещания по физиологическим проблемам, посвященного памяти акад. И. П. Павлова.

Dieselbe, Die Veränderung der Gefäßreaktion bei psychogenen Gefäßerkrankungen. Thesen d. Vortr. d. 13. Berat. über physiolog. Probleme, dem Gedächtnis I. P. Pawlows gewidmet, Ausg. d. Akad. d. Wissensch. d. UdSSR, 1948.

Гарцштейн Н. Г., Об изменениях замыкательной функции коры головного мозга у шизофреников под влиянием длительного наркоза, Тезисы докладов 5-го совещания по физиологическим проблемам, посвященного памяти акад. И. П. Павлова.

GARZSCHTEIN N. G., Über Veränderungen der Schließungsfunktion der Großhirnrinde bei der Schizophrenie unter dem Einfluß der Dauernarkose. Thesen d. Vortr. d. 5. Berat. über physiolog. Probleme, dem Gedächtnis I. P. Pawlows gewidmet. Ausg. d. Akad. d. Wissensch. d. UdSSR, 1939.

Она же, Об изменениях нейродинамики при судорожных припадках, вызванных кардиазолом у шизофреников, Тезисы докладов 9-го совещания по физиологическим проблемам, посвященного памяти акад. И. П. Павлова.

Dieselbe. Über Veränderungen der Neurodynamik nach Cardiazolkrämpfen bei Schizophrenie. Thesen d. Vortr. d. 9. Berat. über physiolog. Probleme, dem Gedächtnis I. P. Pawlows gewidmet. Ausg. d. Akad. d. Wissensch. d. UdSSR, 1941.

Она же, Изменения корковой динамики при различных формах шизофрении и влияние на нее длительного наркоза.

Dieselbe, Die Veränderung der Hirnrindendynamik bei verschiedenen Formen der Schizophrenie und ihre Beeinflussung durch die Dauernarkose. Dissertation, 1943.

Она же, Фазовые явления и условия их возникновения в коре головного мозга больных реактивной депрессией, Рефераты научно-исследовательских работ. Медико-биологические науки, № 7.

Dieselbe, Die Phasenerscheinungen und die Bedingungen ihrer Enstehung in der Großhirnrinde bei der reaktiven Depression. Refer. wissensch. Forsch.arb., medico.-biol. Wissensch., Nr. 7, Ausg. d. Akad. d. med. Wissensch. d. UdSSR, 1949.

Она же, Фазовые состояния в коре головного мозга больных реактивной депрессией, Журнал высшей нервной деятельности.

Dieselbe, Die Phasenzustände in der Großhirnrinde bei Kranken mit reaktiven Depressionen. Pawlow-Zeitschrift für höhere Nerventätigkeit, Bd. I, H. 2, 1951.

Гарцштейн Н. Г. и Счастный А. И., Образование условных реакций при инъекциях кардиазола в психиатрической клинике, Тезисы доклада 7-го совещания по физиологическим проблемам, посвященного памяти акад. И. П. Павлова.

GARZSCHTEIN N. G. und STSCHASTNY A. I., Die Bildung bedingter Reaktionen nach Cardiazolinjektionen in der psychiatrischen Klinik. Thesen d. Vortr. d. 7. Berat. über physiologische Probleme, dem Gedächtnis I. P. Pawlows gewidmet, Ausg. d. Akad. d. Wissensch. d. UdSSR, 1940.

Иванов-Смоленский А. Г., Экспериментально-клинические исследования охранительного торможения, Архив биологических наук.

IWANOW-SMOLENSKI A. G., Experimentell-klinische Untersuchungen der Schutzhemmung. Arch. biol. Wissensch., Bd. XLII, H. 1—2, 1936.

Он же, Учение акад. И. П. Павлова об охранительном торможении и длительный наркоз при шизофрении, Труды II Всесоюзного съезда невропатологов и психиатров.

Derselbe, Die Lehre Pawlows über die Schutzhemmung und die Dauernarkose, bei der Schizophrenie. Verh. d. II. Allunionssitz. d. Neuropatholog. u. Psychiatr., H. 2, 1937.

Он же, Длительный наркоз при шизофении и его патофизиологические основания, Архив биологических наук.

Derselbe, Die Dauernarkose bei der Schizophrenie und ihre pathophysiologische Deutung. Arch. biol. Wissensch., Bd. 52, H. 2, 1938.

Он же, Несколько сопоставлений между инсулиновой терапией и длительным наркозом при шизофрении.

Derselbe, Einige Vergleiche zwischen der Insulintherapie und der Dauernarkose bei der Schizophrenie. Sowj. Psychoneurol., Nr. 2, 1939.

Он же, Патофизиологические исследования высшей нервной деятельности в психиатрической клинике, Архив биологических наук.

Derselbe, Pathophysiologische Untersuchungen der höheren Nerventätigkeit in der Psychiatrischen Klinik. Arch. biol. Wissensch., Bd. 54, H. 1, 1939.

Он же, Опыт комбинированной терапии шизофрении, Труды Украинского центрального психоневрологического института.

Derselbe, Der Versuch einer kombinierten Therapie der Schizophrenie. Mitt. d. Zentr.-Psycho-Neurolog. Inst. d. Ukraine, Bd. XI, 1939.

Он же, Наркотическая терапия шизофрении, Труды психиатрической клиники акад. И. П. Павлова.

Derselbe, Die Narkosetherapie der Schizophrenie. Arb. d. Psychiatr. Klin. Pawlows, Sammelbd. II, 1940.

Он же, О нарушении замыкательной функции мозговой коры при неврозах и психозах, Юбилейный сборник в честь проф. В. П. Осипова, 1941.

Derselbe, Über die Störung der Schließungsfunktion der Großhirnrinde bei Neurosen und Psychosen. Festschrift f. Prof. W. P. Ossipowa, 1941.

Он же, Учение о высшей нервной деятельности в нервнопсихиатрической клинике, Тезисы докладов 1-го совещания по физиологическим проблемам, посвященного памяти акад. И. П. Павлова.

Derselbe, Die Lehre über die höhere Nerventätigkeit in der Neuro-Psychiatrischen Klinik. Thesen d. Vortr. d. 1. Berat. über physiolog. Probleme, dem Gedächtnis I. P. Pawlows gewidmet, Ausg. d. Akad. d. Wissensch. d. UdSSR, 1937.

Он же, Академик И. П. Павлов как основоположник патологии высшей нервной деятельности.

Derselbe, Pawlow als Begründer der Pathologie der höheren Nerventätigkeit. B. Wiss., Nr. 10, 1937.

Иванов-Смоленский А. Г., О нарушениях нервной деятельности контузионно-коммоционного происхождения, Опыт лечения сурдомутизма контузионно-коммоционного происхождения, там же.

IWANOW-SMOLENSKI A.G., Über Störungen der Nerventätigkeit infolge contusio und commotio cerebri. 2. Kriegs-Mediz.-Sammelbd. d. Akad. d. Wissensch. d. UdSSR, 1945; Ein Behandlungsversuch des Surdomutismus nach contusio oder commotio cerebri. Ebenda.

Он же, Пути развития патологии высшей нервной деятельности, Тезисы докладов научной сессии, посвященной X-летию со дня смерти И. П. Павлова.

Derselbe, Der Entwicklungsweg der Pathologie der höheren Nerventätigkeit. Mitt. d. Sitz. zum 10jähr. Todestag I.P. Pawlows. Ausg. d. Akad. d. med. Wissensch. d. UdSSR, 1946.

Он же, Путь развития патофизиологии высшей нервной деятельности и психиатрическая клиника, Рефераты научно-исследовательских работ. Медико-биологические науки.

Derselbe, Der Entwicklungsweg der Pathophysiologie der höheren Nerventätigkeit und die Psychiatrische Klinik. Refer. wissensch. Forsch.-Arb., medico-biol. Wissensch., Ausg. d. Akad. d. Wissensch. d. UdSSR, 1947.

Он же, О взаимодействии между первой и второй сигнальными системами мозговой коры в норме и патологии, там же.

Derselbe, Über die Wechselwirkung zwischen dem ersten und dem zweiten Signalsystem der Großhirnrinde unter normalen und pathologischen Umständen. Ebenda.

Он же, О нарушениях высшей нервной деятельности при экспериментальных нейротоксикозах у животных, Рефераты научноисследовательских работ. Медико-биологические науки, № 7, О некоторых нарушениях высшей нервной деятельности, связанных с вегетативными нарушениями при инфекционных заболеваниях у детей, там же; О некоторых возрастных этапах и некоторых патологических нарушениях взаимодействия первой и второй сигнальных систем мозговой коры, там же; О патогенезе и терапии шизофрении в патофизиологическом аспекте, там же.

Derselbe, Über Störungen der höheren Nerventätigkeit bei experimentellen Neurotoxikosen der Tiere. Refer. wissensch. Forsch.arb., medico-biol. Wissensch., Nr. 7, Ausg. d. Akad. d. med. Wissensch. d. UdSSR, 1949; Über einige mit vegetativen Dysfunktionen einhergehende Störungen der höheren Nerventätigkeit bei verschiedenen Infektionskrankheiten des Kindes. Ebenda; Über einige Entwicklungsetappen und einige pathologische Störungen in der Wechselwirkung des ersten und zweiten Signalsystems der Großhirnrinde. Ebenda; Über die Pathogenese und Therapie der Schizophrenie unter pathophysiologischen Gesichtspunkten betrachtet. Ebenda.

Он же, Основные проблемы патофизиологии высшей нервной деятельности человека (патофизиологическое введение в психиатрию). Предисловие акад. И. П. Павлова, 1933.

Derselbe, Grundprobleme der Pathophysiologie der höheren Nerventätigkeit des Menschen (eine pathophysiologische Einführung in die Psychiatrie). Vorw. Pawlows, Medgis (Staatsverl), 1933.

Он же, Основные вопросы патофизиологии и терапии шизофрении. Монография (рукопись).

Derselbe, Die Grundfragen der Pathophysiologie und Therapie der Schizophrenie. Monographie (Manuskript).

Иванов-Смоленский А. Г., Об изучении совместной работы первой и второй сигнальных систем, Журнал высшей нервной деятельности имени И. П. Павлова.

Iwanow-Smolenski A. G., Über die Erforschung der gemeinsamen Arbeit des ersten und zweiten Signalsystems. Pawlow-Zeitschrift fur höhere Nerventätigkeit, Bd. I, H. 1, 1951.

Он же, Учение о высшей нервной деятельности и патологическая физиология.

Derselbe, Die Lehre über die höhere Nerventätigkeit und die pathologische Physiologie. Arch. d. Patholog., Nr. 1, 1951.

Он же, Экспериментальные и клинические исследования охранительного торможения и длительного лечебного сна, Журнал высшей нервной деятельности имени И. П. Павлова.

Derselbe, Experimentelle und klinische Untersuchungen der Schutzhemmung und der Dauerschlaftherapie. Pawlow-Zeitschrift für höhere Nerventätigkeit, Bd. I, H. 3, 1951.

Он же, Пути развития идей И. П. Павлова в области патофизиологии высшей нервной деятельности. Стенографический отчет объединенной сессии Академии наук СССР и Академии медицинских наук СССР. М., 1950.

Derselbe, Der Entwicklungsweg des Pawlowschen Gedankens auf dem Gebiete der Pathophysiologie der höheren Nerventätigkeit. Stenogr. ber. d. gem. Sitz. d. Akad. d. Wissensch. d. UdSSR und d. Akad. d. med. Wissensch. d. UdSSR, Moskau, 1950.

Каннабих Ю. В., Циклотимия, М., 1914.

Kannabich Ju. W., Die Zyklothymie, Moskau, 1914.

Козин Н. И., Опыт образования условного рефлекса на изменение кровяного давления у детей, Архив биологических наук.

Kosin N. I., Versuche einer Bildung eines bedingten Reflexes auf Veränderungen des Blutdruckes beim Kinde. Arch. biol. Wissensch., Bd. XXXIX, H. 2, 1935.

Он же, О нарушениях высшей нервной деятельности в связи с изменениями вегетативной деятельности при скарлатине у детей. Рефераты научно-исследовательских работ. Медико-биологические науки.

Derselbe, Über Störungen der höheren Nerventätigkeit im Zusammenhang mit Veränderungen der vegetativen Funktionen beim Scharlach des Kindes. Refer. wissensch. Forsch.-Arb., medico-biol. Wissensch. Ausg. d. Akad. d. med. Wissensch. d. UdSSR, 1947.

Колтыпин А. А., Методика клинического исследования инфекционного больного и семиотика инфекционного процесса у детей, Медгиз, 1941.

Koltypin A. A., Eine Methodik der klinischen Untersuchung von Infektionskranken und die Semiotik des infektiösen Prozesses beim Kinde. Medgis (Staatsverl.), 1941.

Котляревский Л. И., Сердечно-сосудистые условные рефлексы на непосредственный и словесный раздражители, Физиологический журнал СССР.

Kotljarewski L. I., Der bedingte Herzkreislaufreflex auf den unmittelbaren Reiz und den Wortreiz. Physiolog. Journ. d. UdSSR, Bd. XX, Nr. 2, 1936.

Он же, Образование зрачковых условных рефлексов и диференцировки на непосредственный и речевой раздражители, Архив биологических наук.

Derselbe, Die Bildung von Pupillenreflexen und Differenzierungen auf den direkten Reiz und auf den Wortreiz. Arch. biol. Wissensch. d. UdSSR, Bd. XXXIV, H. 2, 1935.

Красногорский Н. И., Нервные дети, Петроград, 1917.

KRASNOGORSKI N. I., Die nervösen Kinder. Petrograd, 1917.

Он же, Развитие учения о физиологической деятельности мозга у детей.

Derselbe, Die Entwicklung der Lehre über die physiologische Tätigkeit des Gehirnes beim Kinde. Biomedgis (Biol.-Med. Staatsverl.), 1935.

Он же, О некоторых возрастных особенностях физиологической деятельности коры головного мозга у детей, Труды сессии, посвященной Х-летию со дня смерти акад. И. П. Павлова.

Derselbe, Über einige Besonderheiten des Lebensalters bei der physiologischen Tätigkeit der Großhirnrinde des Kindes. Verh. d. Sitz. zum 10jähr. Todestag I. P. Pawlows, Ausg. d. Akad. d. med. Wissensch. d. UdSSR, 1948.

Он же, Фазовые изменения деятельности больших полушарий головного мозга у детей, Журнал высшей нервной деятельности имени И. П. Павлова.

Derselbe, Die Phasenänderungen in der Tätigkeit der Großhirnhemisphären beim Kinde. Pawlow-Zeitschrift für höhere Nerventätigkeit, Bd. I, Nr. 1, 1951.

Ленц А. К., Прогрессивный паралич, Минск, 1927.

LENZ A. K., Die progressive Paralyse. Minsk, 1927.

Майоров Ф. П., Исследование динамики сна и переходных состояний у человека методом хронаксии, Тезисы докладов 3-го совещания по физиологическим проблемам, посвященного памяти акад. И. П. Павлова.

MAJOROW F. P., Untersuchungen der Dynamik des Schlafes und der ,,Übergangszustände" beim Menschen mit Hilfe der Chronaxie. Thesen d. Vortr. d. 3. Berat. über physiolog. Probleme, dem Gedächtnis I. P. Pawlows gewidmet, Ausg. d. Akad. d. Wissensch. d. UdSSR, 1938.

Он же, Исследование динамики сна и переходных состояний у человека методом хронаксии, Архив биологических наук.

Derselbe, Untersuchungen der Dynamik des Schlafes und der ,,Übergangszustände" beim Menschen mit Hilfe der Chronaxie. Arch. biol. Wissensch., Bd. 54, Nr. 1, 1939.

Он же, Новые данные экспериментального исследования сна и переходных состояний у человека, Тезисы докладов 5-го совещания по физиологическим проблемам, посвященного памяти акад. И. П. Павлова.

Derselbe, Neue Ergebnisse der experimentellen Untersuchung des Schlafes und der ,,Übergangszustände" beim Menschen. Thesen d. Vortr. d. 5. Berat. über physiolog. Probleme, dem Gedächtnis I. P. Pawlows gewidmet, Ausg. d. Akad. d. Wissensch. d. UdSSR, 1939.

Он же, О фазах сна, Тезисы докладов 7-го совещания по физиологическим проблемам, посвященного памяти акад. И. П. Павлова.

Derselbe, Über die Phasen des Schlafes. Thesen d. Vortr. d. 7. Berat. über physiolog. Probleme, dem Gedächtnis I. P. Pawlows gewidmet, Ausg. d. Akad. d. Wissensch. d. UdSSR, 1940.

Он же, О фазах сна, Советская невропсихиатрия, 6, 1941.

Derselbe, Über die Phasen des Schlafes. Sowj. Neuropsychiatr., 6, 1941.

Он же, О корковых фиксациях при травмах военного времени, Тезисы докладов 11-го совещания по физиологическим проблемам, посвященного памяти акад. И. П. Павлова.

Derselbe, Über die Hirnrindenfixation psychischer Traumen aus der Kriegszeit. Thesen d. Vortr. d. 11. Berat. über physiolog. Probleme, dem Gedächtnis I. P. Pawlows gewidmet, Ausg. d. Akad. d. Wissensch. d. UdSSR, 1946.

Майоров Ф. П. и Киселев П. А., Хронаксия как метод исследования динамики сонного торможения у человека, Тезисы докладов совещания по проблеме высшей нервной деятельности, посвященного первой годовщине со дня смерти акад. И. П. Павлова, 1937.

MAJOROW F. P. und KISELJEW P. A., Die Chronaxie als Untersuchungsmethode der Dynamik der Schlafhemmung des Menschen. Thesen d. Vortr. b. d. Berat. ü. Probleme d. höher. Nerventätigk. anläßl. d. ersten Wiederkehr d. Todestg. I. P. Pawlows, 1937.

Миролюбов Н. Г., О нарушениях во взаимодействии между первой и второй сигнальными системами мозговой коры при закрытых травмах головного мозга, Рефераты научно-исследовательских работ. Медико-биологические науки, № 1.

MIROLJUBOW N. G., Über Störungen in der Wechselwirkung zwischen dem ersten und zweiten Signalsystem der Großhirnrinde bei geschlossenen Traumen des Großhirnes. Refer. wissensch. Forsch.-Arb., medico-biol. Wissensch., Nr. 1, Ausg. d. Akad. d. med. Wissensch. d. UdSSR, 1947.

Он же, О нарушениях взаимодействия первой и второй сигнальных систем мозговой коры у больных с открытыми травмами головного мозга, Рефераты научно-исследовательских работ. Медико-биологические науки, № 7.

Derselbe, Über Störungen der Wechselwirkung des ersten und zweiten Signalsystems der Großhirnrinde bei Kranken mit offenen Traumen des Großhirnes. Refer. wissensch. Forsch.arb., medico-biol. Wissensch., Nr. 7, Ausg. d. Akad. d. med. Wissensch. d. UdSSR, 1949.

Мясников А. Л., Роль нарушений высшей нервной деятельности в патогенезе гипертонической болезни; Журнал высшей нервной деятельности имени И. П. Павлова.

MJASNIKOW A. L., Die Rolle von Störungen der höheren Nerventätigkeit in der Pathogenese der Blutdruckkrankheiten. Pawlow-Zeitschrift f. höhere Nerventätigkeit, Bd. I, H. 1, 1951.

Неговский В. А., Опыт изучения явлений угасания и восстановления функций при умирании и оживлении организма, Журнал высшей нервной деятельности имени И. П. Павлова.

NEGOWSKI W. A., Versuche einer Erforschung des Erlöschens und der Reparation verschiedener Funktionen während des Todes und während der Wiederbelebung des Organismus. Pawlow-Zeitschrift für höhere Nerventätigkeit, Bd. I, H. 1, 1951.

Нарбутович И. О., О некоторых особенностях сна у эпилептиков.

NARBUTOWITSCH I. O., Über einige Besonderheiten des Schlafes bei Epileptikern. Bulletin, WIEM, Nr. 3—4, 1936.

Он же, Исследование некоторых простых безусловных рефлексов при шизофрении, Тезисы докладов 3-го совещания по физиологическим проблемам, посвященного памяти акад. И. П. Павлова.

Derselbe, Untersuchung einiger einfacher unbedingter Reflexe bei der Schizophrenie Thesen d. Vortr. d. 3. Berat. über physiolog. Probleme, dem Gedächtnis I. P. Pawlows gewidmet, Ausg. d. Akad. d. Wissensch. d. UdSSR, 1938.

Он же, Изменения мышечного тонуса в связи с применением длительного наркоза при шизофрении, Длительный наркоз при шизофрении, 1940; Изменения ориентировочных и оборонительных рефлексов в связи с применением длительного наркоза при шизофрении, там же.

Derselbe, Die Veränderungen des Muskeltonus während einer Dauernarkose bei der Schizophrenie. Mitt. d. Psychiatr. Klin. I. P. Pawlow, Bd. II; Die Dauernarkose bei der Schizophrenie, 1940; Die Veränderungen der Orientierungs- und Abwehrreflexe während der Dauernarkose bei der Schizophrenie. Ebenda.

Нарбутович И. О., Сосательный, хвательный и другие примитивные рефлексы при кататонической форме шизофрении.

NARBUTOWITSCH I. O., Der Saugreflex, der Greifreflex und andere primitive Reflexe bei der katatonen Form der Schizophrenie. Mitt. d. Psychiatr. Klin. I. P. Pawlows, Bd. III (Manuskript).

Нарбутович И. О. и Поворинский Ю. А., Применение комбинированной инсулиновонаркотической терапии при шизофрении, Труды Украинского центрального психоневрологического института.

NARBUTOWITSCH I. O. und POWORINSKI JU. A., Die Anwendung der kombinierten Insulin-Narkosetherapie bei der Schizophrenie. Mitt. d. Psychoneurol. Zentr. Inst. d. Ukraine, Bd. XI, Charkow, 1939.

Нарбутович И. О. и Светлов Д. С., Исследование некоторых простейших безусловных рефлексов (ориентировочного и оборонительного) при шизофрении, Архив биологических наук.

NARBUTOWITSCH I. O. und SWETLOW D. S., Die Untersuchung einiger einfacher unbedingter Reflexe (Orientierungs- und Abwehrreflex) bei der Schizophrenie. Arch. biol. Wissensch., Bd. XXXVI, Serie „B", H. 1, 1934.

Орбели Л. А. Лекции по физиологии нервной системы.

ORBELI L. A., Vorlesungen über die Physiologie des Nervensystems. 2. Ausg., Biomedgis (Biol.-Med. Staatsverl.), 1935.

Он же, Лекции по вопросам высшей нервной деятельности.

Derselbe, Vorlesungen über Fragen der höheren Nerventätigkeit. Ausg. d. Akad. d. Wissensch. d. UdSSR, 1945.

Он же, О второй сигнальной системе, Физиологический журнал СССР.

Derselbe, Über das zweite Signalsystem. Physiolog. Journ. d. UdSSR, Bd. XXXIII, Nr. 6, 1947.

Он же, Ход развития учения акад. И. П. Павлова о высшей нервной деятельности, Труды сессии, посвященной X-летию со дня смерти акад. И. П. Павлова.

Derselbe, Der Entwicklungsweg der Lehre I. P. Pawlows über die höhere Nerventätigkeit. Verh. d. Sitz. zum 10jähr. Todestag I. P. Pawlows, Ausg. d. Akad. d. med. Wissensch. d. UdSSR, 1948.

Осипов В. П., Курс общего учения о душевных болезнях.

OSSIPOW W. P., Ein Kursus der allgemeinen Lehre über die Geisteskrankheiten. Gosisdat (Staatsverl.), 1923.

Он же, Руководство по психиатрии.

Derselbe, Ein Führer durch die Psychiatrie. Gosisdat (Staatsverl.), 1931.

Павленко С. М., Учебник патологической физиологии.

PAWLENKO S. M., Lehrbuch der pathologischen Physiologie. Medgis (med. Staatsverl.), 1940.

Он же, О некоторых первоочередных вопросах патологической физиологии в свете учения И. П. Павлова, Журнал высшей нервной деятельности.

Derselbe, Über einige Grundfragen der pathologischen Physiologie im Lichte der Lehre I. P. Pawlows. Pawlow-Zeitschrift für höhere Nerventätigkeit, Bd. I. Hi, 1951.

Павлов И. П., Лекции о работе больших полушарий головного мозга.

Pawlow I. P., Vorlesung über die Arbeit der Großhirnhemisphären. Sämtl. Werke, Bd. IV, Berlin, 1953.

Он же, Физиология и патология высшей нервной деятельности.

Derselbe, Physiologie und Pathologie der höheren Nerventätigkeit. Gosisdat (Med. Staatsverl.), 1930.

Он же, Проба физиологического понимания симптоматологии истерии.

Derselbe, Versuch einer physiologischen Interpretation der Symptomatologie bei der Hysterie. Ausg. d. Wissensch. d. UdSSR, 1932.

Он же, Двадцатилетний опыт объективного изучения высшей нервной деятельности (поведения) животных.

Derselbe, Zwanzigjährige Erfahrungen mit dem objektiven Studium der höheren Nerventätigkeit (des Verhaltens) der Tiere. Sämtl. Werke, Bd. III, Berlin, 1953.

Он же, Полное собрание трудов, т. I.

Derselbe, Sämtl. Arbeiten. Bd. I, Ausg. d. Akad. d. Wissensch. d. UdSSR, 1940.

Пахомов А. Н., Новая методика измерения и графической регистрации мышечного тонуса и применение ее к физиологии сна, Тезисы докладов 7-го совещания по физиологическим проблѐмам, посвященного памяти акад. И. П. Павлова.

Pachomow A. N., Eine neue Methodik der Messung und graphischen Registrierung des Muskeltonus und ihre Anwendung in der Physiologie des Schlafes. Thesen d. Vortr. d. 7. Berat. über physiolog. Probleme, dem Gedächtnis I. P. Pawlows gewidmet, Ausg. d. Akad. d. Wissensch. d. UdSSR, 1940.

Он же, Изменения мышечного тонуса в течение сна, Тезисы докладов 9-го совещания по физиологическим проблемам, посвященного памяти акад. И. П. Павлова.

Derselbe, Die Veränderungen des Muskeltonus im Verlauf des Schlafes. Thesen d. Vortr. d. 9. Berat. über physiolog. Probleme, dem Gedächtnis I. P. Pawlows gewidmet, Ausg. d. Akad. d. Wissensch. d. UdSSR, 1941.

Петрова М. К., О роли функционально ослабленной коры головного мозга в возникновении различных патологических процессов в организме.

Petrowa M. K., Über die Bedeutung einer funktionellen Schwächung der Großhirnrinde für die Entstehung verschiedener pathologischer Prozesse im Organismus. Medgis (Med. Staatsverl.), 1946.

Пионтковский И. А., Учение И. П. Павлова и физическая терапия, Журнал высшей нервной деятельности.

Piontkowski I. A., Die Lehre I. P. Pawlows und die physikalische Therapie. Pawlow-Zeitschrift für höhere Nerventätigkeit, Bd. I, H. 2, 1951.

Платонов К. И., Слово как физиологический и лечебный фактор.

Platonow K. I., Das Wort als physiologischer und heilender Faktor. Gosisdat (Staatsverl.), 1929.

Поворинский Ю. А., Об условных гипогликемических реакциях в процессе применения инсулиношоковой терапии при шизофрении, Труды Украинского центрального психоневрологического института.

Poworinski Ju. A., Über die bedingten hypoglykämischen Reaktionen bei der Insulinschocktherapie in der Schizophreniebehandlung. Mitt. d. Psychoneurolog. Zentr. Inst. d. Ukraine, Bd. XI, Charkow, 1939.

Поляков К. Л., Влияние экспериментального сна на заживление ран (заживление дефектов кожи у человека), Военно-медицинский оборник.

POLJAKOW K. L., Der Einfluß des experimentellen Schlafes auf die Wundheilung (die Heilung von Hautdefekten beim Menschen). Kriegs-Med. Sammelbd., Nr. 2, Ausg. d. Akad. d. Wissensch. d. UdSSR, 1945.

Попов Е. А., Материалы к клинике и патогенезу галлюцинаций.

POPOW Je. A., Material zur Klinik und Pathogenese der Halluzination. Charkow, 1941.

Протопопов В. П., Принципы и методы охранительной терапии, Труды II Всесоюзного съезда невропатологов и психиатров.

PROTOPOPOW W. P., Die Prinzipien und Methoden der Schutztherapie. Verh. d. II. Allunionssitz. d. Neuropathol. u. Psychiatr., H. 2, 1937.

Он же, Патофизиологические особенности в деятельности центральной нервной системы при шизофрении, Сборник „Проблемы патофизиологии и терапии шизофрении", Харьков, 1938.

Derselbe, Die pathophysiologischen Besonderheiten in der Tätigkeit des Zentralnervensystems bei der Schizophrenie. Sammelbd. „Probleme der Pathophysiologie und Therapie der Schizophrenie", Charkow, 1938.

Он же, Охранительная терапия, Труды IV Украинского съезда психиатров, 1935.

Derselbe, Die Schutztherapie. Verh. d. IV. Ukrainisch. Sitz d. Psychiater, 1935.

Он же, Патофизиологические основы рациональной терапии шизофрении, Киев,1946.

Derselbe, Die pathophysiologischen Grundlagen einer rationellen Therapie der Schizophrenie, Kiew, 1946.

Пэн Р. М., О нарушениях высшей и вегетативной нервной деятельности у детей при кори, Рефераты научно-исследовательских работ. Медико-биологические науки, № 1, О нарушениях высшей и вегетативной нервной деятельности у детей при крупозной пневмонии, там же.

PEN R. M., Über Störungen der höheren und vegetativen Nerventätigkeit bei Kindern während der Masern, Refer. wissensch. Forsch. arb., medico-biol. Wissensch., Nr. 1, Ausg. d. Akad. d. med. Wissensch. d. UdSSR, 1947; Über Störungen der vegetativen Nerventätigkeit bei Kindern während der kruppösen Pneunomie. Ebenda.

Серафимов Б. Н., Опыт лечения каузалгий длительным сном, Невропатология и психиатрия.

SERAFIMOW B. N., Ein Behandlungsversuch der Kausalgie durch Dauerschlaf. Neuropatholog. u. Psychiatrie, Bd. XIII, Nr. 1, 1944.

Середина М. И., О нарушениях взаимодействия первой и второй сигнальных систем при алкогольных галлюцинациях, Труды Московского отделения Института эволюционной физиологии им. акад. И. П. Павлова.

SEREDINA M. I., Über Störungen der Wechselwirkung des ersten und zweiten Signalsystems bei den Alkoholhalluzinationen. Mitt. d. Moskauer Abt. d. Pawlow-Inst. f. Evolutionsphysiol., Bd. I (Zum Druck vorbereitet).

Серейский М. Я., Современные проблемы лечения шизофрении, Труды II Всесоюзного съезда невропатологов и психиатров, 1937.

SEREISKI M. JA., Moderne Probleme der Schizophreniebehandlung. Verh. d. II. Allunionssitz. d. Neuropathol. u. Psychiater, H. 2, 1937.

Серейский М. Я. и Фельдман Э. С., Применение длительного наркоза в психиатрии, Невропатология, психиатрия, психогигиена, т. V, в. 5, 1936.

SEREISKI M. JA. und FELDMAN E. S., Die Anwendung der Dauernarkose in der Psychiatrie. Neuropatholog., Psychiatrie, Psychohygiene, Bd. V, H. 5, 1936.

Сеченов И. М., Элементы мысли.

SETSCHENOW I. M., Die Elemente des Denkens. Ausg. d. Akad. d. Wissensch. d. UdSSR, 1943.

Синкевич З. Л., Выработка условного растормаживания у здоровых и шизофреников, Тезисы докладов 7-го совещания по физиологическим проблемам, посвященного памяти акад. И. П. Павлова.

SINKEWITSCH S. L., Die Ausarbeitung einer bedingten Enthemmung bei Gesunden und Schizophrenen. Thesen d. Vortr. d. 7. Berat. über physiolog. Probleme, dem Gedächtnis I. P. Pawlows gewidmet, Ausg. d. Akad. d. Wissensch. d. UdSSR, 1940.

Она же, О некоторых нарушениях высшей нервной и вегетативной нервной деятельности при общих неврозах у детей школьного возраста, Рефераты научно-исследовательских работ. Медико-биологические науки, № 1.

Dieselbe, Über einige Störungen der höheren Nerventätigkeit und der vegetativen Nerventätigkeit bei den allgemeinen Neurosen des Kindes im Schulalter. Refer. d. wissensch. Forsch.arb., medico-biol. Wissensch., Nr. 1, Ausg. d. Akad. d. med. Wissensch. d. UdSSR, 1947.

Случевский И. Ф. и Фрикен А. А., Об апоморфиновом лечении хронического алкоголизма.

SLUTSCHEWSKI I. F. und FRIKEN A. A., Über die Apomorphinbehandlung des chronischen Alkoholismus. Ärztl. Ztg., Nr. 12, 1933.

Сперанский А. Д., Элементы построения теории медицины.

SPERANSKI A. D., Die Grundlagen der Theorie der Medizin. Ausg. WIEM, 1935. Deutsche Übersetzung Berlin 1950.

Стрельчук И. В., Опыт лечения хронического алкоголизма путем выработки рвотной условной реакции при помощи апоморфина и эметина, Рефераты научно-исследовательских работ, Медико-биологические науки, № 1.

STRELTSCHUK I. W., Der Versuch einer Behandlung des chronischen Alkoholismus durch Ausarbeitung einer bedingten Brechreaktion mit Hilfe von Apomorphin und Emetin. Refer. wissensch. Forsch.arb., medico-biol. Wissensch. Nr. 1, Ausg. d. Akad. d. med. Wissensch. d. UdSSR, 1947.

Он же, Хронические алкогольные галлюцинозы, Москва, 1947.

Derselbe, Die chronischen Alkoholhalluzinationen, Moskau, 1947.

Он же, О нарушениях нейродинамики у хронических алкоголиков, Рефераты научно-исследовательских работ, Медико-биологические науки, № 7.

Derselbe, Über Störungen der Neurodynamik bei chronischen Alkoholikern. Refer. wissensch. Forsch.arb., medico-biol. Wissensch., Nr. 7, Ausg. d. Akad. d. med. Wissensch. d. UdSSR, 1949.

Он же, Терапевтические условные связи при хроническом алкоголизме, Журнал высшей нервной деятельности.

Derselbe, Therapeutisch wirkende Verbindungen beim chronischen Alkoholismus. Pawlow-Zeitschrift für höhere Nerventätigkeit, Bd. I, H. 2, 1951.

Он же, Опыт применения длительного сна при морфинизме, там же.

Derselbe, Der Versuch einer Anwendung des Dauerschlafes beim Morphinismus. Ebenda, Bd. I, H. 3, 1951.

Строкина Т. В., Об условных реакциях, полученных при помощи больших доз инсулина, Тезисы докладов 9-го совещания по физиологическим проблемам, посвященного памяти акад. И. П. Павлова.

Strokina T. W., Über die durch hohe Dosen von Insulin hervorgerufenen bedingten Reaktionen. Thesen d. Vortr. d. 9. Berat. über physiolog. Probleme, dem Gedächtnis I. P. Pawlows gewidmet, Ausg. d. Akad. d. Wissensch. d. UdSSR, 1941.

Она же, О некоторых нарушениях высшей нервной и вегетативной нервной деятельности при общих неврозах у детей дошкольного возраста, Рефераты научно-исследовательских работ. Медико-биологические науки, № 1.

Dieselbe, Über einige Störungen der höheren Nerventätigkeit und der vegetativen Nerventätigkeit bei den allgemeinen Neurosen des Kindes im Vorschulalter. Refer. wissensch. Forsch.arb., medico-biol. Wissensch., Nr. 1, Ausg. d. Akad. d. med. Wissensch. d. UdSSR, 1947.

Суслова М. М., Исследование работоспособности больших полушарий в сомнамбулической фазе гипноза, Тезисы докладов 13-го совещания по физиологическим проблемам, посвященного памяти акад. И. П. Павлова.

Suslowa M. M., Die Untersuchung der Leistungsfähigkeit der Großhirnhemisphären in der somnabulen Phase der Hypnose. Thesen d. Vortr. d. 13. Berat. über physiolog. Probleme, dem Gedächtnis I. P. Pawlows gewidmet, Ausg. d. Akad. d. med. Wissensch. d. UdSSR, 1948.

Счастный А. И., Изменения вегетативной нервной деятельности при синдромах охранительного торможения у шизофреников, Тезисы докладов 5-го совещания по физиологическим проблемам, посвященного памяти акад. И. П. Павлова.

Stschastny A. I., Veränderungen der vegetativen Nerventätigkeit in den Syndromen der Schutzhemmung bei Schizophrenen. Thesen d. Vortr. d. 5. Berat. über physiolog. Probleme, dem Gedächtnis I. P. Pawlows gewidmet, Ausg. d. Akad. d. med. Wissensch. d. UdSSR, 1939.

Он же, Первые наблюдения при коразол-амиталовой терапии, Сборник работ к 30-летию научной деятельности Р. Я. Голант, 1940.

Derselbe, Erste Beobachtungen bei der Korasol-Amitaltherapie. Festschrift anläßl. d. 30jähr. wissensch. Tätigk. R. Ja. Golants, 1940.

Усиевич М. А., О взаимоотношениях между состоянием мозговой коры и деятельностью внутренних органов, Труды сессии, посвященной X-летию со дня смерти акад. И. П. Павлова.

Ussijewitsch M. A., Über die Wechselbeziehungen zwischen den Zuständen der Hirnrinde und der Tätigkeit der inneren Organe. Verh. d. Sitz. zum 10jähr. Todestag I. P. Pawlows Ausg. d. Akad. d. med. Wissensch. d. UdSSR 1948.

Фаддеева В. К., Опыт экспериментального исследования кортикальной динамики в маниакальной и депрессивной фазе циркулярного психоза. Диссертация, 1946; Рефераты научно-исследовательских работ. Медико-биологические науки.

Faddejewa W. K. Der Versuch einer experimentellen Untersuchung der kortikalen Dynamik in der manischen und depressiven Phase der zirkulären Psychose. Dissertation, 1946; Refer. wissensch. Forsch.-Arb., medico-biol. Wissensch., Ausg. d. Akad. d. med. Wissensch. d. UdSSR, 1947.

Фаддеева В. К., Об изменениях высшей нервной и вегетативной деятельности при депрессивных состояниях, Тезисы докладов 9-го совещания по физиологическим проблемам, посвященного памяти акад. И. П. Павлова.

FADDEJEWA W. K., Über Veränderungen der höheren Nerventätigkeit und der vegetativen Nerventätigkeit bei depressiven Zuständen. Thesen d. Vortr. d. 9. Berat. über physiolog. Probleme, dem Gedächtnis I. P. Pawlows gewidmet, Ausg. d. Akad. d. med. Wissensch. d. UdSSR, 1941.

Она же, Особенности взаимодействия первой и второй сигнальных систем у детей, Журнал высшей нервной деятельности имени И. П. Павлова.

Dieselbe, Besonderheiten der Wechselwirkung des ersten und zweiten Signalsystems bei Kindern. Pawlow-Zeitschrift für höhere Nerventätigkeit, Bd. I, H. 3, 1951.

Фаддеева В. К. и Поворинский Ю. А., Экспериментальное исследование корковой динамики при истерии, Тезисы докладов 7-го совещания по физиологическим проблемам, посвященного памяти акад. И. П. Павлова.

FADDEJEWA W. K. und POWORINSKI JU. A., Die experimentelle Untersuchung der Hirnrindendynamik bei der Hysterie. Thesen d. Vortr. d. 7. Berat. über physiolog. Probleme, dem Gedächtnis I. P. Pawlows gewidmet, Ausg. d. Akad. d. Wissensch. d. UdSSR, 1940.

Фаддеева В. К. и Светлов Д. С., Исследование вегетативных реакций на ориентировочные и оборонительные раздражители у кататоников, Труды психиатрической клиники при лаборатории акад. И. П. Павлова.

FADDEJEWA W. K. und SWETLOW D. S., Die Untersuchung vegetativer Reaktionen auf Orientierungs- und Abwehrreize bei Katatonikern. Arb. d. Psychiatr. Klin. d. Labor. I. P. Pawlows, Bd. III (im Manuskript).

Черноруцкий М. В., Учение о высшей нервной деятельности и клиника внутренних болезней, Журнал высшей нервной деятельности имени И. П. Павлова.

TSCHERNORUZKI M. W., Die Lehre über die höhere Nerventätigkeit und die Klinik der inneren Krankheiten. Pawlow-Zeitschrift für höhere Nerventätigkeit, Bd. I, H. 1, 1951.

Шварц Н. И., О некоторых соматических изменениях у шизофреников при длительном наркозе, Труды психиатрической клиники при лаборатории акад. И. П. Павлова. Длительный наркоз при шизофрении, 1940.

SCHWARZ N. I., Über einige somatische Veränderungen bei Schizophrenen während der Dauernarkose. Arb. d. Psychiatr. Klin. d. Labor. I. P. Pawlows, Bd. II — Die Dauernarkose bei der Schizophrenie, 1940.

Шевелев Н. А., Длительный наркоз в терапии психозов, Советская психоневрология, № 2, 1936.

SCHEWELEW N. A., Die Dauernarkose in der Therapie der Psychosen. Sowj. Psychoneurolog., Nr. 2, 1936.

Шрайбер Я. Л., О соотношении корковых и субкортикальных реакций в гипноидных состояниях, Тезисы докладов 13-го совещания по физиологическим проблемам, посвященного памяти акад. И. П. Павлова.

SCHRAIBER JA. L., Über die Wechselbeziehungen zwischen kortikalen und subkortikalen Reaktionen in hypnoiden Zuständen. Thesen d. Vortr. d. 13. Berat. über physiolog. Probleme, dem Gedächtnis I. P. Pawlows gewidmet, Ausg. d. Akad. d. Wissensch. d. UdSSR, 1948.

Яковлева Е. А., Изменение периферической хронаксии в связи с образованием условных реакций у человека, Архив биологических наук, Периферическая двигательная хронаксия при параноидной и кататонической формах шизофрении, там же.

JAKOWLEWA Je. A., Die Veränderung der peripheren Chronaxie bei der Bildung bedingter Reaktionen des Menschen. Arch. biol. Wissensch., Bd. 55, H. 2, 1939; Die periphere motorische Chronaxie bei den paranoiden und katatonen Formen der Schizophrenie. Ebenda.

Она же, О некоторых центрально-периферических изменениях в нервной системе при шизофрении и депрессивных состояниях, Бюллетень экспериментальной биологии и медицины.

Dieselbe, Über einige zentrale und periphere Veränderungen im Nervensystem bei der Schizophrenie und bei depressiven Zuständen. Bulletin exper. Biolog. u. Mediz., Bd. 10, H. 5, 1940.

Она же, Изменения хронаксии у больных шизофренией под влиянием длительного наркоза, Труды психиатрической клиники при лаборатории акад. И. П. Павлова, Длительный наркоз при шизофрении, 1940.

Dieselbe, Veränderungen der Chronaxie bei Schizophreniekrankheiten unter dem Einfluß der Dauernarkose. Arb. d. Psychiatr. Klin. d. Labor. I. P. Pawlows, Bd. II — Die Dauernarkose bei der Schizophrenie, 1940.

Японцев П. А., Образование положительных и тормозных условных связей при прогрессивном параличе, Архив биологических наук.

JAPONZEW P. A., Die Bildung positiver Verbindungen und Hemmverbindungen bei der progressiven Paralyse. Arch. biol. Wissensch., Bd. 53, H. 2—3, 1939.

Он же, Применение комбинированной сульфозино-наркотической терапии при шизофрении, Труды Украинского центрального психоневрологического института.

Derselbe, Die Anwendung der kombinierten Sulfosin-Narkose-Therapie bei der Schizophrenie. Mitt. d. Psychoneurolog. Zentr. Inst. d. Ukraine, Bd. 11, Charkow, 1939.

Он же, Опыт нейродинамического объяснения некоторых неврологических расстройств при разных формах активной терапии шизофрении. Тезисы докладов 7-го совещания по физиологическим проблемам, посвященного памяти акад. И. П. Павлова.

Derselbe, Der Versuch einer neurodynamischen Deutung einiger neurologischer Störungen bei verschiedenen aktiven Therapieformen der Schizophrenie. Thesen d. Vortr. d. 7. Berat. über physiolog. Probleme, dem Gedächtnis I. P. Pawlows gewidmet, Ausg. d. Akad. d. Wissensch. d. UdSSR, 1940.

Он же, О патогенезе некоторых неврологических расстройств при лечении шизофрении длительным сном, коразолом и инсулином, Юбилейный сборник в честь проф. Р. Я. Голант, Л. 1940.

Derselbe, Über die Pathogenese einiger neurologischer Störungen bei der Behandlung der Schizophrenie durch Dauerschlaf, Korasol und Insulin. Festschrift zu Ehren R. Ja. Golants, L., 1940.

Он же, Особенности периода засыпания при усыплении смесью Клоэтта, Труды психиатрической клиники при лаборатории акад. И. П. Павлова, т. II — Длительный наркоз при шизофрении, 1940.

Derselbe, Die Besonderheiten der Einschlafperiode bei der Einschläferung mit der *Cloetta*schen Mixtur. Arb. d. Psychiatr. Klin. d. Labor. I. P. Pawlows, Bd. II — Die Dauernarkose bei der Schizophrenie, 1940.

Японцев П. А. и Зельгейм А. П., Некоторые данные неврологического исследования шизофреников в течение длительного наркоза, там же.

Japonzew P. A. und Selgeim A. P., Einige Ergebnisse der neurologischen Untersuchung von Schizophrenen während der Dauernarkose. Ebenda.

Cloetta M. und Maier H. W., Über eine Verbesserung der psychiatrischen Dauernarkosebehandlung, Ztschr. f. d. ges. Neurol. u. Psych., Bd. 150, H. 1, 1934.

SACHVERZEICHNIS

NAMENVERZEICHNIS

(Die Zahlen in *Kursivschrift* beziehen sich auf das Literaturverzeichnis)

FSC
www.fsc.org
MIX
Papier | Fördert gute Waldnutzung
FSC® C083411

Zeitfracht Medien GmbH
Ferdinand-Jühlke-Straße 7
99095 Erfurt, Deutschland
produktsicherheit@kolibri360.de